Dr. Jenö Ebert
Gefahr Arzt!

Dr. Jenö Ebert

Gefahr Arzt!

Trotz Behandlung gesund werden und auch bleiben

VAK

VAK Verlags GmbH
Kirchzarten bei Freiburg

Vorbemerkung des Verlags:

Dieses Buch dient der Information über Methoden der Gesundheitsvorsorge und Selbsthilfe. Wer sie anwendet, tut dies in eigener Verantwortung. Autor und Verlag beabsichtigen nicht, Diagnosen zu stellen, Therapieempfehlungen zu geben oder die Leser zur Selbstmedikation aufzufordern.
Dieses Buch kann kein Ersatz für professionelle medizinische Behandlung bei gesundheitlichen Beschwerden sein. Bitte konsultieren Sie Ihren sorgfältig ausgewählten Arzt oder Heilpraktiker und lassen Sie sich hinsichtlich einer geeigneten Therapie beraten.

Bibliografische Information der Deutschen Bibliothek
Die deutsche Bibliothek verzeichnet diese Publikation in der Deutschen Nationalbibliografie; detaillierte bibliografische Daten sind im Internet über http://dnb.ddb.de abrufbar.

VAK Verlags GmbH
Eschbachstraße 5
79199 Kirchzarten
Deutschland
www.vakverlag.de

Fotos: Jenö Ebert
Umschlag: Hugo Waschkowski, Freiburg
Lektorat: Nadine Weber, VAK
Satz und Layout: Karl-Heinz Mundinger, VAK
Druck: Clausen & Bosse GmbH, Leck
Printed in Germany
ISBN-13: 978-3-935767-72-9
ISBN-10: 3-935767-72-2

Inhaltsverzeichnis

Zum Gedenken an meinen Lehrer

Dr. med. Jost Künzli von Fimmelsberg

Vorwort

Bücher faszinieren mich schon mein Leben lang. Trotzdem hätte ich mir nie vorstellen können, eines Tages selbst als Autor in Erscheinung zu treten.

Der Wunsch, meine Erfahrungen und Ansichten zum Thema Medizin niederzuschreiben, entstand nach 35-jähriger ärztlicher Praxis. Während meiner Tätigkeit – vom Assistenzarzt bis zum Chefarzt und jetzt als niedergelassener Internist – wurde ich in meinen Sprechstunden mit schier unglaublich klingenden Patientenschicksalen und Krankheitsgeschichten konfrontiert. Die Patienten berichteten von diagnostischen und therapeutischen Odysseen, die viel Zeit und Geld gekostet hatten, ohne dass sich der Gesundheitszustand gebessert hätte. Von einer Genesung ganz zu schweigen! Ich musste erkennen, dass die symptomatische Behandlung einer Krankheit nur selten zu befriedigenden Ergebnissen geführt hatte.

Ein Vergleich soll diese Situation verdeutlichen:

Die übliche symptomorientierte Behandlungsweise kann auch als „Eisberg-Syndrom" bezeichnet werden, denn sie kümmert sich nur um die Spitze des Eisbergs. Versteckt, unter der Wasseroberfläche, liegen neun Zehntel, nur ein Zehntel der gefrorenen Masse ragt hingegen aus dem Wasser heraus. Stört dieses Teilstück, versucht man es zu beseitigen: Es wird so lange darauf eingeschlagen, weggesprengt oder weggeschnitten, bis die Spitze endlich verschwunden ist. Lässt aber der gewaltsame Druck von außen nach, schiebt der weit größere Teil des Eisblocks sich an die Oberfläche. Allerdings hat die Form sich stark verändert, sie sieht nun völlig anders aus. Der Eisberg ist rissig, breiter und brüchiger geworden – er ist umfangreicher als je zuvor und doch immer noch im Weg!

Ähnliches erleiden chronisch Kranke bei einer symptomatischen Behandlungsweise. Sie werden nicht gesünder – sondern kränker: Viele Mediziner stellen eine Gefahr für sie dar!

Ich möchte Sie, liebe Leserinnen und Leser, auf die unerhörte Behandlungsmisere aufmerksam machen, Ihnen die Augen öffnen und Sie dazu ermuntern, mithilfe der energetischen Medizin neue Wege zu beschreiten. Denn sie bringt Ihnen auch dann noch dauerhafte Besserung, häufig sogar Heilung, wenn die übliche Blockademedizin – die nur an der Spitze des Eisbergs „herumdoktert" – längst versagt hat.

Meine harsche Kritik soll und darf aber nicht alle Ärzte treffen. Mir ist bewusst, dass viele meiner Kollegen von der Richtigkeit ihres Handelns überzeugt sind, wenn sie Symptome oder Diagnosen behandeln - sie haben es schließlich nicht anders gelernt. Ich möchte diesen Kollegen zeigen, dass es etwas sehr Wertvolles, etwas Anderes gibt, ohne schädliche Nebenwirkungen und doch äußerst effektiv: die sanften Heilungsmöglichkeiten der energetischen Medizin, wie Akupunktur, Gesprächstherapie oder Klassische Homöopathie.

Wenden Sie sich also an einen Therapeuten, der nicht nur die Spitze des Eisbergs, sondern Sie, als Patient und Individuum, in Ihrer Gesamtheit wahrnimmt und annimmt und Ihnen, als einzigartige Person, hilft!

Nach 35-jähriger ärztlicher Tätigkeit habe ich höchsten Respekt vor der kompliziertesten und wundersamsten Schöpfung der Natur - vor dem Menschen - und bekenne hier freimütig:

Je mehr ich weiß, desto weniger weiß ich.

In diesem Sinne:

Ihr Dr. Jenö Ebert
Neusäß, im Mai 2005

Vorwort von Henny Heudens-Mast

Dr. Jenö Ebert war in seinem langen Berufsleben immer auf der Suche nach einem Weg, seinen Patienten sicher zu Gesundheit zu verhelfen. Die verschiedenen Disziplinen der Schulmedizin konnten ihn nicht zufrieden stellen. Seine Erfahrungen in Gynäkologie, Lungenheilkunde, Kardiologie, Radiologie und Gastroenterologie lehrten ihn, dass viele schulmedizinische Eingriffe nicht zur Genesung, sondern zu einer gefährlichen Verschiebung der Krankheit oder zu noch gefährlicheren Zuständen beim Patienten führen. Sein Interesse brachte ihn zur Ganzheitsmedizin, darüber hinaus zur Naturheilkunde und zur Homöopathie. Hier lernte er kennen, wie man Kranke zu wahrer Gesundheit führen kann; wie kranke Menschen durch die Genesung wieder Freude am Leben finden und so wieder voll in Familie und Gesellschaft integriert sind.

Gerade in der heutigen Zeit, wo Krankenkassen ständig über zu hohe Kosten klagen, wird es auch ökonomisch interessant sein, der Homöopathie mehr Raum zu geben. Unsere Erfahrungen zeigen, dass durch homöopathische Behandlung die Gesundheitskosten gesenkt werden können.

Dr. Ebert zwingt uns durch seine Fallbeispiele über die Rolle der Schulmedizin in den Krankheitsprozessen nachzudenken und zeigt, wie die Homöopathie dazu beitragen kann, wieder voll im Leben zu stehen.

Dieses Buch hilft dabei, viele Standpunkte der Schulmedizin genauestens zu hinterfragen, und bietet Gelegenheit, die vielen Möglichkeiten der Homöopathie kennen zu lernen. Es wird den Leserinnen und Lesern die Augen öffnen und enttäuschten Kranken bessere Heilungsmöglichkeiten aufzeigen. Schulmediziner werden Antworten auf viele Fragen erhalten, sie werden Aufklärung über Sinn oder Unsinn bestimmter Behandlungen finden.

Ich freue mich über die Zufriedenheit, die Dr. Ebert durch seinen Beruf gefunden hat, und wünsche mir, dass viele Leserinnen und Leser durch dieses Buch Ähnliches erleben werden, sowohl die Leidenden als auch die Behandler.

Henny Heudens-Mast,
Homöopathin
Leuven / Belgien, im Januar 2005

Vorwort von Dr. Hansjörg Heé

Die Meinungen über die Homöopathie sind seit ihrer Begründung durch den deutschen Arzt Hahnemann, der vor 250 Jahren geboren wurde, kontrovers. Dr. Künzli, der auf Verlangen der Studierenden-Fachschaft Medizin an der Universität Zürich über viele Jahre Einführungskurse in die Homöopathie gehalten hat, beschrieb die Situation 1988 folgendermaßen: „Die einen heben sie als Wundermedizin in den Himmel hinauf, andere kriegen ein leichtes Lächeln um den Mundwinkel: ‚Ach so, diese Plazebo-Methode' oder ‚Das ist doch alles bloße Suggestion'."

Auch heute werden ähnliche Themen diskutiert: Darf eine Methode, deren Heilerfolge nur auf dem Plazebo-Effekt beruhen sollen, noch von Krankenkassen bezahlt werden? Es gibt Studien, die für die Wirksamkeit der homöopathischen Globuli sprechen, andere Studien wiederum bestreiten diese Wirkung. Wie kommt es zu dieser verwirrenden Situation?

Dr. Jenö Ebert macht hier auf eindrückliche Weise auf die unterschiedlichen Betrachtungsweisen von Krankheit und kranken Menschen aufmerksam. Die Homöopathie betrachtet eine Krankheit nicht isoliert, sondern versucht einen kranken Menschen als Individuum mit seinen für ihn typischen Reaktionsweisen und einer charakteristischen Krankheitsentwicklung zu sehen. Unter diesen Gesichtspunkten verlieren statistische Untersuchungen, die sich lediglich auf die Symptome einer momentanen Krankheit beschränken und sich nicht auf die Gesamtheit der Symptomatik eines kranken Menschen beziehen, homöopathisch gesehen jegliche Aussagekraft.

Dr. Ebert hat sich selbst erst spät – „trotz" einer langjährigen, gründlichen und vielseitigen medizinischen Klinikausbildung –, nach einer für ihn verblüffenden homöopathischen Selbsterfahrung, intensiv auf diese Methode eingelassen. Sein großes medizinisches Wissen ist bei der Auseinandersetzung mit dem Thema wohltuend spürbar. Entgegen blinder Wunderheiler-Sichtweise werden die Möglichkeiten der Notfall- und Akutmedizin bei schweren Erkrankungen gewürdigt. Er macht jedoch anhand verschiedener Beispiele deutlich, wie sich ein Krankheitsprozess aufgrund ungünstiger Behandlungen auf andere Bereiche verlagern kann, sodass ein so genannter Etagenwechsel durch Symptomunterdrückung stattfindet.

Das Buch sensibilisiert dafür, sich vor „routinemäßigen" Behandlungen zuerst Gedanken zu machen, ob damit das eigene Immunsystem gestärkt oder eine hoch komplizierte Immunreaktion abgeblockt wird. Es ist zu wünschen, dass viele Menschen durch diese Lektüre eine veränderte Wahrnehmung gewinnen können.

Dr. Hansjörg Heé,
Arzt für Kinder- und Jugendpsychiatrie FMH

St. Gallen / Schweiz, im April 2005

*» Das ist der größte Fehler
bei der Behandlung von Krankheiten,
dass es Ärzte für den Körper
und Ärzte für die Seele gibt,
wo beides doch nicht getrennt werden kann. «*

(Plato, 427-347 v. Chr.)

Kapitel 1

Von Krankheiten und kranken Menschen

Erlebnis beim Fliegen

Menschen zu beobachten ist etwas, das mich schon mein ganzes Leben lang fasziniert. Mit offenen Augen durch die Welt zu gehen, bedeutet für mich, Zeuge von Ereignissen zu sein, die mich immer wieder in Erstaunen versetzen.

Einmal saß bei einem Flug neben mir ein Herr, der, wie ich, in den Urlaub wollte. Wir hatten Glück, denn das gute Wetter versprach einen ruhigen und schönen Flug. In der Reihe nebenan hatte eine Mutter mit ihrer Tochter Platz genommen. Die Tochter sah bereits beim Start sehr blass aus. Ihre Mutter redete permanent auf sie ein, um sie abzulenken: ... das schöne Wetter, die guten Sitze, der Besuch bei ihrem Bräutigam, ... – wir erfuhren einfach alles.

Dann ging es endlich los. Anschnallen, auf die Startbahn rollen und schon hoben wir ab. Mein Sitznachbar genoss es sichtlich. Seine entspannten Gesichtszüge, mit einem kleinen Lächeln um die Mundwinkel, verrieten die freudige Anspannung. Er betonte mehrfach den faszinierenden Ausblick, der ihm durch seinen Fensterplatz geboten wurde, sowie seine Vorfreude auf die Bordküche. Den Fensterplatz konnte ich ja noch nachvollziehen, aber was das Essen anging, hielt sich meine Freude in Grenzen.

Allerdings fiel es der jungen Dame nebenan offensichtlich immer schwerer, das Ganze überhaupt zu ertragen. Sie wurde noch ruhiger, noch blasser; sie saß völlig verkrampft in ihrem Sitz. Schweiß stand auf ihrer Stirn und als schließlich das Essen kam, passierte es. Zum Glück – besonders für ihren Vordermann – schaffte sie es noch rechtzeitig, den Notfallbeutel aus der Sitztasche zu reißen.

Vielleicht fragen Sie sich jetzt, warum ich Ihnen diese Anekdote erzähle. Es geht um Folgendes: Später, als ich am Ziel angekommen war, dachte ich nochmals über das Erlebnis im Flugzeug nach und fragte mich: Warum kann der eine Mensch genießen, während der andere sich dermaßen quält?

Beide Personen erlebten doch denselben Flug. Sie nahmen jedoch die Ereignisse im Flugzeug völlig unterschiedlich wahr und reagierten auch völlig unterschiedlich. Während das Ganze dem Herrn offenbar großen Spaß machte, wurde die junge Frau in kürzester Zeit regelrecht krank und benötigte Hilfe. Blässe, Schweißausbrüche, Zittern, Übelkeit und Erbrechen – all das waren Symptome der sie überwältigenden Angst: „Wir stürzen sicher gleich ab!"

Zwei Personen, zwei unterschiedliche Wahrnehmungen und Reaktionen! Wieso kann das gleiche Ereignis so unterschiedlich erlebt werden? *Weil wir Menschen so unterschiedlich sind!* Der Volksmund würde sagen, dass die beiden Personen aus „unterschiedlichem Holz geschnitzt" sind.

In die Wiege gelegt

Uns wird schon in die Wiege gelegt, welche Eigenschaften, Neigungen und Merkmale wir in uns tragen. Bei der Verschmelzung der elterlichen Erbanlagen werden nicht nur körperliche Merkmale wie Aussehen, Haarfarbe, Größe usw. festgelegt, sondern es werden auch die emotionalen Merkmale der Eltern weitergegeben. Das heißt, in jedem von uns schlummert die Tendenz, Charaktereigenschaften unserer Eltern zu entwickeln. Ein zorniger Mensch wird eher zornige Kinder, ein ruheloser Mensch oft ruhelose Kinder und ein ängstlicher Mensch ängstliche Kinder zeugen und zur Welt bringen. Diese Grundprägung kann durch Erziehung maßgeblich verändert, niemals aber komplett eliminiert werden.

Auch Fleiß, Musikalität oder Ordnungssinn werden vererbt, genauso wie Vorlieben für Alkohol oder Fischspeisen. Ja, sogar die merkwürdigsten Dinge können vererbt werden. Scharfe Speisen verursachen bei mir zum Beispiel einen sehr starken Juckreiz auf dem Kopf. Bei meiner Tochter ist es genauso: Sobald sie etwas Scharfes isst, beginnt sie sich am Kopf zu kratzen und blickt mich vorwurfsvoll an.

Manche Krankheiten, wie die Gaumenspalte, Enzym- und Gendefekte (zum Beispiel Mukoviszidose), sind angeboren. Bei den meisten Krankheiten wird aber nur die dazugehörige Veranlagung vererbt. Wir kennen Familien, bei denen auffallend häufig eine bestimmte Krankheitsgruppe zu beobachten ist, das heißt, es besteht bei den Nachkommen ein erhöhtes Risiko, ebenfalls daran zu erkranken.

Diese Veranlagungen für Krankheiten schlummern in uns und warten nur darauf, auszubrechen. Eine angeborene Organschwäche kann zu einer Erkrankung führen, wenn zur Veranlagung Faktoren hinzukommen, die den Ausbruch der Krankheit begünstigen. Erfahrungen aus der Praxis zeigen, dass die Erkrankungen bei jüngeren Generationen immer früher ausbrechen. Wie kann man sich das vorstellen?

- Urgroßmutter und Großmutter litten bereits unter Migräne, die Mutter hat den ersten Anfall im Alter von 24 Jahren nach einem Unfall. Ihre Tochter, die sie mit dreißig Jahren zur Welt bringt, hat bereits im Kindes- und Grundschulalter massive Kopfschmerzen, die später in Migräne ausarten.
- Es gibt „Krebsfamilien“: Die Großmutter hatte im Alter von 70 Jahren Brustkrebs, die Mutter mit 50 und die Tochter ereilte bereits mit 30 Jahren das gleiche Schicksal.
- Eine anderes Beispiel einer Familie, bei der Herz-Kreislauf-Probleme im Vordergrund stehen: Der Großvater starb mit 70 Jahren an einem Herzinfarkt, der Vater hatte seinen ersten Infarkt bereits mit 45 Jahren. Der Kreislauf des Sohnes ist labil, er erleidet den ersten Herzinfarkt bereits mit Ende 20.

Die Veranlagung zu einer Krankheit können wir nicht verhindern. Allerdings scheint es, dass äußere Faktoren in immer stärkerem Maße den Ausbruch einer Krankheit bewirken. Umso wichtiger ist deshalb, die negativen Einflüsse zu erkennen und zu verstehen, um ihnen rechtzeitig begegnen zu können.

Die Krankmacher

Wollen wir vorbeugen und verhindern, dass sich aus einer familiären Vorbelastung eine Krankheit entwickelt, so ist eine bewusste und gesunde Lebensführung unerlässlich. Bestimmte Umstände fördern die Krankheitsentstehung:

Im Folgenden sind einige bekannte Faktoren aufgelistet, um sie uns – so bekannt sie auch sein mögen – nochmals in Erinnerung zu rufen. Manche dieser Aussagen werden vielleicht neu sein, doch sie sind die entscheidenden Kriterien, auf denen dieses Buch aufbaut.

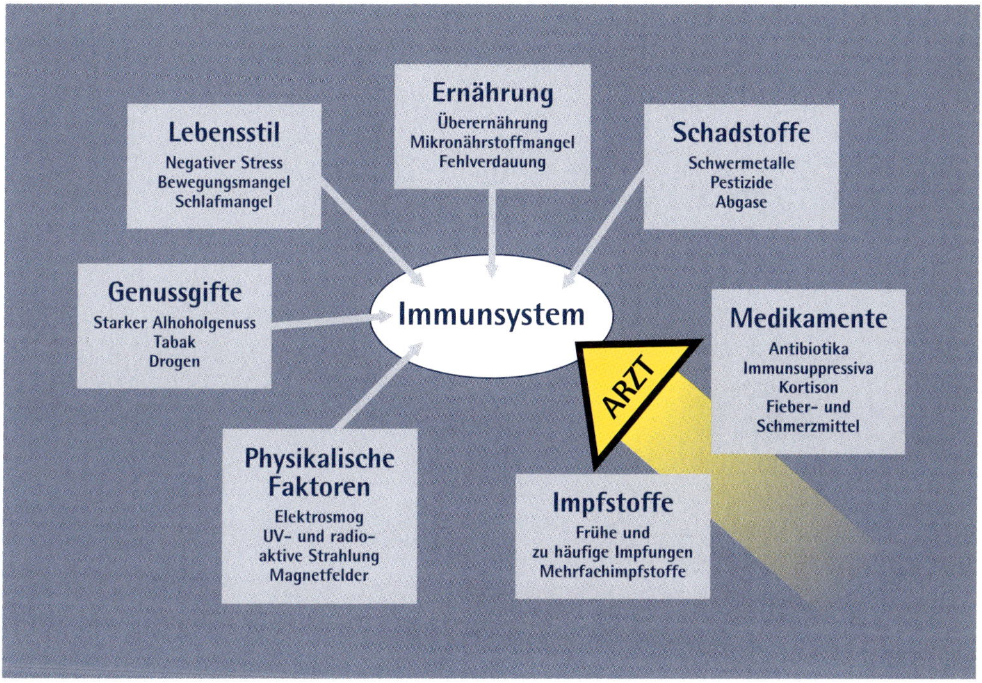

Faktoren, die unser Immunsystem beeinflussen
Mit freundlicher Genehmigung von Esser Design

Essen

Obwohl Fastfood bekanntlich nicht gerade gesundheitsfördernd ist, werden davon große Mengen verzehrt. Ein Drittel aller amerikanischen Kinder und Jugendlichen ist übergewichtig! In Deutschland ist die Zahl der fettleibigen Kinder ebenfalls stark angestiegen, was die Bundesregierung und die Krankenkassen im Sommer 2004 zu intensiven Medienkampagnen veranlasst hat. Dicke Kinder erkranken viel früher an Bluthochdruck und an Diabetes. Falsches und übermäßiges Essen, gepaart mit Bewegungsmangel, ist meistens die Ursache für Übergewicht. Wenn Sie gut und ausgiebig schlemmen möchten, ist regelmäßige sportliche Aktivität zwei- bis dreimal pro Woche unerlässlich.

Getränke

Softdrinks oder andere synthetische Kreationen, die als Modegetränke angepriesen werden, können krank machen. „Alcopops" sind bei Jugendlichen zwischen zwölf und siebzehn Jahren unter anderem wegen des Alkoholgehalts sehr beliebt. Der stark gestiegene Konsum ist alarmierend.

Umweltgifte

Die Verschmutzung unserer Umwelt schreitet unübersehbar fort: Die Luft ist durch Ozon und Kohlendioxid belastet, das Grundwasser durch Industrieabwässer und Mülldeponieabfälle verunreinigt, der Ackerboden durch Überdüngung und Pestizide verseucht. Die Liste unserer Umweltsünden ist lang und so sind wir von allen Seiten Belastungen ausgesetzt, auch wenn die einzelnen Giftmengen manchmal nur gering sind. Zu den Umweltgiften zählt auch aktives und passives Rauchen.

Amalgam

Das Zahnfüllmaterial Amalgam besteht zu 50 Prozent aus Quecksilber. Wie wir aus dem Chemie- und Biologieunterricht vielleicht noch wissen, ist Quecksilber eines der gefährlichsten Zellgifte! Es schwächt die Funktion der Makrophagen, die eine wichtige Rolle in unserem Immunsystem spielen (vgl. hierzu Kapitel 3).

Elektrosmog

Die Auswirkungen von Elektrosmog auf den lebenden Organismus sind noch ungeklärt. Es kann mit letzter Sicherheit aber nicht ausgeschlossen werden, dass Elektrosmog zu Genmutationen und Krebs führt. An der Tatsache, dass Sie im Flugzeug stets dazu aufgefordert werden, Ihr Handy und andere elektronische Geräte auszuschalten, erkennen Sie, dass deren Strahlenwirkung nicht zu vernachlässigen ist. Wenn tatsächlich befürchtet werden muss, dass die Fluginstrumente durch die Signale der Mobiltelefone gestört werden, wie mögen sie sich dann erst auf den viel feinfühligeren menschlichen Organismus auswirken?

Lebensrhythmus

Nur bei einem optimalen Verhältnis von Arbeits- und Ruhephasen ist eine ausreichende Regeneration von Körper und Geist gewährleistet. Wird nicht für einen ausgeglichenen Lebensrhythmus gesorgt, zählt auch er zu den Krankmachern. Die folgenden Beispiele zeigen, welchen Einfluss Tagesrhythmus und Lebensbelastungen auf unsere Gesundheit haben:

Eine Untersuchung aus Finnland konnte belegen, dass die Brustkrebsrate bei Menschen, die 14 Jahre im Flugdienst gearbeitet hatten, doppelt so hoch war, wie bei der Normalbevölkerung.[1] Grund hierfür ist, dass der normale Schlaf-Wach-Rhythmus des fliegenden Personals dauernd gestört wird, was letztlich zu einer verringerten Konzentration des Hormons Melatonin führt. Eine ausreichende Menge an Melatonin ist aber für einen erholsamen Schlaf notwendig. A. R. Mawson, ein amerikanischer Wissenschaftler aus Iowa, konnte Melatonin als eine Schutzfunktion gegen Brustkrebs im Tierversuch nachweisen.[2]

Andere Forscher konnten bei Rundfunkmitarbeiterinnen, die im Schichtbetrieb arbeiteten, eine erhöhte Brustkrebsrate nachweisen.[3] Eine groß angelegte dänische Studie ergab bei 7 035 Nacht- und Schichtarbeiterinnen ein deutlich erhöhtes Brustkrebsrisiko gegenüber der gleichen Anzahl Arbeiterinnen am selben Arbeitsplatz, die nur tagsüber arbeiteten. Bereits nach sechs Monaten Nachtarbeit im Schichtbetrieb konnte eine deutliche Erhöhung des Brustkrebsrisikos beobachtet werden. Nach sieben Jahren lag das Risiko 70 Prozent über dem Durchschnitt.[4]

Krankmacher und Gefahr Arzt

Entscheidend für Ihre Genesung beziehungsweise Gesunderhaltung ist, wie Sie von Ihren Ärzten behandelt werden: Wird das Immunsystem *aufgebaut, unterdrückt* oder sogar *zerstört?* Die meisten Ärzte behandeln ausschließlich die akuten offensichtlichen Symptome und kümmern sich kaum um deren Entstehung („Eisbergmedizin“). Allzu häufig kommt es leider vor, dass Patienten nach einer Behandlung nicht gesünder, sondern kränker sind (vgl. hierzu Kapitel 9).

Eine rein symptomatische Behandlung von Diagnosen unterstützt und fördert das Immunsystem nicht! Im Gegenteil, sie schadet mehr, als dass sie nützt.

Das folgende Fallbeispiel steht für viele ähnlich gelagerte Krankheitsgeschichten, die aufzeigen, welchen Leidensweg Patienten auf Anraten ihrer Ärzte hinter sich bringen müssen. Es handelt sich dabei um Ärzte, die zwar fähig sind, Diagnosen zu behandeln, für die der Begriff Ursachenforschung aber leider ein Fremdwort ist.

Fallbeispiel Angelika

Als die damals 29 Jahre alte Angelika im Januar 1992 meine Praxis aufsuchte, war sie völlig verzweifelt. Sie berichtete:

„Ich fühle mich körperlich sehr unruhig und kann deswegen nachts nicht schlafen. Tagsüber bin ich dagegen ausgesprochen müde. Wenn ich abends ins Bett gehe, habe ich das Gefühl, ersticken zu müssen. Ich leide unter unheimlicher Atemnot. Morgens, wenn ich aufstehe, habe ich Niesattacken, bis zu zwanzig Mal hintereinander. Meine Haut ist schlimm, ständig mit dicken Eiterpusteln übersät. Ich fühle mich schlecht, mir ist häufig übel, wie kurz vor dem Erbrechen. Ich habe fast täglich, mindestens fünfmal die Woche, Kopfschmerzen; es fühlt sich an, als ob ein Zentner Kartoffeln auf meinem Kopf liegen würde. Auch meine Periode ist sehr stark und ich habe dabei fast unerträgliche Bauchschmerzen."

Hier war guter Rat teuer. Was tun? Bei solch einem komplexen Beschwerdebild würde die „Eisbergmedizin" entweder mit unzähligen Abklärungsversuchen oder mit einer Hand voll Medikamenten antworten – und zwar für jedes Symptom eines (vgl. Kapitel 9). Doch es geht auch anders. Auf die Frage, was in den letzten Jahren geschehen war, erzählt sie:

„Wegen einer Hirnhautentzündung, das war schon 1974, nahm ich ein halbes Jahr lang Kortison ein. Dadurch entwickelte ich ein unheimliches Hungergefühl und nahm in der Folge mehr als 15 Kilogramm an Gewicht zu. Dieses Übergewicht trug ich bis 1981 mit mir herum. Dann beschloss ich, radikal abzunehmen, ich zählte Kalorien, nahm kaum mehr Nahrung zu mir und verlor in zehn Wochen 20 Kilogramm. Bald darauf wurde bei mir durch meinen Hausarzt eine Entzündung der Bauchspeicheldrüse festgestellt und ich musste deswegen über ein Jahr lang Diät halten.

Während dieser Zeit waren meine Mandeln ständig vereitert. Mir wurde ein Antibiotikum verordnet, das für etwa zwei Wochen half. Dann hatte ich wieder eitrige Mandeln. Während eines Jahres nahm ich sechs oder sieben Mal Antibiotika ein. Schließlich wurden die Mandeln auf Anraten meines Hals-Nasen-Ohren-Arztes entfernt.

Nach der Mandeloperation traten bei mir am ganzen Körper Abszesse auf. Nacheinander entwickelten sich 17 eitrige Beulen an verschiedensten Körperstellen. Sie wuchsen bis zur Größe eines Tischtennisballes heran, waren außerordentlich schmerzhaft, platzten und entleerten eine dickflüssige, eitrige Masse. Ein Abszess musste sogar aufgeschnitten werden, die Narbe davon ist noch immer auf meiner rechten Brust zu sehen. Kaum war diese schmerzhafte Abszessphase überstanden – ich habe in dieser Zeit sehr gelitten –, kam es zu den Beschwerden, von denen ich Ihnen am Anfang erzählt habe. Nach diesen vielen erfolglosen Arztbesuchen weiß ich nun nicht mehr weiter."

Ich führte einen Allergietest durch, da ich eine versteckte Allergie und Unverträglichkeit vermutete. Es stellten sich diverse Nahrungsmittelunverträglichkeiten und eine Überempfindlichkeit auf Gänse- und Entendaunen heraus. Ich empfahl ihr, die vielen Amalgamfüllungen in den Zähnen entfernen zu lassen, um die Gesamtbelastung zu reduzieren. Nach klassisch homöopathischen Gesichtspunkten wählte ich für die Patientin ihr persönliches Medikament aus: *Sulfur*. Die Symptome und der Allgemeinzustand besserten sich zusehends. Die Patientin wurde in nur fünf Monaten gesund. Hier die Antwort auf meine Nachfrage im August 2004:

„Ich bin seit zwölf Jahren nicht mehr krank. Ich schlafe gut, meine Haut ist glatt, die Kopfschmerzen sind weg. Ich bin voller Energie und fühle mich total gesund."

Die Patientin befand sich nach ihrer forcierten Gewichtsreduktion in einem geschwächten Zustand und bekam eine Bauchspeicheldrüsenentzündung. Kaum war diese abgeklungen, wurde sie von wiederholten Mandelentzündungen geplagt, die mit mehreren Gaben von Antibiotika unterdrückt wurden und schließlich zur Entfernung der Mandeln führten. Der Organismus wehrte sich weiterhin und demonstrierte sein Ungleichgewicht, indem er Abszesse am laufenden Band produzierte. Nach dieser Phase traten massive Störungen des vegetativen Nervensystems, wie Schlafstörungen, Unruhezustände, Kopfschmerzen und nächtliche Erstickungsanfälle auf. Diese Zustände wurden von Akne, Nesselausschlägen und starken Bauchschmerzen während der Periode begleitet. Der Leidensweg dieser Patientin dauerte zwölf Jahre: von 1981 bis 1992. Die eigentliche Grunderkrankung war eine unerkannte Allergie.

Eine nur fünfmonatige Behandlung mit klassisch homöopathischen Medikamenten, flankiert von einigen ergänzenden Maßnahmen, wie die Sanierung der Schlafstätte (Entfernung der Daunendecken) sowie die Entfernung der belastenden Amalgamfüllungen, führten zu einer baldigen Genesung der Patientin, die nun seit zwölf Jahren anhält! (Behandlungsdauer fünf Monate; Nachbeobachtung zwölf Jahre)

Das Erleben von Stress

Persönliche Schicksalsschläge, Unfälle, der Verlust geliebter Menschen oder große finanzielle Einbußen, aber auch andere Lebenssituationen, die eine bestimmte Stressgrenze, eine persönliche Toleranzschwelle übersteigen, begünstigen die Entstehung oder Manifestation einer Krankheit. Aber nicht nur diese Tatsachen sind maßgeblich schuld daran, dass wir eine Krankheit bekommen. Entscheidend ist dabei, wie wir Erlebtes bewältigen, inwieweit die Ereignisse Stress auslösen oder wie stark sie uns mitnehmen! Stress ist nicht immer schädlich. Falls der Stress mit Erfolg, Lob oder Gewinn verbunden ist, kann er positive Auswirkungen haben. Dagegen kann frustrierender Stress, wie die Pflege eines chronisch oder unheilbar Kranken (Krebskranke, Morbus-Alzheimer-Patienten) auf die pflegende Person eine negative Wirkung haben. Bei diesem Personenkreis ist das Risiko, beispielsweise einen Herzinfarkt zu erleiden, um das Doppelte erhöht.[5]

Physischer und psychischer Schmerz

Ein Forscherteam um den Psychologen Matthew Eisenberger von der University of California zeigte auf, dass Schmerzempfindung nicht nur als Folge von physischer Verletzung entsteht, sondern dass auch eine psychische Verletzung vom Organismus auf dieselbe Art und Weise verarbeitet wird: Bei psychischem und physischem Schmerz wird dieselbe Stelle im Frontalhirn aktiviert. Die Forscher hatten bei der Studie mittels funktioneller Magnet-Resonanz-Tomografie (MRT) die Hirnaktivität von Probanden gemessen, während sie verschiedenen Situationen von „sozialer Zurückweisung" ausgesetzt waren. Dadurch wurde hier eindeutig nachgewiesen, dass sowohl psychischer als auch physischer Schmerz demselben Hirnareal zugeordnet werden kann.[6]

Die Macht der Gefühle: die Psycho-Neuro-Immunologie

Mit den Zusammenhängen von Psyche, Nervensystem und Abwehrlage beschäftigt sich die Psycho-Neuro-Immunologie (PNI) und zeigt, dass die

Zusammenhänge in unserem Organismus viel komplexer miteinander verzahnt sind, als wir vermuten würden (mehr zum Thema PNI in Kapitel 3).[7]

Dass unser Leben von Gefühlen bestimmt wird, zeigt Antonio R. Damasio, Neurologe, leitender Professor des Departments of Neurology an der University of Iowa. In seinen Büchern erklärt er die faszinierenden Zusammenhänge von Neurobiologie, Philosophie, Dialektik und auch Spiritualität.[8, 9] Er erklärt, wie die Macht der Gefühle unser Leben beeinflusst, wie Zärtlichkeit, Liebe, Zuneigung und Hass, Vertrauen und Misstrauen, Freude und Trauer und unzählige andere wechselhafte Stimmungen unser Leben gestalten.

Emotionen sind unbewusste, tief in uns sitzende Regungen. Gefühle dagegen sind das, was wir gedanklich formulieren und letztendlich aussprechen können, zum Beispiel: „Ich habe Angst!" Emotionen sind genetisch geprägt. Sie sind einfach da und werden zu gegebener Zeit oder bei Gefahr schnellstens aktiviert. In Sekundenbruchteilen laufen im Körper Mechanismen ab: Hormone werden ausgeschüttet, Adrenalin lässt den Blutzuckerspiegel steigen, der Blutdruck erhöht sich und wir sind nun in der Lage, zu kämpfen, uns zu verteidigen oder zu fliehen. Egal, welche Möglichkeiten wir wählen, wir brauchen Schnelligkeit und Kraft – und hierfür werden wir in Kampfbereitschaft versetzt.

Solche reflexartigen Körperregungen sind ganz tief in unseren Erbanlagen verankert. In der Steinzeit waren sie lebensrettend.[10] Heute jedoch sind diese Reflexe oft krank machend, da einer wahrgenommenen Bedrohung oder Gefahr keine entsprechende Reaktion folgen kann. Ein Beispiel: Sie haben sich über Äußerungen Ihres Chefs sehr geärgert und fühlen sich gedemütigt. Möglicherweise wurde Ihnen sogar eine Gehaltskürzung oder die Kündigung angedroht. In diesem Moment hätten Sie Ihrem Chef am liebsten die Pest an den Hals gewünscht. Hätten Ihre Gefühle nun die Oberhand, würden Sie einfach alles hinwerfen und nach Hause gehen. Ihre Vernunft verhindert dies, schließlich haben wir Menschen gelernt, uns zu beherrschen! Sie bleiben also ruhig auf Ihrem Stuhl sitzen, aber die Wut geht in Verzweiflung, später sogar in Angst über. Das Ergebnis: Herzklopfen, Harndrang, zuletzt Migräne. Sie entwickeln am Abend oder am darauf folgenden Tag Fieber und Schnupfen. Sie haben nun buchstäblich die „Nase voll". Sie bleiben drei Tage zu Hause, bis sich die Wogen geglättet haben. Daher sind Äußerungen wie: „Mir steht das Wasser bis zum Hals", „mir liegt etwas im Magen" oder „das ist mir an die Nieren gegangen" nicht nur gängige Umgangsfloskeln. Sie sollen uns den darin verborgenen Sinn verdeutlichen. Solche Äußerungen werden von geschulten Ärzten, die gut zuhören, entsprechend gewichtet und bewertet.

Menschliche, ärztliche „Kurzsichtigkeit": die Behandlung von Diagnosen

Die heutige Menschheit, Patienten und Ärzte inbegriffen, neigt leider zu sehr kurzen, manchmal eingeschränkten Sichtweisen, weil sie nicht weitersieht als bis zur eigenen Nasenspitze! Oftmals ist aber nicht nur die Sichtweise kurz, sondern auch das Gedächtnis schlecht! Dass wir große Zusammenhänge meist nur deutlich eingeschränkt erkennen, ist höchst bedauerlich. Denn manche Erkrankungen, die scheinbar kaum miteinander in Zusammenhang stehen, haben vielleicht doch den gleichen Ursprung. Aber Patienten erzählen viele Dinge nicht von alleine - und leider werden sie auch nicht darum gebeten. Oder wurden Sie schon einmal bei Ihrem Arztbesuch gefragt: „Haben Sie selbst eine Erklärung für Ihre Erkrankung?" Ihre Antwort könnte helfen, bestimmte Zusammenhänge aufzuklären.

Ein Beispiel: Sie gehen zu Ihrem Arzt und beklagen sich über Durchfall, der sich mit Verstopfung abwechselt. Sie leiden unter Bauchschmerzen nach dem Essen, Ihnen (und Ihrer Umwelt) machen Blähungen zu schaffen, die von heftigen Bauchgeräuschen begleitet werden. Zugegeben, das ist ein lästiges Krankheitsbild, denn Ihr Körper scheint sich nicht entscheiden zu können, ob er Durchfall oder Verstopfung haben möchte. Die Folge wird sein, dass Sie diverse Diäten und Untersuchungen über sich ergehen lassen müssen. Blut- und Stuhlanalysen, Ultraschall und zuletzt noch eine Magen-Darm-Spiegelung. Das Ergebnis wird, nach Aussage Ihres Arztes, mit großer Wahrscheinlichkeit „negativ" sein. Für Sie hat diese Nachricht aber eine positive Bedeutung, denn Ihr Arzt konnte keine Ursache finden. Da fragt man sich allerdings wiederum, was daran positiv sein soll?! Es wurde Geld und Zeit verschwendet und Ihr Arzt hat noch immer keine Ahnung, was Ihnen fehlt. Da wird die medizinische Fachsprache, die von einem „negativen Ergebnis" spricht, durchaus wieder verständlich. In diesem Fall werden Sie von vielen Medizinern als „Psycho" eingestuft, das heißt, die Probleme sind in deren Augen psychischer Natur.

Sollte sich bei den Untersuchungen doch eine schwache Rötung der Magen- oder Darmschleimhaut gezeigt haben, wird eine Entzündung diagnostiziert. Sie erhalten Säureblocker oder andere Magen-Darm-Medikamente und einen wichtigen Kontrolltermin in vier bis sechs Wochen. Die Frage, weshalb Sie die Entzündung haben, also die eigentliche Ursache Ihrer Probleme, bleibt aber auch in diesem Fall ungeklärt. Somit wäre dieses für den Arzt

„positive Ergebnis" für Sie wiederum negativ. Es wird also eine Diagnose behandelt und nicht Sie, der kranke Mensch!

Eine Diagnose ist nichts anderes als die Bezeichnung eines Beschwerdekomplexes, also die Spitze des Eisbergs. Und Krankheiten verhalten sich tatsächlich so! Wie beim Eisberg stellt die Diagnose den sichtbaren Teil der Krankheit dar, also das Zehntel, das die kleine Spitze ausmacht. Die eigentliche Ursache, die restlichen neun Zehntel, bleiben aber auf den ersten Blick verborgen. Die Diagnose ist für Sie als Patienten damit nur von eingeschränktem Wert: Sie können Ihrer Krankenkasse, Ihrer Familie und Ihren Freunden mitteilen: Ich habe ...! Die Diagnose dient lediglich zur Kommunikation und zum Verständnis – sie nützt Ihnen aber nichts! Dieselbe Diagnose trifft auch auf Hunderttausende anderer Menschen zu, die dann irrtümlicherweise alle gleich behandelt werden, obwohl sie Individuen sind und ihre Erkrankung unterschiedliche Ursachen hat. Denken Sie nur an unsere beiden Personen im Flugzeug: Wäre bei beiden die Diagnose „temporäre Freudlosigkeit" gestellt worden, könnte man den Herrn sehr wohl mit einem Flug in den Urlaub heilen, die junge Dame aber sicherlich nicht.

Manche Patienten mögen zufrieden sein, wenn sie ein tolles, teures Mittel verordnet bekommen. Mit etwas Glück geht es ihnen danach auch besser. Sobald die Beschwerden behoben sind, wird das Medikament abgesetzt. Allerdings kehren die Symptome dann oft wieder zurück. Dies ist für den Patienten zwar enttäuschend und ärgerlich, aber nicht verwunderlich, denn im Vorfeld wurde ja nicht die Ursache behoben, sondern lediglich das sichtbare Symptom. Aus meiner Sicht ist ein solcher Verlauf allerdings eher als günstig anzusehen, da der Körper eine Chance erhält, sich selbst zu heilen. Das bedeutet konkret, dass aufgrund der Behandlungsweise keine bleibende Unterdrückung des Immunsystems erfolgte (vgl. Kapitel 2). Sie werden erneut Ihren Arzt oder einen weiteren Spezialisten aufsuchen, bis sie vielleicht auf einen Therapeuten treffen, der Sie auffordert, Überlegungen anzustellen, *warum* Sie diese gesundheitlichen Beschwerden eigentlich haben!

Damit sind wir beim Kern angekommen, denn diese Frage bringt normalerweise die Probleme des Patienten ans Licht: Betrogene und betrügende Partner, Arbeitsplatzprobleme, Ärger mit Eltern oder Kindern, finanzielle Probleme usw. Hier endet dann das Wissen der Organspezialisten, die Sie wiederum in die „Psycho-Schublade" stecken. Eine Behandlung des Symptoms oder der Diagnose, ohne Berücksichtigung der persönlichen Hintergründe und Umstände, kann und wird nur eine kurzfristige und kurzsichtige

„Scheinhilfe" sein. Es kann durchaus sein, dass das aktuelle Symptom (zum Beispiel Schmerzen oder Durchfall / Verstopfung) verschwindet, sich dafür aber ein anderes, neues Krankheitssymptom manifestiert (vgl. Kapitel 2 zum Thema Etagenwechsel und Kapitel 7 zum Thema Allergien).

Sollten Sie jedoch an einen *weitsichtigeren* Therapeuten geraten sein, erhalten Sie vielleicht eine Empfehlung für Entspannungstechniken, einen Ausgleichssport oder er wird zur Umstellung der Essgewohnheiten raten. Und wenn Sie besonders viel Glück haben, bekommen Sie ein auf Sie „zugeschnittenes", persönliches Medikament, das Ihnen in der Regel auch die lang ersehnte und andauernde Besserung bringt.

> Liebe Patienten, Sie sind gefragt! Berichten Sie Ihrem Arzt von Ihren Vermutungen, woher die Beschwerden kommen könnten, und lassen Sie sich nicht nur symptomatisch oder rein organspezifisch behandeln!

Ärzte sollten bemüht sein, den Patienten und nicht die Diagnose zu behandeln! Sie sollten den Aussagen des Patienten mehr Aufmerksamkeit schenken, da dieser häufig schon selbst erkannt hat, woher seine Beschwerden rühren könnten.

Deshalb sollte bei einer ärztlichen Konsultation der Arzt *niemals* vergessen zu fragen: „Was meinen Sie, was hat Sie krank gemacht?" Eine ausführliche Anamnese sowie aufmerksames Zuhören können dem Patienten viele belastende und teure Untersuchungen ersparen und schneller zur Problemlösung führen.

Die symptomatische Behandlung eines Beschwerdebildes, besonders wenn es bereits chronisch ist, ähnelt dem Verhalten eines Autofahrers, der auf der Autobahn plötzlich bemerkt, dass am Armaturenbrett ein rotes Licht blinkt. Er ist besorgt und will nicht weiterfahren. Um einen möglichen Motorschaden zu vermeiden, hält er an und ruft Hilfe herbei. Der Fachmann kommt, erkundigt sich nach dem Problem, montiert das Armaturenbrett ab, schraubt das blinkende Birnchen heraus, montiert alles wieder zusammen und meint: „Sehen Sie, jetzt blinkt es nicht mehr. Sie können weiterfahren." Würden Sie dieser Aufforderung Folge leisten? Ganz sicher nicht![11]

Viele Krankheiten werden aber nach diesem Prinzip behandelt. Erschreckend und zugleich auch deprimierend ist eine Äußerung des Präsidenten der *Deutschen Gesellschaft zum Studium von Schmerzen* (DGSS), M. Zens, aus Bochum: „Wir Ärzte sind offenbar noch weit davon entfernt, einen wirklich befriedigenden Erfolgsgrad in der Schmerztherapie erreicht zu haben." Diese

Äußerung wird verständlich, wenn man sich die Ergebnisse der Schmerzstudien aus dem Jahre 2003 vor Augen führt: Es wurden in 16 Ländern, von Frankreich bis Polen und von Norwegen bis Italien, 46 394 Personen befragt. Es stellte sich heraus, dass im Durchschnitt 21 Prozent der Betroffenen bereits mehr als zwanzig Jahre an chronischen Schmerzen leiden, in Deutschland sogar 24 Prozent. Am häufigsten wurden Schmerzen im Rücken genannt. Jeder vierte Befragte war davon betroffen. Laut Mitteilung des Bundesverbandes der Betriebskrankenkassen vom 15. April 2003 stehen Muskel- und Skeletterkrankungen mit 28 Prozent aller Diagnosen an der Spitze bei der Verursachung von Arbeitsunfähigkeit. Sie gehören auch zu den häufigsten Gründen für eine Berufs- oder Erwerbsunfähigkeitsberentung.[12]

Bei chronischen Schmerzen ist eine Schmerztherapie mit Tabletten, Infusionen, Spritzen, Akupunktur, lokaler Haut- und Nervenreizung (TENS), Massagen und Packungen nur dann sinnvoll, wenn nicht nur lokal der Schmerzpunkt beachtet wird, sondern eine mögliche Schmerzentstehung, die auch psychischer Natur sein kann, berücksichtigt wird.

Deshalb ist eine individuelle, die persönliche Biografie berücksichtigende Anamnese für die Diagnostik von größter Bedeutung. Die Forschung lehrt uns, dass einschneidende Ereignisse oder Schwellensituationen seelische und auch körperliche Krankheiten hervorrufen oder zum Ausbruch bringen können. Verlustsituationen stehen dabei an erster Stelle der Ereignishierarchie. Wenn seelische Faktoren für die Entstehung oder den Verlauf von Schmerzzuständen erkannt sind, sollten organmedizinische Maßnahmen selbstverständlich in den Hintergrund treten.[13]

Erfreulicherweise gibt es auf anderen Gebieten ähnliche Ansätze. Mit großer Freude las ich beispielsweise am 28. März 2003 in der Zeitschrift *Ärztliche Praxis:* „Nicht den Blutzucker behandeln, sondern den Diabetiker!“[14]

Der Faktor Zeit

Was bei der Entstehung von Krankheiten oft unberücksichtigt bleibt, ist der Zeitfaktor! Wir denken oft geradlinig und in direkten Zusammenhängen: „Heute Abend habe ich Durchfall, weil ich heute Mittag etwas Verdorbenes gegessen habe“. Diese Behauptung kann sehr wohl stimmen. Wenn Sie tatsächlich eine von Salmonellen befallene oder verdorbene Speise verzehrt haben, ist Ihre Behauptung zutreffend. Es wird allerdings oft vergessen, dass eine geraume Zeit vergehen muss oder auch vergehen kann, bevor sich die Krankheitssymptome entwickeln. Dieser Zeitraum kann sich enorm ausdehnen, er muss nicht nur 48 oder 72 Stunden betragen. Es kann auch ein wesentlich längerer Zeitraum dazwischen liegen (vgl. Kapitel 3 zum Thema Impfungen).

Durch die Beobachtung von Krankheitsverläufen sollten wir inzwischen eigentlich verstanden haben, dass zum Beispiel von einer Infektion bis zur Entstehung der ersten Krankheitssymptome manchmal Jahre vergehen können. Ein sehr bekanntes und aktuelles Beispiel stellt die HIV-Infektion dar. Die AIDS-Symptome treten häufig erst fünf bis zehn Jahre nach der Ansteckung mit dem HI-Virus auf. Auch die verschiedenen Typen von Allergien erstrecken sich vom Sofort- bis zum Spättyp (vgl. Kapitel 7). Es ist folglich immer eine ganzheitliche und individuelle Betrachtungsweise der Ereignisse erforderlich, kurz gesagt: Behandlungen nach „Schema F“ haben in der Medizin nichts zu suchen!

Was tun?

Geben Sie sich nicht mit einer symptomatischen und oberflächlichen Behandlung zufrieden, seien Sie skeptisch, wenn Ihnen schnelle Hilfe mit blockierenden Mitteln versprochen wird, zum Beispiel mit Säure-Blockern, Alpha-Blockern, Beta-Blockern, H2-Blockern usw.!

Suchen Sie nach Therapeuten, die nicht nur auf das „blinkende rote Lämpchen“ starren, sondern Ihr Beschwerdebild im Verbund sehen, die in der Lage sind, Ihre Lebensumstände einzuordnen. Nur dann bekommen Sie die Hilfe, die Sie erwarten und auf die Sie Anspruch haben. Sie zahlen nämlich dafür (vgl. Kapitel 8 zum Thema Kostenlawine)!

Wenn Sie chronisch krank sind und Ihre behandelnden Ärzte keinen Rat mehr wissen, Ihnen prognostizieren, dass Sie mit Ihrer Krankheit leben müssen, sollten Sie trotzdem nicht aufgeben! Eine rein energetische Behandlungsweise, zum Beispiel die Traditionelle Chinesische Medizin (TCM), eine Gesprächstherapie oder die Klassische Homöopathie kann Ihnen weiterhelfen!

Die Klassische Homöopathie, begründet von Samuel Hahnemann, bietet ein gewaltiges und tief eingreifendes Instrument zur Genesung an. Sie kann sowohl in die körperlichen als auch in die emotionalen Bereiche des Erkrankten eingreifen, sie wirkt ohne Nebenwirkung, reguliert und heilt. Wie ist dies möglich?

Fallbeispiel G. H.

Eine damals 51-jährige, hoch gewachsene Frau wurde am 28. März 1989 zur stationären Behandlung in die Waldhausklinik in Stadtbergen, wo ich als Chefarzt tätig war, eingewiesen. Die computertomografisch festgestellte Diagnose stand seit dem 19. Januar 1989 fest:

Massiver Bandscheibenvorfall zwischen den linken Lumbalwirbeln vier und fünf. Daraus resultierten starke Schmerzen und ein pelziges Gefühl vom Oberschenkel bis zur großen Zehe. Die Beweglichkeit der Zehen links war deutlich geringer als rechts. Wegen einer autoimmunen Schilddrüsenerkrankung musste die Patientin ein Hormonpräparat und Kortisontabletten in niedriger Dosierung einnehmen. Im Anamnesegespräch versuchten wir die Hintergründe ihrer Erkrankung zu erfahren und ich fragte sie, was ihrer Meinung nach der Auslöser für diese Erkrankungen (sowohl die Schilddrüsenerkrankung als auch der Bandscheibenvorfall) sein könnte.

Unter Tränen berichtete sie, dass sie bis Ende 1987 ihren schwer kranken Pflegevater bis zu seinem Tode gepflegt hatte. Dies war für sie eine unglaubliche Belastung. Bereits zu Beginn des Jahres 1988 stellte man eine Schilddrüsenentzündung fest, die Patientin wurde auf die erwähnten Medikamente eingestellt. Außerdem erzählte sie, dass sie sehr sensibel sei und sehr schnell weine. Sie könne durch Kleinigkeiten aus der Fassung gebracht werden, wobei die Tränen immer wie ein Wasserfall fließen würden. Typisch für sie sei, dass sie schnell ohnmächtig werde, besonders während oder nach Stress.

Die weitere Befragung förderte keine weiteren Besonderheiten zutage, jedoch kurz vor Ende der Untersuchung und der homöopathischen Anamnese sagte sie noch: „Mein Bein ist taub und wenn ich aufstehe, fühlt es sich an, als ob es zwei Zentimeter zu kurz wäre."

Bei der körperlichen Untersuchung waren typische, neurologische Anzeichen eines Bandscheibenvorfalls feststellbar. Auffällig war außerdem, dass im Gesicht, am Hals, an der Schulter und am Unterschenkel der Patientin kleine Warzen zu sehen waren. Ich verordnete der Patientin zweimal täglich das homöopathische Mittel *Causticum*, außerdem noch Physiotherapie.

Am 5. April 1989 erfolgte die Vorstellung in der Neurochirurgie, da die Beweglichkeitsstörungen und die Fußhebeschwäche langsam zunahmen. Eine stationäre Aufnahme und Operation der Bandscheibe wurde für den 14. April 1989 vereinbart. Eine Woche vor der Operation, also am 7. April 1989, nahm ich den Fall nochmals ausführlich unter die Lupe. Ich kam wieder auf das gleiche homöopathische Mittel. Nach Rücksprache mit meinem ärztlichen Team beschlossen wir, der Patientin noch am selben Tag das ausgewählte Medikament in einer stärkeren Potenz zu verabreichen.

Bereits einen Tag später hatten die Gefühlsstörungen in der Wade etwas nachgelassen, die Schmerzen im Lendenwirbelsäulenbereich ebenfalls. Der Schlaf wurde auch etwas besser. Am zweiten Tag nach der Mitteleinnahme bekam die Patientin Kopfschmerzen und Durchfälle. In der Nacht vom 9. auf den 10. April wachte sie zwischen drei und vier Uhr mit einem seltsamen, ziehenden Gefühl im Kopf auf und berichtete, dass es sich anfühle, als ob jeder Wirbel einzeln durchgeschüttelt würde. Danach trat eine wohltuende Entspannung im gesamten Rücken auf. Anfangs waren die Schmerzen im Bein noch unverändert, aber einen Tag später ließen sie nach. Wir entließen die Patientin am 13. April aus unserer Behandlung, der Operationstermin am 14. April 1989 wurde verschoben, später dann komplett abgesagt.

In der Folgebeobachtung gingen die Schmerzen langsam stufenweise zurück. Die Patientin machte regelmäßig Krankengymnastik. Am 19. September 1989, etwa fünf Monate nach Verabreichung des Homöopathikums, wurde eine Kontroll-Computertomografie der Wirbelsäule durchgeführt. Der Befund der Radiologen lautete:

„Im Vergleich zum 19. Januar 1989 hat sich der damals bestehende, große Discusprolaps bis auf einen kleinen Sequester verkleinert. Beim Recessus lateralis liegt jetzt noch ein kleiner Sequester links medio lateral bis lateral vor, der die linke Nervenwurzel leicht berührt, jedoch längst nicht mehr die Größe hat, wie bei der Voruntersuchung." Mit anderen Worten: Der Bandscheibenvorfall hatte sich zurückgebildet – dieser Befund war die bildhafte Bestätigung unseres Erfolges.

Am 18. Oktober 1989 wurde wegen gelegentlicher Empfindlichkeit und einem ab und zu schneidenden Schmerz im Rücken die Gabe des homöopathischen Medikaments wiederholt. Die Patientin erholte sich in der Folgezeit langsam, aber stetig. Auch heute noch sorgt sie durch regelmäßige Krankengymnastik für die Gesunderhaltung ihres Rückens. Sie hatte keinen Rückfall, eine Operation war bis zum heutigen Tage nicht nötig (Mai 2005).

Dieser Fall zeigt, dass die individuell ausgewählte homöopathische Arznei in der Lage war, einem physikalisch, neurologisch und computertomografisch diagnostizierten Bandscheibenvorfall den Impuls zur Rückbildung zu geben.

Eine telefonische Rücksprache mit der Patientin im Mai 2005 bestätigte, dass es ihr noch immer gut geht. Mit ihrem Rücken hat sie nur wenig bis keine Beschwerden. Sie ist inzwischen 67 Jahre alt und noch immer nicht operiert.

Der Lerneffekt aus diesem Fall: Um tief greifende Veränderungen beim Patienten herbeizuführen, reicht es nicht aus, nur die periphere Symptomatik, wie Schmerzen, Muskellähmung oder Schilddrüsenentzündung, zu beobachten und zu behandeln, es müssen bei der Mittelwahl auch die Hintergründe der Erkrankung aufgedeckt und berücksichtigt werden.[15]

Hier noch ein weiterer, etwas komplizierterer Fall:

Fallbeispiel Dagmar

Dagmar, damals 29 Jahre, litt unter nicht therapierbarer Migräne, Schlafstörungen, Magenschleimhautentzündungen, Heuschnupfen und Menstruationsbeschwerden. Ein bunter Strauß an Beschwerden also, den man wohl eher als konstruierte Hürde für das Erreichen der Bestnote in einer medizinischen Prüfung erwarten würde. Die Erstkonsultation war im Juli 1996.

Die Beschwerden waren vielschichtig: In erster Linie klagte Dagmar über Migräneanfälle, die meistens am Samstagabend einsetzten. Dabei begannen zuerst im rechten Oberkiefer die Zähne zu schmerzen, dieser Schmerz zog ins rechte Ohr und sie hatte ein Gefühl, als ob „es hämmerte". In dieser Zeit war sie lichtempfindlich, verspürte Übelkeit bis hin zum Erbrechen. Ein kalter Umschlag besserte die Beschwerden. In drei Viertel der Fälle waren die Schmerzen nach dem Schlaf am nächsten Morgen verschwunden. Die Migräneanfälle traten erstmals in ihrem 22. Lebensjahr auf. Damals war sie als Gruppenleiterin in einer staatlichen Behörde tätig und fühlte sich hilflos und völlig überfordert, da sie eine hohe Verantwortung zu tragen hatte. Als Gruppenleiterin hatte sie den Willen, etwas zu verändern und wurde wütend, wenn die Kollegen nicht mitzogen. Die Folge war, dass zwei Arbeitskollegen versetzt werden mussten. Abends fühlte sie sich total frustriert.

Der zweite Beschwerdekomplex betraf ihren Magen. Sie litt unter Sodbrennen, das häufig nach dem Verzehr saurer Getränke auftrat.

Das dritte Problem waren Einschlafstörungen, unter denen sie seit der Eheschließung litt. Sie hatte das Gefühl, sich in der Ehe um alles kümmern und auch für ihren Ehemann mitdenken zu müssen. Sie machte sich ständig Gedanken darüber, was sie noch alles zu erledigen hätte.

Weitere Punkte waren unreine Haut (Gesichtspickel), Heuschnupfen mit einer deutlichen Überempfindlichkeit gegen Pollen sowie seit der Pubertät auch Menstruationsbeschwerden in Form von zeitweise auftretenden Krämpfen und unregelmäßigen Blutungen seit etwa 1992. Sie erzählte:

„Ich kann mich zeitlich nicht auf meinen Zyklus verlassen. Ich habe auch oft Krämpfe, zum Beispiel dann, wenn ich mit meiner Mutter eine Auseinandersetzung hatte. Am ersten Tag der Periode bin ich arbeitsunfähig, ich muss zu Hause bleiben, mit einer heißen Wärmflasche auf dem Bauch. Ein bis zwei Tage vor der Periode habe ich auch Kopfschmerzen und fühle mich niedergeschlagen. Ich bin dann insgesamt auch etwas aggressiver und weine leichter."

Wo setzt man hier am besten an? Schickt man die Patientin zuerst zur Magenspiegelung oder zum Frauenarzt? Oder gleich zum Psychologen und anschließend zur Psychotherapie? Nichts von alledem ist in diesem Fall angezeigt! Sie berichtete weiter:

„Als mein Opa starb, fühlte ich mich allein, ja, richtig allein gelassen. Er war der Einzige, der sich um mich gekümmert hatte. Als ich fünfzehn Jahre alt war, erkrankte meine Mutter an Krebs, sie musste in den darauf folgenden Jahren mindestens einmal jährlich operiert werden. Es war eine schlimme Zeit für mich, ich konnte mich in der Schule nicht mehr konzentrieren. Ich hatte damals furchtbare Angst. Ich musste meinen Vater auch noch aufrichten, er war total hilflos. Wenn ich daran dachte, dass meine Mutter sterben könnte, fühlte ich nur Angst, weil ich nicht wusste, wie es dann weitergehen sollte. Wenn ich jetzt daran denke, fühle ich mich hilflos. Das gleiche Gefühl hatte ich, als bei meiner Mutter vor ein paar Jahren ein Aortenaneurysma (Erweiterung der Bauchschlagader) festgestellt wurde. Ich musste meine Mutter im Haushalt vertreten.

Ich habe 1994 geheiratet, bald darauf ging es mit den Meisterprüfungen meines Mannes los. Ich musste ihm alles abnehmen. Ich nahm sogar Urlaub, um ihn vor seinen Prüfungen abzufragen. Ich stellte meine Interessen und Bedürfnisse total zurück, weil wir alles auf die Zeit nach der Meisterprüfung verschoben hatten. Ich hatte nie eine Minute für mich, denn wenn er nicht da war, musste ich die Wohnung in Ordnung bringen. Ich fühlte mich für alles verantwortlich. Wenn in der Familie etwas schief lief, glaubte ich, etwas falsch gemacht zu haben. Ich habe sofort Schuldgefühle und mache mir Vorwürfe, weil ich mir nicht genügend Zeit für die Familie genommen habe. Ich bin immer gehemmt, frage mich dabei ständig, was der andere wohl denken mag? Es dauert bei mir einige Zeit, bis ich mich traue, meinen Mund aufzumachen. Ich war schon als Kind so."

Auf die Frage: „Was macht Sie krank?", antwortete Dagmar:

„Durch meine Ausbildung zum höheren Beamten wurde ich Leiterin einer Arbeitsgruppe, das ist so vorgegeben. Wenn ich sehe, dass ich in einer leitenden Position bin, mich aber immer noch nicht traue, meinen Mitarbeitern zu sagen, wie sie arbeiten sollen, macht mich das krank! Ich habe das Gefühl, unfähig zu sein und meine dann, ich schaffe es sowieso nicht. Es kostet mich immer eine enorme Kraftanstrengung, jemanden zurechtzuweisen. Ich bin nicht „kalt" genug! Ich komme mir ständig überfordert vor! Eine weitere schlechte Eigenschaft von mir ist, dass ich sehr viel grüble: Was passiert, wenn ...? Ich habe Angst, dass mir jemand seinen Willen aufzwingt und ich tun muss, was ich eigentlich gar nicht will.

Was ich an mir als negativ empfinde, ist, dass ich schnell aufbrausend bin. Zum Beispiel, wenn mein Mann zu seinen Eltern fährt und sich von ihnen beeinflussen lässt. Ich bin auch nachtragend, ich vergesse nichts! Ich schaffe es, über alte Geschichten zu grübeln, die vor Monaten oder sogar Jahren passiert sind.

Ehrlichkeit, Zuverlässigkeit und Treue sind für mich sehr wichtig! Ich möchte alles richtig, ja, besonders gut machen! Ich bürde mir zu viel auf und überfordere mich dabei selbst! Ich bin übergenau! Ich bin zwar nicht perfekt, aber sehr genau. Wenn ich bei der Arbeit von meinem Chef etwas korrigiert zurückerhalte, empfinde ich das als persönliche Niederlage. Dann überlege ich: Hätte ich das nicht vermeiden können, war das nötig? Ich bin nicht nur in der Arbeit sehr genau, sondern auch zu Hause, zum Beispiel beim Fensterputzen. Ich gebe keine Ruhe, bevor nicht der letzte Schmutz beseitigt ist.

Ich habe Angst vor Krankheiten, besonders vor Krebs. An manchen Tagen, wenn ich das Gefühl habe, all diese Aufgaben nicht bewältigen zu können, möchte ich am liebsten davonlaufen. Ich träume oft von der Arbeit, dass ich auf Reisen bin oder ich mein Abitur nachmachen muss."

Die Patientin ist voller Angst und Selbstzweifel, sie weiß nicht, wie sie die vielen Aufgaben bewältigen soll: Als Kind muss sie während der Krankheiten der Mutter auch die Versorgung des Vaters übernehmen. In ihrer Ehe sorgt sie für die Ausbildung und den erfolgreichen Berufsabschluss des Ehemannes. Sie will *alles* sehr gut und genau, möglichst fehlerlos erledigen. Als junge Gruppenleiterin muss sie hart durchgreifen, um die in sie gesetzten Hoffnungen der Vorgesetzten zu erfüllen. Letztendlich macht sie das aber krank! Der Konflikt entsteht aus dem Wunsch, den Vorstellungen der anderen zu entsprechen und dem Gefühl, genau diesen Ansprüchen aber nicht zu genügen zu können!

Nach reiflicher Überlegung und sorgfältigem Abwägen des recht vielschichtigen Krankheitsbildes wurde für Dagmar ihr persönliches Medikament ausgesucht. Sie erhielt als Einzelgabe *Natrium arsenicosum*. Fünf Wochen später, am 20. August 1996, berichtet sie:

„Am zweiten und dritten Tag nach der Medikamenteneinnahme hatte ich meine üblichen Kopfschmerzen auf der rechten Seite, die mit Übelkeit verbunden waren. Anschließend hatte ich vierzehn Tage lang gar keine Kopfschmerzen mehr, dann an einem Abend wieder leicht, erneut mit Übelkeit verbunden, aber nicht so stark wie sonst. 14 Tage Ruhe sind für mich ungewöhnlich, da ich normalerweise jede Woche mindestens einmal Kopfschmerzen habe. Ich bekam auch kurze Zeit nach der Einnahme Pickel. Meine Menstruationsbeschwerden waren nach der Einnahme anfänglich stärker, bei der darauf folgenden Periode aber viel besser. Meine Einschlafstörungen waren wie weggeblasen. Ich fühle mich jetzt leistungsfähiger und entspannter. Auch im Umgang mit anderen Menschen bin ich gelassener. Das ist auch meiner Mutter aufgefallen, sie sagte: 'Du bist ein ganz anderer Mensch geworden.' Ich habe keine Angst- oder Verfolgungsträume mehr."

> Lassen Sie nicht nur Ihre Krankheit, sondern lassen Sie sich, als Person, mit all Ihren Besonderheiten, Veranlagungen und Eigenschaften behandeln. Sie als Mensch sind einzigartig – und so sollten Sie auch behandelt werden.

Das Medikament wurde bis Februar 1997 noch dreimal als Einzelgabe verabreicht. Eine Nachfrage im Frühjahr 2004 ergab, dass der hier beschriebene positive Zustand weiterhin anhält und keine Behandlung notwendig ist! (Behandlungsdauer sieben Monate; Nachbeobachtung sieben Jahre)

Dieser Fall demonstriert eindeutig, dass ein sehr vielschichtiges Krankheitsbild mit zahlreichen Beschwerden, die Kopf, Schlaf, Magen, Haut und Menstruation, aber auch eine versteckte allergische Veranlagung betrafen, mit einem *einzigen*, nach klassisch-homöopathischen Gesichtspunkten ausgewähltem Medikament sich langfristig positiv und tief greifend beeinflussen lässt. Solch ein Vorgehen wird den hohen Anforderungen des ärztlichen Berufsstandes gerecht:

> „Des Arztes höchster und einziger Beruf ist, kranke Menschen gesund zu machen, was man Heilen nennt."
>
> *(Samuel Hahnemann, 1796)*[16]

»Krankheiten befallen uns nicht aus heiterem Himmel, sondern sie entwickeln sich aus täglichen Sünden wider die Natur. Wenn sich diese gehäuft haben, brechen sie unversehens hervor.«

(Hippokrates, 460-370 v. Chr.)

Kapitel 2

Etagenwechsel – Unterdrückung – Symptomverschiebung

Unser Organismus steckt voller Rätsel

Unser Organismus steckt voller Rätsel und ungeahnter Verbindungen. Viele Abläufe sind miteinander gekoppelt, und zwar auf eine Weise, die wir niemals für möglich gehalten hätten. Somit erscheinen uns sehr viele Zusammenhänge nicht offensichtlich oder sogar unlogisch.

Hätten Sie etwa geahnt, dass man mit einem Zahnexpander bettnässende Kinder dazu bringen kann, den Urin zu halten? Was jedoch hat eine Zahnspange mit der Kontrolle der Blasenfunktion zu tun? Es ist und bleibt ein Rätsel!

Dr. Derek Mahony aus Sidney beschreibt in der Zeitschrift New Scientist seinen Versuch mit bettnässenden Kindern, bei denen die sonst üblichen Therapien versagt hatten. Er setzte einen zahnklammerartigen Expander an die kindlichen Zähne, durch den der schmal angelegte Gaumen vorsichtig auseinander gedrückt wurde. Wie durch ein Wunder verringerten sich bei sieben von zehn Kindern deutlich die Symptome innerhalb eines Monats. Bei vier Kindern hörte das Bettnässen ganz auf. Eine zweite, britische Studie behauptet, dass sogar bei allen zehn Teilnehmern das Bettnässen komplett aufhörte. Für den Wirkmechanismus werden zahlreiche Möglichkeiten, wie Atemstörungen, diskutiert, aber wie genau es funktioniert, weiß bislang zumindest noch niemand.[1]

Genauso verblüffend scheint die Meldung aus Los Angeles, dass Fibromyalgie (eine schmerzhafte, diffuse, rheumatische Krankheit mit bisher unbekannter Ursache), womöglich mit einem gereizten Darm zu tun hat. Ein Atemtest brachte den Hinweis: Die Untersuchung auf Milchzucker in der Atemluft zeigte bei *allen* Fibromyalgie-Patienten pathologische Werte und ebenso bei 84 Prozent der Personen, die am Reizdarm-Syndrom litten. In beiden Fällen zeigten die untersuchten Gruppen also abnormale Ergebnisse, die Vermutung einer möglichen Verbindung liegt daher nahe.[2]

„Bauch gequetscht, Augen blind" schrieb die Zeitung *Medical Tribune* und berichtete über einen Unfall, bei dem ein Arbeiter im Straßenbau von einem Lastwagen angefahren wurde. Dabei wurden die Haut des Oberschenkels abgeledert und die Genitalien in Mitleidenschaft gezogen. Es fanden sich diverse Blutergüsse im Brust- und Bauchbereich. Der Kopf war nicht verletzt. Das Merkwürdigste allerdings war, dass der Patient erblindete! Obwohl umfangreiche radiologische und neurologische Untersuchungen durchgeführt wurden, fand sich kein nachvollziehbarer Grund für die Erblindung.

Verschiedene Mutmaßungen wurden ausgesprochen, letztlich blieb der Fall aber unklar.[3]

Diese Beobachtungen zeigen, dass sich in der Medizin noch vieles unserer Kenntnis entzieht. Wir beobachten, manches sogar seit mehreren Jahrhunderten, ohne dafür aber bisher eine logische Erklärung gefunden zu haben. Unter diesem Aspekt ist auch der Etagenwechsel zu betrachten.

Etagenwechsel - ein neuer Begriff?

Ende des Jahres 2003 wurde in einigen medizinischen Fachzeitschriften das Phänomen des Etagenwechsels als neue Idee und als das Ei des Kolumbus präsentiert. Anlässlich einer Fachtagung in Bad Reichenhall stellte man die Erkenntnis um den Etagenwechsel groß heraus: „Zwei Krankheiten - eine allergene Ursache".[4]

Folgende Ankündigung war im Rahmen dieser Tagung zu vernehmen: „Etwa 80 Prozent der Asthmatiker haben auch Heuschnupfen, und rund 40 Prozent der Rhinitiker (Schnupfenkranke) erkranken irgendwann auch an Asthma." Der Veranstalter dieses Seminars war ein namhafter Hersteller eines Anti-Asthma-Mittels, der natürlich immer wieder auf die Wichtigkeit seines Präparates hinwies. Die Gründe sind leicht zu durchschauen.

Die Nachricht über den Etagenwechsel stellte keine bloße Behauptung dar, sondern sie wurde von Molekularbiologen der Universitätsklinik in Gent (Belgien) nachgewiesen.

Prof. Claus Bachert berichtete beim interdisziplinären Forum in Köln 2003/2004, dass die Entzündung sowohl der Nasen- als auch der Bronchialschleimhaut von denselben Zellen und Stoffen unterhalten wird. Er gab den Ärzten deshalb den klugen Rat, bei Heuschnupfenpatienten auch nach bronchialen Symptomen zu fragen.[5]

Die Vertreter der Homöopathie betonen die Relevanz des Etagenwechsels seit mehr als 200 Jahren, ohne dass die Anhänger der Schulmedizin dieser Beobachtung irgendeine Beachtung geschenkt hätten. Nicht nur im Bereich der Medizin werden Beobachtungen oft erst viele Generationen später erkannt, als Tatsache akzeptiert und als Allgemeinwissen genutzt. Bis es aber so weit ist, stoßen sie meist auf strikte Ablehnung. So erging es beispielsweise auch dem Gynäkologen Dr. Semmelweis, dem „Retter der Frauen", Mitte des 19. Jahrhunderts in Wien, der die Ursache des Wochenbettfiebers entdeckte.

Hippokrates ...

Bereits Hippokrates beschrieb Symptomverschiebungen in folgenden Aphorismen: „Es ist ungünstig, wenn sich eine äußerliche Wundrose nach innen wendet; aber es ist gut, wenn diese wieder von innen nach außen tritt.“[6]

„Jemand, der an viertägigem Wechselfieber leidet, bleibt meistens von Krämpfen verschont. Wenn er vorher damit behaftet war, dann ist er hiervon befreit, so lange bei ihm das viertägige Wechselfieber erscheint.“[7]

„Wenn bei einem Gemütskranken Blutungen aus den Hämorrhoiden auftreten, dann wird die Gemütskrankheit aufgehoben.“[8]

Diese Aufzählungen ließen sich noch weiter fortsetzen. Aus meiner eigenen Praxis ist mir bekannt, dass Krankheiten, die in unterschiedlicher Form an verschiedenen Körperstellen oder an ganz anderen Organsystemen auftreten, dennoch auf eine bislang unerkannte und unerforschte Weise miteinander in Verbindung stehen.

Syndrom und Symptomkomplex

Ein scheinbar zufälliges Zusammentreffen mehrerer Krankheitszeichen wird in der medizinischen Diagnostik als Syndrom oder Symptomkomplex bezeichnet. Die Syndrome tragen entweder den Namen des Erstbeschreibenden, wie Parkinson und Tourette, oder sie haben einen beschreibenden Charakter, wie ADHS (Aufmerksamkeitsdefizit-Hyperaktivitätsstörung) oder PMS (prämenstruelles Syndrom).

Bei Letzterem handelt es sich um einen diffusen Beschwerdekomplex, der sowohl das Gemüt als auch den Körper betrifft. Bei den betroffenen Frauen treten einige Tage nach der Zyklusmitte bis zum Beginn der Menstruation auf der Gemütsseite Gereiztheit, seelische Verstimmung, Weinerlichkeit, Traurigkeit oder „Putzwut“ auf. Dagegen belasten sie auf körperlicher Ebene eine schmerzhafte Brustschwellung, Völlegefühl, Kopf- und Rückenschmerzen, Hautveränderungen, Hitzewallungen oder Gewichtszunahme. Beim Postcommotio-Syndrom beispielsweise handelt es sich um einen Beschwerdekomplex nach Schädel-Hirn-Trauma mit Schwindel, Übelkeit, rascher Ermüdbarkeit, Reizbarkeit, Kopfschmerzen und übermäßigem Schwitzen.

Viele Syndrome werden zusammenfassend beschrieben, ohne Kenntnisse über deren Herkunft und Entstehung sowie darüber, warum gerade diese Bereiche des Menschen betroffen sind. Da die Zusammenhänge unklar sind, werden die Symptomkomplexe insgesamt einfach als Syndrome bezeichnet.

Warum das so ist? Weil wir (noch) zu wenig darüber wissen. Doch nicht alles entzieht sich unserer Kenntnis ...

Es ist zum Beispiel weltweit bekannt, dass viele nerven- und geisteskranke Menschen gegen Infektionen eine ausgeprägte und merkwürdige Immunität besitzen. Diese Immunität verliert sich, wenn sich die psychisch-seelische Störung bessert. In einem Briefwechsel aus dem Jahr 1932 zwischen Viktor von Weizsäcker (einer der Begründer der psychosomatischen Medizin) und Sigmund Freud schreibt Letzterer: „Wir sind auf die psychogenen Faktoren organischer Krankheiten aufmerksam geworden, haben verstehen können, dass sich eine Neurose oft durch eine andere Krankheit ablösen lässt. Auch die merkwürdige Immunität mancher Neurotiker gegen Infektionen und Erkältungen und der Verlust nach psychischer Besserung ist bei uns nicht unbemerkt geblieben.“[9]

Von Weizsäckers Schlussfolgerung lautet: „Hier erfahren wir etwas Neues! Der Austausch eines Symptoms ist durch ein anderes möglich. Das Symptom ist im topografisch-anatomischen Sinn verschiebbar.“[10]

Was ist ein Etagenwechsel?

Aber was versteht man nun unter einem Etagenwechsel? Die Beobachtung, dass Heuschnupfen und Asthma sich abwechseln können, ist fast so alt, wie die Krankheiten selbst, nämlich mehr als 200 Jahre! Denn im ausgehenden 18. Jahrhundert – zu der Zeit, als Edward Jenner seine Impfmethode gegen die Pocken entwickelte – wurde auch erstmals Heuschnupfen beschrieben (vgl. Kapitel 6 zum Thema Impfungen). Diejenigen Ärzte, die auf ein langjähriges Wirken mit Heuschnupfen- oder Asthmapatienten zurückblicken können, müssen festgestellt haben, dass in der überwiegenden Zahl der Fälle die Patienten zunächst an Heuschnupfen leiden. Wenn sie „erfolgreich“ mit blockierenden Medikamenten wie Histamin-Blockern oder Kortison behandelt wurden, das heißt, wenn die Symptome unterdrückt wurden, wird der Heuschnupfen verschwinden – dafür aber Asthma entstehen.

Stellvertretend für viele weitere Patientenschicksale folgt hier ein entsprechendes Fallbeispiel:

Fallbeispiel Annette

Als die junge Frau im Alter von 29 Jahren auf die Empfehlung einer Freundin im August 1994 in meiner Praxis erschien, war sie sorgfältig gekleidet, Schmuck, Make-up, alles passte sehr gut zusammen. Sie erzählte:

„Ich leide seit meinem dritten Lebensjahr an häufig wiederkehrenden Infekten der oberen Atemwege, besonders der Nasennebenhöhlen und der Luftröhre. Diese Entzündungen wurden vier- bis fünfmal pro Jahr mit Antibiotika behandelt. Im Alter von vier Jahren wurden mir die Rachenmandeln entfernt. Als ich zwölf Jahre alt war, schickte man mich an die Nordsee zu einem sechswöchigen Sanatoriumsaufenthalt. Das Ergebnis war gleich Null. Drei Jahre später wurden meine Kieferhöhlen erstmals „gefenstert". Zwei Jahre später, mit 17, nahm man eine Kieferhöhlenspiegelung vor, danach folgte eine zweite Kieferhöhlenoperation mit einer Begradigung der Nasenscheidewand. An meiner Anfälligkeit änderte sich nichts, ebenso wenig an der Behandlungsweise der Ärzte.

Seit meinem 26. Lebensjahr treten Atembeschwerden auf, die mich quälen und ängstigen. Es wurden zahlreiche Untersuchungen bei vielen Ärzten vorgenommen, bis ein Lungenfacharzt ein „gemischtförmiges" Asthma bronchiale feststellte. Ich wurde auf ein Kortisonspray und Kortisontabletten eingestellt, für Notfälle erhielt ich ein die Bronchien erweiterndes Spray und ein hoch dosiertes Kortisonzäpfchen. In der Zwischenzeit musste ich auch feststellen, dass ich auf Insektenstiche überaus allergisch reagierte, zeitweise so stark, dass ich mehrfach arbeitsunfähig geschrieben werden musste. Ein Allergietest bei einem Klinikprofessor ergab nach seiner Testmethode keinen Hinweis auf einen Allergieauslöser."

Bei der körperlichen Untersuchung fielen mir zahlreiche Amalgamfüllungen auf. Die Haut der Patientin zeigte viele kleine Narben, die durch die Entfernung von Muttermalen entstanden waren. Sie hatte auffallend kalte Füße, ihr Blutdruck betrug 180/115 mm/Hg, er war also ziemlich erhöht. Ich bat sie, noch mehr von sich zu erzählen:

„Ich bin ein aktiver, engagierter und ehrgeiziger Mensch. In meinem bisherigen Leben habe ich alles mit Erfolg gemeistert, die von mir gesteckten Ziele habe ich immer erreicht. In der Schule war ich fleißig, lernte oft in der Nacht und erhielt meistens die besten Noten. Als ich später einen Freund hatte, teilte ich meine Zeit sorgfältig zwischen ihm und dem Lernen ein. Ich war und bin immer noch wissbegierig, ein Nimmersatt im Lernen. Ich stehe dem Leben sehr offen gegenüber und bin leistungsorientiert. Musik war schon immer meine Leidenschaft, als Kind habe ich Akkordeon gespielt. Ich male und reise auch sehr gerne. Wenn ich etwas tue, möchte ich es gut machen. Verletzungen, die mir von jemandem zugefügt wurden, kann ich nie vergessen. Ich kann auch sehr wütend sein, besonders, wenn ich mich im Recht oder angegriffen fühle."

Aufgrund der Vorgeschichte und der Anamnese wurde nach klassisch homöopathischen Gesichtspunkten zuerst *Aurum arsenicosum*, später *Aurum jodatum* in Tropfenform zur täglichen Einnahme verschrieben.

Das Ergebnis war, dass eine sehr starke Nasennebenhöhlen-Entzündung auftrat, die mit pflanzlichen Medikamenten und örtlichen Umschlägen zur Ruhe gebracht werden konnte. Als flankierende Maßnahmen wurden eine milch- und weizenfreie Diät sowie die Entfernung der Amalgamfüllungen durchgeführt. Infolgedessen konnte die bisher notwendige Kortisonmedikation langsam reduziert werden, nach drei Monaten nahm die Patientin keine Asthmamedikamente mehr ein. Auch die Anfälligkeit für Infekte nahm deutlich ab. Wenn sie einen Infekt erlitt, konnte dieser mit harmlosen Enzympräparaten behandelt werden. Bei der letzten Konsultation hatte sie einen deutlich niedrigeren Blutdruck von 135/90 mm/Hg. Auf meine Nachfrage im Juli 2004 antwortete sie:

„Ich bin sehr zufrieden, mir geht es sehr gut. Ich jogge drei- bis viermal die Woche, habe keinerlei Atemprobleme, meine Infekte sind so gut wie weg. Ich nehme sogar an Wettkämpfen teil. Im letzten Staffellauf hat mein Team den zweiten Platz belegt! Ich bin stolz und glücklich."

Bei Annette äußerte sich eine unterschwellig verlaufende, maskierte Allergie zunächst in Form von wiederkehrenden Infekten der Nasennebenhöhlen und der oberen Luftwege. Diese Infekte wurden durch wiederholte Gaben von Antibiotika unterdrückt. Die Polypenbildung, die auf eine überschießende Schleimhautreaktion (Schwellung) hindeutet, wurde zweimal „gewalttätig" entfernt, die Kieferhöhle gefenstert, die Nasenscheidewand begradigt – alles ohne den geringsten Erfolg. Die wiederholten Unterdrückungen der Symptome erzielten schlussendlich einen Etagenwechsel und aus den anfänglichen Beschwerden im Kieferhöhlen- und Nasenbereich entstand ein Asthma bronchiale.

Durch den Einsatz des nach klassischen Gesichtspunkten ausgesuchten, passenden Homöopathikums trat nach der so genannten Erstverschlimmerung ein beschwerdefreier Zustand ein, auf Einnahme von Asthmamedikamenten konnte und kann verzichtet werden. Wegen des hohen Blutdrucks nimmt die Patientin lediglich ein niedrig dosiertes Blutdruckmittel. (Behandlungsdauer 9 Monate; Nachbeobachtung 9 Jahre)

Symptomverschiebung und Unterdrückung

Wenn ein Arzt in gutem Glauben schnell unsere körperlichen Symptome durch Medikamente „wegzaubert", wird die Zeichengebung unseres Körpers zum scheinbaren Stillstand verurteilt. Unser Organismus wird so zu einer Reaktion gezwungen, die er nur schwer akzeptieren und tolerieren kann.

Falls bei einem Patienten das beklagte Symptom (z.B. Heuschnupfen oder Hautausschlag) zurückkehrt, kann er sich eigentlich glücklich schätzen! In diesem Fall nämlich ist seine Fähigkeit zur Selbstregulation stärker, als die Wirkung des verabreichten Medikaments. Obwohl er weiterhin an Hautjucken, triefender Nase, Nasenverstopfung oder tränenden und juckenden Augen leidet, sollte er sich freuen und nicht allzu verzweifelt sein, denn durch das Verschwinden der – zugegeben – lästigen Symptome hätte er sicherlich bald mit weiteren, noch schlimmeren Beschwerden rechnen müssen. Die Besserung ist nämlich kein Zeichen für eine Gesundung, sondern es findet lediglich eine *Unterdrückung* statt. Die Krankheit „wandert" in die Tiefe des Organismus, der Mensch erkrankt schwerer als je zuvor! Nach der Einnahme blockierender Medikamente wird er zwar sicher weniger häufig niesen müssen, dafür aber unter Atemnot und Husten leiden. Dann wird der Patient kaum noch glauben, dass das verordnete Medikament sehr gut gewirkt hat!

Diese Krankheitsentwicklung ist höchst ungünstig, da Asthma viel schwieriger zu behandeln ist als Heuschnupfen. Heuschnupfen mag unangenehm und lästig, manchmal auch quälend für den Patienten sein, Asthma hingegen ist eine lebensgefährliche Krankheit, die meist in akuten Schüben verläuft und im Ernstfall ohne schnelle Hilfe sogar zum Tod führen kann!

Von Etagenwechsel spricht man also, wenn die Krankheit von einer oberen Etage (Nase) auf eine tiefere Etage (Bronchien oder Lunge) wandert bzw. verschoben wird. Durch die weitere medikamentöse Unterdrückung der Krankheitssymptome setzt sich das Trauerspiel fort: Wird auch das Asthma konsequent mit blockierenden Medikamenten wie Betasympathomimetika (schnell wirksame bronchialerweiternde Mittel) oder Kortison behandelt, entsteht in vielen Fällen ein nochmaliger Etagenwechsel! Der Patient wird dann zum Beispiel von Bauchbeschwerden geplagt, es kommt zu Durchfällen, Blähungen oder chronischer Verstopfung. Der Darm ist also auch befallen und es entsteht ein chronisches, abdominales (den Bauch oder Darm betreffendes) Syndrom mit einer gestörten Aufnahme der Inhaltsstoffe aus unserer Nahrung im Darm. Dieses Krankheitsbild wird als Colitis ulcerosa oder auch als Morbus Crohn bezeichnet.

Die Folgen dieses zweiten Etagenwechsels sind eine weitere Abmagerung, allgemeine Müdigkeit, Schwäche oder Lustlosigkeit und oft auch Depressionen, also ein chronisches Siechtum. In diesem Stadium der Krankheit ist es außerordentlich schwer, eine Wende herbeizuführen.

Beim nachfolgendem Fall geht die Verschiebung noch tiefer, nämlich von der körperlichen auf die psychische Ebene.

Fallbeispiel Christoph

Als Christoph (Name auf Wunsch des Patienten geändert) im Dezember 1997 auf Empfehlung in die Sprechstunde kam, begegnete ich einem hoch gewachsenen, seriös gekleideten jungen Mann, der eine verantwortungsvolle und leitende Position bei einem großen Unternehmen innehatte. Er erzählte mit ernster Miene seine Geschichte:

„Ich habe fünf Jahre lang immer wieder Blut in meiner Unterwäsche beobachtet, was letztlich dazu führte, dass 1995 Colitis ulcerosa diagnostiziert wurde. Daraufhin wurden mir pro Tag acht Tabletten Claversal sowie momentan 60 mg Kortison verordnet. Meine blutigen Durchfälle besserten sich zwar, ich bin aber ständig müde und leide unter depressiven Verstimmungen. Obwohl ich weniger Durchfälle habe als früher, sind die Bauchschmerzen nach dem Stuhlgang geblieben. Die Schmerzen unterhalb des Nabels strahlen bis in das Steißbein aus. Ich muss durchschnittlich zehn bis zwölf Mal täglich zur Toilette, die Stühle sind bräunlich blutig.

Sehr belastend ist außerdem mein Kopfschmerz, der meistens abends gegen 20 Uhr auftritt und die ganze Nacht andauern kann. Die Schmerzen sitzen im Hinterkopf und sind von bohrendem Charakter. Aus diesem Grund bin ich gezwungen, drei- bis fünfmal wöchentlich Aspirin® einzunehmen.

Wie es begonnen hat? Was mich krank gemacht hat? Ich denke, da kam einiges zusammen. Die Freundschaft mit meiner jetzigen Frau dauerte schon vier Jahre, als ich zu studieren begann. Irgendwie waren Studium und Freundin zu viel, wir haben uns dann für ein halbes Jahr getrennt. Ich habe mich sehr bemitleidet, aß sehr viele Süßigkeiten, Mehlspeisen und Kartoffeln. Irgendwann, schleichend, begannen die blutigen Stühle, was mich anfangs gar nicht kümmerte.

Nach Abschluss meines Studiums bekam ich eine anspruchsvolle und verantwortungsvolle Stelle in einem Großunternehmen. Dort habe ich öfter Ärger mit meinen Kollegen, da ich einer der Jüngsten bin. Meine Belastung, was die Arbeitszeit, aber auch die Fahrzeit zur Arbeit betrifft, ist hoch. Privat stecke ich im Hausbau, es bleibt kaum eine Minute Zeit für mich selbst. Ich fühle mich durch den Hausbau hilflos, fast erpresst. Meine Freunde sagen, ich sei nicht gerade pflegeleicht, schweigsam, wirke kalt und arrogant. Ich suche die Fehler immer zuerst bei mir, bin sehr selbstkritisch. Ich bin aber auch ehrgeizig und will etwas erreichen.

Aufgrund des Gesamtbildes wird nach klassisch homöopathischen Gesichtspunkten *Mercurius* ausgewählt.

Seit 2001 nimmt der Patient *Mercurius sulfuricus* in Einzelgaben ein, zunächst in seltenen großen Abständen, später täglich in Tropfenform. Das Ergebnis: Er konnte die Dosis seiner „Darm"-Medikamente, sowohl das Kortison als auch das Claversal, verringern und später sogar ganz absetzen. Er nahm neben dem Homöopathikum noch ein Probiotikum (Mutaflor®) ein. Die Kopfschmerzen gingen ebenfalls beträchtlich zurück, sie treten so gut wie nicht mehr auf.

Bei dem jungen, ehrgeizigen Angestellten war eine Colitis ulcerosa festgestellt worden. Es wurde aber nur die Darmerkrankung behandelt. Dadurch entstanden psychische Schwankungen, eine Depression und eine übermäßige, allgemeine Müdigkeit. Es fand somit eine eindeutige Unterdrückung oder eine Verschiebung der Erkrankung von der körperlichen auf die psychische Ebene statt. Ein solcher äußerst ungünstiger Krankheitsverlauf ist bei einer rein symptomatischen Behandlung mit blockierenden Medikamenten oft zu beobachten. Aufgrund des Homöopathikums erlangte Christoph jedoch bald seine Vitalität wieder, die Depression verschwand. Parallel dazu wurde er von seinen Durchfällen und Kopfschmerzen befreit.

Christoph erfreut sich heute einer stabilen Gesundheit; nur gelegentlich hat er Beschwerden, die jedes Mal nach übermäßiger Stressbelastung auftreten. (Behandlungsdauer 6 Jahre; Nachbeobachtung sechs Jahre)

Der mögliche Ablauf der Unterdrückung

Das größte Problem bei einer medizinischen Behandlung besteht darin, dass die Entwicklung neuer Krankheitssymptome vielleicht wahrgenommen, diese aber nicht miteinander in Zusammenhang gebracht werden. Jeder Facharzt behandelt sein Spezialgebiet und glaubt häufig, seine Kompetenz über das Krankheitsbild und die Diagnose beweisen zu müssen:

1. Am Anfang steht häufig eine Neurodermitis, eine Entzündung der Haut im Kleinkindalter, weswegen natürlich der *Hautarzt* aufgesucht wird.
2. Nachdem die Neurodermitis erfolgreich mit kortisonhaltigen Salben behandelt wurde, entsteht im fünften bis sechsten Lebensjahr Heuschnupfen. Da der Patient seine Symptome hauptsächlich im Nasen- und Augenbereich spürt, geht er entweder zum *Augenarzt* oder zum *Hals-Nasen-Ohren-Arzt.*
3. Nachdem auch die Symptome des Heuschnupfens erfolgreich mit blockierenden Medikamenten behandelt wurden, wie unterdrückenden Tropfen und Sprays, entsteht meistens zwischen dem zehnten und vierzehnten Lebensjahr Asthma – und damit geht man natürlich zum *Lungenfacharzt.*
4. Auch dort wird wiederum nicht der Mensch, sondern nur die Diagnose erfolgreich mit verschiedenen unterdrückenden Maßnahmen behandelt, sodass nach kurzer Zeit Verdauungsstörungen, wie bereits beschrieben, auftreten. Jetzt ist der *Internist* oder der *Gastroenterologe* gefragt.
5. Möglicherweise stellen sich auch Muskel- und/oder Gelenkschmerzen ein. Der Verdacht auf eine *Polymyalgie* (Schmerzen in der Skelettmuskulatur) oder eine chronische Polyarthritis (Entzündung mehrerer Gelenke) wird geäußert und nun kommt der *Rheumatologe* zum Zug.

Die Unterdrückung

Keiner der fachkompetenten Mediziner will wahrhaben, dass es sich hier um eine Immunreaktion des betroffenen Patienten handelt. Hier geht es nicht um fünf verschiedene Krankheiten, sondern es handelt sich in jedem Stadium der Erkrankung um *dieselbe fehlerhafte immunologische Reaktion* des Patienten, die lediglich auf *verschiedenen* Etagen abläuft.

Betroffene Körperregion / Krankheit	Facharzt	Diagnose, z.B.:
Haut	Hautarzt	Neurodermitis
Nase	Hals-Nasen-Ohren-Arzt	Heuschnupfen
Bronchien / Lunge	Lungenfacharzt	Asthma
Darm	Internist Gastroenterologe	Colitis ulcerosa Morbus Crohn
Muskeln / Gelenke	Rheumatologe Orthopäde	Fibromyalgie Polyarthritis
Autoimmunkrankheit	Hautarzt Frauenarzt Endokrinologe Internist	Lupus erythematodes Sklerodermie Thyreoiditis Diabetes
bösartige Krankheit	Onkologe Strahlenmediziner	Krebs Sarkom

Die allgemein übliche Behandlungsweise, oben beispielhaft beschrieben, hat katastrophale Folgen. Anstatt die Krankheitszeichen zu deuten, werden sie mit allen zur Verfügung stehenden Mitteln unterdrückt. Die Symptome werden verschoben, das chronische Siechtum ist vorprogrammiert. Auf diese Art und Weise werden kranke Menschen regelrecht „gezüchtet". Der Patient bleibt krank und sein Leben lang medikamentenabhängig, sehr zur Freude der Pharmaindustrie und auch vieler Ärzte.

Der letzte Schrei

Als tödlich und kurzsichtig bezeichne ich die Entwicklung, Propagierung und Anwendung so genannter Immunmodulatoren wie die Wirkstoffe Tacrolimus (Protopic®) oder Pimecrolinus (Elidel®) auf dem Gebiet der Hautkrankheit Neurodermitis. Diese Wirkstoffe werden sowohl in der Fach- als auch in der Laienpresse mit Überschriften beworben, zum Beispiel: „Eine kortisonfreie Alternative", „Neue Hoffnung für Patienten mit Hautleiden", „Beim ersten Jucken auftragen – Calcineurin-Hemmer lindert Neurodermitisqual".

Hingegen schreibt niemand darüber, dass diese Stoffe seit vielen Jahren in der Transplantationsmedizin angewandt werden und dazu dienen, die

Abstoßreaktion des transplantierten Organs zu verhindern! Hierbei stellt der Einsatz der Medikamente für den transplantierten Patienten eine lebensnotwendige Behandlung dar. Aber auch diese, das Immunsystem unterdrückende Maßnahme hat ihren Preis. Durch die Blockierung beziehungsweise Unterdrückung der Immunreaktion ist die Krebshäufigkeit bei Menschen, die mit einem fremden Organ leben, drei- bis viermal höher als bei nichttransplantierten Menschen vergleichbaren Alters. Das Krebsrisiko steigt mit der Intensität und Dauer der Abstoßungsprophylaxe. Diese Zahlen stammen aus der Datenbank der *Cincinnati Transplant Tumor Registry* in den USA, wo über 12 000 Krebserkrankungen nach Organtransplantationen erfasst sind.[11]

Den Zahlen eines weiteren Tumorregisters zufolge, der Datenbank der *International Society for Heart and Lung Transplantation* (ISHLT), litten ein Jahr nach der Einpflanzung eines neuen Herzens 3,5 Prozent der Organempfänger an einer Krebserkrankung, nach fünf Jahren waren es 18,2 Prozent. Es wurden in dieser Studie 15 000 Patienten berücksichtigt.[12]

Am häufigsten stellten die Ärzte Hautkrebs fest, an zweiter Stelle standen Lymphome, darauf folgten verschiedene Arten von Brustkrebs, außerdem Kaposi-Sarkome, Gebärmutterhalskrebs und Krebs an den äußeren Genitalien.

Durch die Schwächung des Immunsystems, die zur Vorbeugung von Abstoßungen in Kauf genommen wird, begünstigt man als Nebenwirkung eine Tumorbildung. Dadurch können auch Krebs fördernde Viren wie Herpes und das Epstein-Barr-Virus besser überleben. Hinzu kommt erschwerend, dass immununterdrückenden Medikamenten generell eine direkte Krebs fördernde Wirkung zugeschrieben wird.

Die Zeitschrift *Deutsches Ärzteblatt* berichtet in der Ausgabe 27 vom 4. Juli 2003 über das Wintersymposium der amerikanischen Gesellschaft der Transplantations-Chirurgen. Hier wird erwähnt, dass das Tumorrisiko bei einer Erhaltungstherapie mit Tacrolimus, dem „Wundermittel" gegen Neurodermitis, im Vergleich zu Cyclosporin, einem anderen Medikament, das bei transplantierten Patienten eingesetzt wird, um rund 30 Prozent höher liegt. Im gleichen Artikel ist folgendes Zitat von Prof. Walter Land, Transplantationschirurg an der Universitätsklinik München, zu lesen:

„Die Politik der Verabreichung einer früh einsetzenden, aggressiven immunsuppressiven Therapie mit dem Ziel, früher akute Abstoßungskrisen nahezu vollständig zu verhüten, kommt als Bumerang in Form gehäufter, schwerwiegender Spätkomplikationen zurück."[13]

Sicherlich darf hier davon ausgegangen werden, dass der Begriff „Spätkomplikationen“ mit Krebs gleichgesetzt werden kann. Vor diesem Hintergrund erscheint die kluge Idee geschäftstüchtiger Menschen, immunblockierende Substanzen nun auch gegen Neurodermitis anzuwenden, geradezu wahnwitzig. Nach der Zulassung in USA, wo zunächst auch Babyhaut mit diesen Präparaten eingerieben werden durfte, traten vermehrt Nebenwirkungen auf, insbesondere Fieber, Durchfälle, Mittelohrentzündungen und Racheninfekte. Daraufhin wurde die empfohlene Altersgrenze durch die FDA *(Food and Drug Administration)* auf zwei Jahre angehoben, das heißt, das Mittel ist erst ab dem zweiten Lebensjahr anzuwenden. Auch Virusinfekte durch Herpes- und Epstein-Barr-Viren wurden vermehrt festgestellt. In Tierexperimenten beobachtete man die Entwicklung bösartiger Hauttumore.

Obwohl Studien die Wirksamkeit von Immunmodulatoren wie Tacrolimus oder Pimecrolinus belegen, ist wegen der erwähnten zytostatischen (den Zellstoffwechsel hemmenden) Effekte eine schwach, mittel oder stark wirksame Kortisonsalbe diesen Substanzen in jedem Fall vorzuziehen. Bei Kortison handelt es sich wenigstens um einen körpereigenen Stoff, was bei Tacrolimus und Pimecrolinus nicht der Fall ist. Hinzu kommt, dass diese Art von Leidenslinderung vier- bis fünfmal teurer als eine Behandlung mit Kortison ist (vgl. Kapitel 8 zum Thema Kostenlawine).

Die Behandlung vergleichsweise harmloser Beschwerden mit Medikamenten, die das Immunsystem unterdrücken, widerspricht dem gesunden Menschenverstand. Der Organismus wird dadurch zwangsläufig schwächer und damit auch anfälliger. Sicherlich werden Sie mir zustimmen, wenn ich behaupte, dass es nur wenig sinnvoll ist, eine unangenehme, aber harmlose Hautkrankheit schlimmstenfalls gegen eine Krebserkrankung einzutauschen. An den Spätfolgen dieser unlogischen Behandlungen werden viele Menschen leiden, ohne dass ihnen dann noch geholfen werden könnte. Die unabhängige und kritische Zeitschrift *arznei-telegramm* nimmt in mehreren Ausgaben Stellung und lehnt eine Langzeitbehandlung mit den erwähnten Präparaten ab.[14-17]

Die letzte Nachricht vom Februar 2005 scheint die obigen Vermutungen zu bestätigen: Im Sinne des vorbeugenden Verbraucherschutzes hält es die amerikanische FDA für angebracht, auf den Packungen von Tacrolimus und Pimecrolinus einen besonders hervorgehobenen Warnhinweis anbringen zu lassen (so genannte „black box“). Neue tierexperimentelle Untersuchungen erbrachten eindeutige Hinweise auf die Häufung von Lymphdrüsentumoren. Deswegen lautet die Forderung an die Verantwortlichen, den Immunmodulatoren Pimecrolinus und Tacrolimus hierzulande einen Reservestatus einzuräumen, der in den USA bereits gilt. Das bedeutet, die Anwendung sollte, wenn überhaupt, erst im höheren Lebensalter und ausschließlich kurzzeitig erfolgen. Auf der Packung sollte deutlich auf ein mögliches Krebsrisiko hingewiesen werden.[18]

Vor allem nicht schaden

Wann werden Ärzte oder Patienten wohl endlich verstehen, dass jede Manipulation des Immunsystems, ich zitiere nochmals Prof. Land, wie ein Bumerang zurückkommen wird? Das eine Leiden wird vorübergehend gelindert, dafür aber eine vielleicht unheilbare Erkrankung „gekauft" – wie die berühmte Katze im Sack. Das Symptom „juckender Hautausschlag" bedeutet eine allergische Reaktion. Sie sollte verstanden und nicht unterdrückt werden!

Wenn wir Ärzte uns ausschließlich an den profitorientierten Empfehlungen der Pharmaindustrie orientieren, verletzen wir den Eid des Hippokrates, den wir zum Abschluss des Studiums feierlich gelobt haben: „Meine Verordnungen werde ich treffen zu Nutz und Frommen der Kranken, nach bestem Vermögen und Urteil; ich werde sie bewahren vor Schaden und willkürlichem Unrecht." Oder wie sagte bereits Galen, berühmter Arzt des Altertums (129-199 n. Chr.): „Primum nil nocere" – zu Deutsch: „Vor allem nicht schaden."

Die Klassische Homöopathie kann mittels gut gewählter, homöopathischer Medikamente eine allergische Entwicklung endgültig stoppen und zur Rückbildung bringen. Wenn nach dem Abklingen des Asthmas erneut Heuschnupfen auftritt, nach einem Heuschnupfen ein längst vergessener Hautausschlag sich meldet, sollten sich Arzt und Patient freuen – sie sind auf dem richtigen Weg. Die Unannehmlichkeiten sollten – auch wenn es schwer fällt – mit Geduld ertragen werden, denn der Lohn wird die Befreiung von der jahrelangen Plage sein! Die Krankheit muss sich auf demselben Weg zurückentwickeln, wie sie entstanden ist. Nur so ist eine vollständige Heilung möglich. Wir müssen erkennen, dass verschiedene Krankheiten oftmals Versuche des Organismus sind, sich von etwas zu befreien. Zum Beispiel sind Ausscheidungen, wie Nasensekret oder Augentränen, häufig ein Zeichen von Unverträglichkeit, ein Versuch des Organismus, die störenden, unverträglichen Pollen auszuspülen. Auch Durchfälle können eine Unverträglichkeitsreaktion bedeuten, zum Beispiel infolge eines Enzymmangels. Eine Laktose- oder Fruktoseintoleranz (Milch- oder Fruchtzuckerunverträglichkeit) kann dies verursachen, um nur die häufigsten Enzymmangelzustände zu nennen.

Das Fazit für Patienten und Ärzte lautet:

Wollen wir einem chronisch Kranken sein Leid nehmen, dürfen wir uns *nicht* an das aktuelle Symptom, an die Bezeichnung der Krankheit oder an die Diagnose klammern. Wir müssen versuchen, die Zusammenhänge zwischen verschiedenen Symptomen oder Syndromen und deren Variation zu verstehen, auch wenn sie uns noch so merkwürdig erscheinen. Wenn wir die Zeichen der Krankheit *blockieren* oder *unterdrücken*, wenn wir nur lästige oder „kranke" Zahlen (z.B. einen erhöhten Entzündungsparameter im Blut) behandeln, erreichen wir nur eine *Symptomverschiebung* – einen Etagenwechsel!

» In jedem Patienten wohnt ein Doktor und wir Ärzte tun wohl daran, wenn wir den Patienten mit ihm in Kontakt bringen. «

(Albert Schweitzer, 1875-1965)

Kapitel 3

Das Immunsystem, ein Teil des Psycho-Neuro-Immunsystems (PNI)

Oder: Wie komme ich zu meinem Infekt?

Für mich als Autor (und als Arzt) beginnt nun ein schwieriges Kapitel, denn selbst uns Medizinern erscheinen die ineinander greifenden Vorgänge, die im menschlichen Immunsystem ablaufen, äußerst komplex und sind nicht leicht zu verstehen. Um Sie nicht mit der medizinischen Terminologie zu langweilen und zu verwirren, möchte ich Ihnen eine alltägliche Geschichte erzählen, die die Zusammenhänge des Immunsystems verdeutlichen soll. Und falls die Fachbegriffe durch den Text nicht ausreichend erklärt sind, finden Sie die entsprechenden Erläuterungen am Ende des Buches in einem Glossar.

Die Schulaufgabe Teil 1

„Am Montag schreiben wir eine Schulaufgabe! Ich muss noch unheimlich viel lernen", klagt Christine und sagt ihrer Freundin einen gemeinsam geplanten Kinobesuch ab. Es ist die letzte Chance, in Mathe eine schlechte Zeugnisnote zu vermeiden. „Die letzte Prüfung kam so unerwartet, das war so gemein, kein Wunder, dass ich nur eine Fünf geschrieben habe!" Die Anspannung der Jugendlichen fällt bereits seit Tagen auf, sie sitzt nur noch über ihren Büchern, übt Satzaufgaben, Formeln, sogar nachts träumt sie von Zahlen. Christine isst und trinkt am Freitag nur wenig, bekommt Kopfschmerzen und kann nur sehr schwer einschlafen. Die Nacht ist unruhig, mit grässlichen Träumen: Sie sieht sich verzweifelt bei der Schulaufgabe im Klassenzimmer sitzen. Als sie am Samstag aufwacht, fühlt sie sich total gerädert. Nach einer kurzen Dusche folgt ein hastiges Frühstück und ... schon wieder steht Mathe auf dem Programm. Die Kopfschmerzen vom Vortag sind noch immer vorhanden, pochend und stechend, ohne Hoffnung auf Besserung. Als Christine nach ein paar Stunden völlig erschöpft ist, holt sie den Hund einer befreundeten Familie ab und macht einen kurzen Spaziergang im Wald. Der Hund freut sich, Christine scheint abgelenkt und auch ein bisschen gelöster. Aber dennoch, diese sch... Schulaufgabe geht ihr nicht aus dem Kopf! Nach einer Stunde sitzt sie wieder über ihren Büchern.

Die Nacht von Samstag auf Sonntag verläuft ähnlich wie die Nacht zuvor, wieder taucht der gleiche Traum auf: Christine sieht sich in der Schule sitzen, ohne dass sie die gestellten Fragen beantworten kann. Sie gibt schließlich ein leeres Blatt ab.

Der Sonntag beginnt mit einem Weinkrampf: „Ich kann es nicht und ich werde es nie können, ich bekomme das Zeug einfach nicht in meinen Kopf!" Nachdem sie sich beruhigt hat, lernt sie mit ihrer Mutter weiter. Draußen regnet es wie aus Kübeln, deswegen ist kein Spaziergang möglich. Am Abend ist Christine fix und fertig, an Einschlafen ist nicht zu denken, obwohl sie todmüde ist. Die Nacht wirft ihre Schatten voraus – hoffentlich kommt der blöde Traum nicht wieder!

Am Montagmorgen wird Christine in der Straßenbahn auf ihrem Weg zur Schule von einer älteren Dame frontal und ohne Schutz angehustet und angeniest. Die rote Schnupfennase dieser Frau zeigt eindeutige Spuren einer ordentlichen Erkältung.

Solch eine Situation ist sicherlich auch Ihnen sehr vertraut. Das sind Geschehnisse, die sich tagtäglich überall und in jeder Familie zutragen können. Der gesamte Organismus steht unter Stress, der sich in den geschilderten Merkmalen nach außen hin zeigt.

Was geschieht nun in den einzelnen Zellen des Organismus?

Der Angriff

Viele kleine Speicheltröpfchen fliegen Christine wie aus einer Gießkanne entgegen, einige fliegen an ihr vorbei, manche treffen sie voll ins Gesicht. Tausende Viren sind unterwegs, denn auf vielen dieser Tröpfchen sitzen unzählige, winzig kleine Grippeviren, mehrere Tausend pro Tröpfchen. Und sie greifen an! Verschiedentlich verfehlen die Geschosse zwar ihr Ziel, aber dem größten Teil gelingt es, mit der Luft, die Christine einatmet, auch in einer Falte oder Nische ihrer Rachenschleimhaut zu landen.

Die Angreifer beginnen nun sich in die Schleimhaut einzugraben und suchen nach geeigneten Zellen, die sie zu Brutkästen und Produktionsstätten umfunktionieren können! Sobald sie fündig geworden sind, verschmelzen sie mit der entsprechenden Zelle und beginnen augenblicklich mit der Vermehrung. Sie produzieren in kürzester Zeit unzählige weitere Angreifer, die wiederum weitere Zellen befallen würden, wenn unser Körper nicht mit Killerzellen und Fresszellen für eine Abwehr sorgen würde.

Die unspezifische Abwehr*

Die natürlichen Killerzellen (NK-Zellen)* und die Fresszellen* sind nach dem Eindringen von Krankheitserregern sofort zur Stelle; sie gehören zur ersten,

* Eine genaue medizinische Definition aller mit * gekennzeichneten Begriffe finden Sie im Glossar.

unspezifischen Verteidigungslinie. Die Killer- und Fresszellen stürzen sich auf die Viren. Einige Erreger werden noch an Ort und Stelle vernichtet, aber die Virentruppe ist viel zu zahlreich, um allein von den Killer- und Fresszellen gestoppt werden zu können.

Den beiden Zellarten kommen baumähnliche Zellen (dendritische Zellen*) mit langen Fangarmen zu Hilfe. Diese vertilgen auch einige Viren, indem sie die Eindringlinge in ihre Einzelbestandteile zerlegen. Die typischen Merkmale – also das Erkennungsmuster – des zerlegten Angreifers, der auch als Antigen* bezeichnet wird, erscheinen bald danach auf der Oberfläche der dendritischen Zellen. Die Viren wurden also nicht nur zerlegt, sondern auch gescannt und mit allen typischen Merkmalen identifiziert. Diese Antigene werden von weißen Blutkörperchen, den Granulozyten* und T-Lymphozyten*, erkannt und registriert. Der Entzündungsprozess ist bereits im Gange.

*T-Lymphozyt und B-Lymphozyt**

T-Lymphozyten haben ihren Ursprung im Knochenmark des Menschen, wandern danach zum Thymus (Wachstumsdrüse) und entwickeln sich dort weiter. Die Ausbildung im Thymus dauert recht lange und ist „mühselig“: Nur etwa zwei Prozent der T-Lymphozyten „lernen“, die krank machenden Viren von der Vielfalt der körpereigenen Zellen zu unterscheiden.

Der T-Lymphozyt in unserem Beispiel wurde auf die Ankunft der aktuellen Grippeviren trainiert und kann deshalb seine Aktivität aufnehmen. Diese besteht darin, dass er Botenstoffe* aussendet, durch die sein „Zwilling“, der B-Lymphozyt*, mobilisiert wird. Die Mobilmachung ist umfangreich, viele der B-Lymphozyten verwandeln sich in Produktionsstätten von Antikörpern*. Sie sind dann in der Lage, 2 000 Antikörper pro Sekunde, mehr als sieben Millionen pro Stunde und über 173 Millionen pro Tag auszusenden. Die Antikörper werden zu den Viren und zu denjenigen Zellen geschleust, die auf ihrer Oberfläche die entsprechenden, vorher gescannten Merkmale zeigen, also zu den Viren und dendritischen Zellen, die bereits Viren zerstört haben. Nur zu diesen passen die von den B-Lymphozyten produzierten Antikörper, wie ein Schlüssel zu einem Schloss. Somit werden die Angreifer neutralisiert. Durch diese Bindung werden schließlich viele der angreifenden Viren von den Fresszellen erkannt und zerstört.

Die Schulaufgabe Teil 2

Während in Christines Körper die beschriebene Schlacht tobt, sitzt Christine in der Schulbank und schreibt ihre Klassenarbeit. Die Fragen scheinen lösbar zu sein, sie beantwortet systematisch eine nach der anderen. Sie muss also kein leeres Blatt abgeben und eine akzeptable Note dürfte ihr sicher sein. Aber Christines Abwehrkraft ist nicht in Hochform. Sie fühlt sich nach der Schulaufgabe sehr schlapp, ausgelaugt und müde, die Kopfschmerzen tauchen wieder auf. Am liebsten würde sie sich hinlegen, aber leider ist das in der Schule nicht möglich. Sie erinnert sich an die niesende Frau in der Straßenbahn und hofft, dass sie sich nicht angesteckt hat. Es bleibt ihr aber keine Zeit zu längerem Nachdenken, da schon die nächste Stunde beginnt.

Die „Invasion“ geht in die zweite Runde! Wahrscheinlich wird der Kampf zwischen den Viren auf der einen Seite und den Killer- und Fresszellen auf der anderen Seite unentschieden ausgehen, da zusätzlich Folgendes passiert: Kleine runde Bakterien, so genannte Kokken, die schon lange friedlich im Rachenraum von Christine leben, haben nun aufgrund des geschwächten Allgemeinbefindens Gelegenheit, sich zu vermehren. Sie schieben sich zwischen die bis dahin widerstandsfähigen Schleimhautzellen, gelangen in das Gewebe, bilden dort einen kleinen Brückenkopf, teilen sich fleißig und werden immer zahlreicher. Da Christines Körper über etwa fünf Milliarden bestens funktionierende T-Lymphozyten verfügt, wird auch dieser Eindringling dank seines „Steckbriefes“ schon erwartet. Nicht nur gegen Viren, auch gegen Bakterien produzieren die B-Lymphozyten Antikörper. Diese docken an die Bakterien an und durchlöchern ihre Wand, sodass die Erreger von den Makrophagen* (Fresszellen) verschluckt werden können.

*Die spezifische Abwehr**

Diese Leibgarde bietet einen zweiten Schutzwall, dessen Aufbau allerdings einige Tage dauert. Das geschieht wie folgt: Neben den bereits erwähnten T-Lymphozyten gibt es weitere unterschiedliche Untergruppen von T-Zellen, die teilweise auf ihren Einsatz in den Lymphknoten warten. Durch bestimmte Informationsträger, diese Botenstoffe nennt man Zytokine, werden die T-Zellen benachrichtigt. Mittlerweile kennt man etwa 50 verschiedene

Botenstoffe, die jeweils unterschiedliche Informationen weitergeben. Jetzt werden die T-Zellen mit dem Blut an den Ort des Geschehens gespült und helfen, die Erreger zu bekämpfen.

Ist die Schlacht endgültig geschlagen und sind die Eindringlinge - Viren und Bakterien, allesamt Antigene - vernichtet, werden die Produktionsstätten für Antikörper demontiert, bis auf einige wenige, die diese Schlacht im Gedächtnis behalten. Dank dieser Gedächtniszellen* (Memoryzellen) ist der Organismus auch zu einem späteren Zeitpunkt in der Lage, ähnliche Eindringlinge, Viren, Bakterien oder andere Antigene zu erkennen, wodurch die oben beschriebenen Reaktionen wesentlich schneller ablaufen können.

Zurück zum Alltagsgeschehen:

Die Schulaufgabe Teil 3

Es ist Mittag, die Schule ist aus! Christine ist froh darüber, denn sie fühlt sich nicht wohl. Zu den Kopfschmerzen haben sich Halsschmerzen gesellt. Sie hat das Gefühl, kaum noch schlucken zu können. Ihre Füße sind kalt, ihr Kopf ist heiß mit roten Wangen. Sie hat nur den Wunsch, sich hinzulegen und schafft es gerade noch nach Hause.

Ihre Mutter misst 39,6 °C Fieber. Christine nimmt ein heißes Fieberbad, bekommt danach einen Halswickel, zusätzlich einige pflanzliche Medikamente. Dank ihres gut funktionierenden Immunsystems - dank ihrer spezifischen Abwehr - ist sie nach vier Tagen wieder gesund.

Da dieses Buch keinen wissenschaftlichen Anspruch hat, sind die Abläufe stark vereinfacht dargestellt. Tatsächlich sind die Zusammenhänge sehr viel komplizierter als hier beschrieben. Die forschende Wissenschaft kennt zwar - bis jetzt - zwölf verschiedene Zelltypen und etwa 50 Botenstoffe, sie ist aber noch weit davon entfernt, das Immunsystem im Detail zu verstehen. Ob wir je alle Zusammenhänge enträtseln können, ist und bleibt fraglich.

Das Immunsystem

Unsere Körperabwehr existiert in der heutigen Form bereits ungefähr genauso lange, wie auch die Menschheit existiert. Das Immunsystem ist ein hoch kompliziertes, fein aufeinander abgestimmtes, intelligentes System, das aus stationären „Stützpunkten“ und aus mobilen „Einsatzkommandos“ besteht. Jede fünfte Zelle des Körpers gehört zum Immunsystem, das überall im Organismus verteilt ist. Es wiegt insgesamt etwa zwei Kilogramm.

Knochenmark:

Hier entstehen die Blutzellen. Es ist eine regelrechte Produktionsstätte für weiße und rote Blutkörperchen, aber auch die für die Blutgerinnung wichtigen Blutplättchen werden hier gebildet. Täglich produziert das Knochenmark etwa eine Milliarde Immunzellen.

Blut:

Das Blut transportiert die Immunzellen zu den Krankheitsherden. Dort angekommen passieren sie die Gefäßwand, nachdem diese durch Informationsstoffe, so genannte Boten, durchgängig gemacht wurde. Danach können die Abwehrzellen unerwünschte Eindringlinge, beispielsweise Bakterien, angreifen.

Thymus:

Der Thymus ist eines der wichtigsten Organe unseres Abwehrsystems. Da er sich nach der Pubertät völlig zurückbildet, wurde er lange Zeit als nutzlos eingestuft. Wir wissen jedoch, dass das Blut die Vorläufer der Immunzellen zum Thymus transportiert, die hier lernen müssen, fremde Zellen, auch veränderte körpereigene Zellen wie Krebszellen, zu erkennen. Der Thymus nimmt seine Arbeit bereits im Mutterleib auf, während das Kind heranreift. Wenn der Embryo etwa zehn Wochen alt ist, hat der Thymus seinen Platz hinter dem Brustbein eingenommen und beginnt Stoffe auszusenden, welche die T-Zellen anlocken. Mehr als eine Million fremde Antigene dienen ihnen als Anschauungsmaterial. Danach tragen die fertig ausgebildeten T-Zellen oder Thymus-Zellen an ihrer Oberfläche antennenartige Gebilde, woran die Spezialisierung auf ein bestimmtes Antigen zu erkennen ist. T-Zellen müssen aber auch in der Lage sein, körpereigene Zellen zu identifizieren; diese dürfen sie keinesfalls angreifen (Autoimmunkrankheiten).

Milz:

Sie liegt im linken oberen Bauchraum, wiegt etwa 150-200 Gramm und dient als „Klärwerk“ des Blutes.

Mandeln:

Die Rachen- und Gaumenmandeln gehören ebenfalls zum Lymphsystem und stellen Filterstationen für die Lymphe dar. Die Lymphe selbst ist eine helle, milchige Flüssigkeit, die im interzellulären Raum, also zwischen den Zellen, gesammelt wird. Sie zirkuliert in einem eigenen Gefäßsystem und transportiert nicht nur Flüssigkeit, die zwischen den einzelnen Zellen entsteht, sondern auch die darin befindlichen Mineralien, Abfallprodukte und Immunzellen sowie körperfremdes Material.

Blinddarm und Darm:

Sowohl der Blinddarm, als Teil des Darmes, als auch der gesamte Darm gehören zu einer Unterabteilung – vielleicht sogar zur wichtigsten Abteilung – unseres Immunsystems: GALT (Gut Associated Lymphoid Tissue). Zum Vergleich: Die Oberfläche der Haut beträgt etwa zwei Quadratmeter, die der Lunge immerhin 80 Quadratmeter, der Darmtrakt allerdings begegnet unserer Außenwelt mit einer riesigen inneren Darmoberfläche von etwa 400 Quadratmetern! Durch die Nahrung gelangen täglich unzählige infektiöse, aber auch andere, als Antigen wirkende Stoffe in den Darm.

Obwohl einerseits das schädigende Eindringen von Antigenen in den Körper verhindert werden soll, ist es andererseits erwünscht, dass der Organismus, sozusagen als Immuntraining, gewisse Mengen von Antigenen aufnimmt. Für diese komplizierte Funktion sind die so genannten Peyerschen Plaques* zuständig, die sich in der Dünndarmwand befinden. Nach einer kontrollierten Aufnahme von Antigenen wird hier das für die Abwehr unerlässliche sekretorische Immunglobulin* A (sIgA) produziert.

Ist die Darmflora geschädigt, kann die unersetzbare Schutzfunktion von sIgA reduziert oder sogar aufgehoben werden. Das sekretorische Immunglobulin A stellt die erste und mithin die wichtigste Barriere gegen Antigene dar. Viren und Bakterien werden dadurch unschädlich gemacht, Toxine (Giftstoffe) werden neutralisiert. Ist also die normale Bakterienflora der Darmwand beeinträchtigt oder krankhaft besiedelt, kann keine kontrollierte Antigenaufnahme stattfinden. Dies wiederum führt zur Störung der Immunglobulin-Bildung, wodurch der gesamte Ablauf der Immunreaktion entweder fehlerhaft verläuft oder überhaupt nicht mehr gewährleistet ist.

Die Darmflora wird am stärksten durch antibiotische Behandlungen zerstört, die zu einer Besiedelung des Darms mit krank machenden Bakterien und Pilzen (Candida albicans) führen. Eine Fülle von Beschwerden kann die Folge sein: Neben Blähungen, Verstopfung oder Durchfall – um nur die lokalen Symptome aufzuzählen –, können Aufnahmestörungen, diverse Unverträglichkeiten und sonstige immunologische Störungen auftreten. Eine wirkliche immunologische Restauration oder Heilung eines Krankheitsbildes kann nur erfolgen, wenn die gesunde Darmfunktion wieder hergestellt wird. Voraussetzung für eine nicht symptomatische, sondern heilende Therapie ist deshalb die einwandfreie Funktion des Darmes. Wir sollten demnach viel weniger antibiotisch, sondern stattdessen viel mehr probiotisch behandeln (vgl. Kapitel 5 zum Thema Antibiose).

Was folgern wir daraus?

Die Geschichte von Christine zeigt eindeutig, dass eine Erkrankung an bestimmte Vorbedingungen wie Stress, Erschöpfung, mangelnde Bewegung oder unregelmäßige Verdauung gekoppelt ist. Nur diejenige Infektion, die in einem geschwächten Zustand erworben wird, führt zu einer Erkrankung. Das Immunsystem ist bereits durch seelischen Stress, beispielsweise durch Prüfungsvorbereitungen, erheblich geschwächt. Und dabei handelt es sich nicht um eine reine Vermutung, sondern um eine nachgewiesene Tatsache: Forscher der Universität Pittsburgh beschreiben, dass Stress unter Laborbedingungen messbare Veränderungen verursachen kann, wobei die Reaktionen unterschiedlich stark ausfallen können.[1]

Über die Zusammenhänge des Immunsystems im „Netzwerk Körper und Seele“ diskutierten Fachleute im Oktober 2000 in München ausführlich. Sie hielten fest: „Das störungsfreie Zusammenspiel zwischen Nerven-, Hormon- und Immunsystem scheint eine grundlegende Voraussetzung für Gesundheit zu sein. Störfaktoren können Veränderungen in allen drei Körperkreisläufen verursachen und in letzter Konsequenz sowohl den Ausbruch als auch den Verlauf von Erkrankungen beeinflussen.“[2]

Durch Stresshormone wie Adrenalin und Kortisol wird die Funktions- und Reaktionsfähigkeit der T- und B-Lymphozyten gesenkt und die Aktivität der natürlichen Killerzellen vermindert. Das geschieht bei negativem Stress. Positiver Stress hingegen wirkt stimulierend auf das Immunsystem, steigert die Aufmerksamkeit, hält wach und macht körperliche sowie geistige Hochleistungen möglich. Dies wurde bereits durch viele Untersuchungen bestätigt!

Eine Studie mit amerikanischen Medizinstudenten zeigte beispielsweise, dass die Versuchspersonen während des Examens beziehungsweise während der Examensperiode eine deutlich verringerte Zahl von Helferzellen* und nur eine geringe Aktivität der Killerzellen aufwiesen. Außerdem wurde eine stressbedingte Beeinflussung des wichtigen Immunglobulins IgA festgestellt.[3]

Negative Ereignisse im Leben, Trauer oder andere extreme Belastungen, wie die Pflege eines Schwerkranken, führen bei betroffenen Menschen zu einer deutlichen Abnahme aktiver Immunzellen. Auch Menschen, die ihren Arbeitsplatz verlieren, beginnen manchmal zu kränkeln oder werden infektanfälliger. Es ist somit eindeutig nachgewiesen, dass seelisch belastende Situationen das Immunsystem beeinflussen.

Steffen Häfner, Facharzt für Psychotherapie in Stuttgart, sagt: „Berufspendler leiden in viel höherem Ausmaß an psychosomatischen Beschwerden, beispielsweise an Kopfschmerzen, Ängsten, Störungen der Sexualität, funktionellen Magen-Darm-Beschwerden und Bluthochdruck, als Arbeitnehmer mit kurzem Anfahrtsweg zur Arbeit."[4] „Die Politik in Deutschland widmet diesen Krankheitsursachen zu wenig Aufmerksamkeit", kritisiert Manfred Cierpka, Professor und Familientherapeut an der Universität Heidelberg.[4]

Was ist PNI?

Mit der Wechselwirkung zwischen Psyche, Nerven- und Immunsystem beschäftigt sich die Psycho-Neuro-Immunologie, kurz PNI. Der Begriff wurde von dem amerikanischen Psychologen Robert Ader 1980 eingeführt. Dabei steht „Psycho" für Psychologie, die sich mit dem seelischen Erleben des Menschen beschäftigt, „Neuro" steht für das Nervensystem, und „Immunologie" ist die Lehre vom Abwehrsystem des Körpers.[5]

Das vegetative Nervensystem ist ein mächtiges Geflecht von sehr feinen Fasern, mit einer Länge von etwa 80 000 Kilometern. Fast jede Zelle ist dadurch mit allen anderen Zellen im Organismus verbunden. Die Nervenenden sind überall in unserem Körper zu finden, auch in der Milz, im Thymus und in den Lymphknoten, wo sich die Immunzellen aufhalten. Durch Botenstoffe aus dem Gehirn, so genannte Neurotransmitter, werden unsere Immunzellen in Gang gesetzt und deren Aktivitäten bestimmt. Einen weiteren Kommunikationsweg zwischen Gehirn und Immunsystem stellen die

Hormone dar, die ebenfalls vom vegetativen Nervensystem gesteuert werden. Durch einen komplizierten Rückkoppelungsmechanismus wird die Ausschüttung des Blutzuckerhormons Insulin oder der Geschlechtshormone (Östrogen, Progesteron, Testosteron) reguliert. Das Hormonsystem ist also stark in den Verbund von Psyche, Nerven und Immunsystem eingebunden. Das bestätigt auch die Praxis. So sind Funktionsstörungen der Schilddrüse (Unter- oder Überfunktion) oft auf psychogene Belastungen zurückzuführen. Deswegen sprechen manche Autoren nicht nur vom Psycho-Neuro-Immunsystem (PNI), sondern von einem Psycho-Neuro-Endokrino-Immunsystem (PNEI).

Nicht immer wird die Funktion des Immunsystems bei anhaltenden negativen Erlebnissen auch negativ beeinflusst. Es gibt robuste Persönlichkeiten, die trotz Dauerstress kaum erkranken. Diese Menschen nehmen Herausforderungen an, sie sind bereit, Änderungen zu vollziehen oder wenigstens zu akzeptieren. Studien zeigen, dass solche Menschen trotz belastender Ereignisse weniger häufig erkranken. Während eine pessimistische und depressive Stimmungslage eine Krankheitsanfälligkeit eher herbeiführt, lebt der Optimist vergleichsweise weniger anfällig. Ausschlaggebend dabei ist jedoch die Art und Weise des individuellen Erlebens einer bestimmten Stresssituation.

Man konnte belegen, dass passiver Stress dem Immunsystem schadet, während aktiver Stress die Abwehrkraft jedoch stärkt. Stress, der mit Lob und (finanziellem) Erfolg beendet und somit freudig abgeschlossen wird, trägt zur Zufriedenheit und Ausgeglichenheit bei.

Wussten Sie zum Beispiel, dass Witze eine drogenähnliche Wirkung haben? Humor macht „high", zu diesem Ergebnis kamen amerikanische Wissenschaftler der Stanford University: Kernspintomografische Untersuchungen zeigten, dass durch Lachen in bestimmten Gehirnarealen dieselbe Aktivität hervorgerufen wird, wie dies bei stimmungsaufhellenden Drogen, etwa Kokain, der Fall ist. Dieses Hochgefühl wird vom Botenstoff Dopamin verursacht, das bei einem guten Witz mit fröhlichem Lachen in großen Mengen ausgeschüttet wird.[6] Nicht ohne Grund sagt der Volksmund, Lachen sei die beste Medizin.

Der Film *Patch Adams* von 1998 handelt davon, dass Lachen auch bei fortgeschrittenen Erkrankungen und in hoffnungslosen Fällen enorm positive Auswirkungen haben kann: Ein aufmüpfiger, von Patienten und Schwestern jedoch hoch geschätzter Medizinstudent stößt während seiner Ausbildung an Universität und Klinik auf massiven Widerstand der „etablierten" Gelehrten. Durch seinen großen Humor und sein ehrliches, persönliches Interesse an den Patienten erreicht er allerdings sehr viel mehr Erleichterung und Besserung als alle anderen zusammen. Sein Vorgehen zeigt, dass eine am Patienten orientierte Handlungsweise die Voraussetzung für den Therapieerfolg darstellt.

Lachen baut deutlich Spannung ab und versorgt den Organismus mit mehr Sauerstoff. Die Produktion mancher Immunglobuline, zum Beispiel von Immunglobulin A, wird erhöht, wodurch unser Immunsystem schneller und effektiver arbeiten kann. Nicht nur ein Anstieg von IgA, sondern auch eine erhöhte Aktivität natürlicher Killerzellen konnte in der Arbeit von japanischen Wissenschaftlern der Universität Osaka nachgewiesen werden.[7]

Die Infektanfälligkeit der Bevölkerung wird immer mehr zu einem Problem, das zusammen mit den angeborenen Immundefekten nun auch in Deutschland untersucht werden soll. So wurde an der Charité in Berlin das erste „ImmunDefektCentrum" nach dem Vorbild der Jeffrey-Modell-Foundation[8] eingerichtet. Die Aufgaben des Institutes sind, die Unterschiede zwischen normaler und krankhafter Infektanfälligkeit festzuhalten und eine entsprechende Datensammlung zu erstellen.[9]

Einer der schlimmsten Zusammenbrüche des Immunsystems ist die Entwicklung eines fremdartigen Gebildes, eines Tumors, einer Krebserkrankung im menschlichen Körper. Das passiert in den meisten Fällen sehr langsam, schleichend, und wird oft viel zu spät erst entdeckt, da der Tumor sich lange Zeit still verhält und keine Symptome hervorruft. Auch AIDS gehört in diese Sparte der heimtückischen Immundefekte.

Wie negative Emotionen, zum Beispiel der scheinbare Verlust des geliebten Vaters, krank machen können, zeigt Ihnen der nächste Fall aus meiner Praxis.

Fallbeispiel Hansjörg

Als Hansjörg (damals 10 Jahre alt), ein zarter Junge mit rotblonden Haaren, im August 1992 von der Mutter in die Sprechstunde gebracht wurde, sah er sehr krank aus. Er hatte ein weißes, eingefallenes Gesicht mit vielen Sommersprossen. Die Lippen waren bläulich verfärbt, in den Zähnen waren einige Amalgamfüllungen, im Rachenraum zerklüftete Mandeln zu sehen. Bei der Untersuchung schlug das Herz mit 50 Schlägen pro Minute auffallend langsam, es war ein deutliches Herzgeräusch zu hören. Seine Hände waren kalt und schweißbedeckt. Die Mutter berichtete:

„Wenn Hansjörg sich bei sonnigem Wetter im Freien bewegt, bekommt er 40 °C Fieber. Das ist in erster Linie der Grund, warum wir Sie aufsuchen. Der Hausarzt und auch wir Eltern sind ratlos. Ein weiteres Problem ist, dass er ständig Schnupfen hat. Vor einem Jahr (1991) wurde eine Wespengiftallergie festgestellt, darum wird er seit Januar 1992 alle 14 Tage mit Spritzen gegen Wespengift desensibilisiert."

Aufgrund des schlechten Allgemeinzustands und des Herzbefundes überwies ich den Jungen in die Ambulanz der hiesigen Kinderklinik, um zunächst eine Entzündung des Herzmuskels und des Herzbeutels oder auch einen Herzklappenfehler auszuschließen, was auch erfolgte. Durch ein ausführliches Gespräch erhielt ich weitere Informationen:

Schwangerschaft und Geburt verliefen problemlos. Der Junge wurde nur vier Wochen gestillt, dann konnte die Mutter wegen einer Brustentzündung nicht mehr weiter stillen. Er bekam Flaschennahrung mit einer gängigen Babykost, worauf er entweder mit Durchfall oder mit Verstopfung reagierte. Als Hansjörg 15 Monate alt war, erlitt der Vater, zu dem das Kind ein sehr inniges Verhältnis hatte, einen schweren Unfall und musste mehrere Wochen stationär im Krankenhaus behandelt werden. Von diesem Zeitpunkt an wollte Hansjörg nichts mehr zu sich nehmen, lehnte zu Hause angebotene Nahrung ab und aß nur noch im Krankenhaus am Bett des Vaters. Sein Kummer war ihm deutlich anzumerken und das eigenartige Benehmen hielt über einen längeren Zeitraum an.

Im darauf folgenden Jahr wollte Hansjörg das Haus aus unerklärlichen Gründen nicht verlassen. Als der nächste Herbst kam, litt er unter trockener Haut und andauerndem Schnupfen. Im folgenden Frühjahr 1996 verschlimmerte sich die gesamte Situation durch Fieberschübe bis 40 °C. Der betreuende Arzt behandelte Hansjörg mit fiebersenkenden Mitteln und Antibiotika.

Im Alter zwischen vier und neun Jahren war der Junge weiterhin häufig fieberhaft erkrankt und auffallend müde. So konnte er bei Familienausflügen nur kurze Strecken mitwandern und musste sich dann vom Vater tragen lassen. Im August 1991 wurde er von einer Wespe gestochen, woraufhin eine große Schwellung auftrat. Der Junge musste fünf Tage das Bett hüten und es wurde die Diagnose einer Wespengiftallergie gestellt.

Durch weiteres Nachfragen erfuhr ich, dass das Kind erst mit zweieinhalb Jahren zu sprechen begann und schon immer sehr nachgiebig, vorsichtig und zurückhaltend war, sodass es von sich aus kaum etwas zu unternehmen wagte.

Aufgrund der Gesamtsymptomatik erhielt Hansjörg, nach klassisch homöopathischen Gesichtspunkten ausgewählt, das Mittel *Sulfur* als Einzelgabe. Sechs Wochen nach der Einnahme war Hansjörg wie verwandelt, sah völlig verändert aus und aß mit großem Appetit. Seine Energie und Tatkraft steigerten sich um hundert Prozent. Als flankierende Maßnahme wurde eine milchfreie Diät angeraten und auch durchgeführt. Zwischenzeitlich hat sich Hansjörg zu einem fleißigen Studenten entwickelt. Er leidet nur jeweils Mitte Mai während weniger Tage an einem leichten Schnupfen, ansonsten ist er leistungsfähig und hat keine Fieberschübe mehr. Er fühlt sich gesund, Eltern und Patient sind zufrieden.

Bei Hansjörg lag eine angeborene Kuhmilchallergie vor, er vertrug keine Flaschennahrung. Als sein Vater schwer verunglückte, stellte sich eine Wesensveränderung des Kindes mit Nahrungsverweigerung und auffallender Traurigkeit ein. Auch nach der Gesundung des Vaters blieb der Zustand des Kindes auffällig. Hansjörg wollte das Haus nicht verlassen und litt unter häufigen fieberhaften Zuständen mit Erbrechen, die nur symptomatisch, unterdrückend behandelt wurden. Als Folge dieser Therapie entwickelte er schließlich eine ausgeprägte allergische Veranlagung, die darin gipfelte, dass er auf einen Wespenstich so stark reagierte, dass er fünf Tage lang das Bett hüten musste. Eine wirklich außergewöhnliche Reaktion!

Als auch diese Symptomatik durch eine Spritzenkur unterdrückt wurde, verschlechterte sich der Zustand des Kindes noch weiter. Hansjörg wurde sichtlich blasser, kränker und kraftloser, bis sogar sein Herzschlag sich verlangsamte, was den Verdacht auf eine Herzerkrankung lenkte.

Eine weitere Zustandsverschlechterung des kleinen Patienten konnte durch das klassisch gewählte Homöopathikum aufgehalten werden. Die Genesung war eingeleitet. (Behandlungsdauer 10 Monate; Nachbeobachtungszeit 12 Jahre)

Psychoonkologie

Im kranken Körper wohnt meistens eine kranke oder gekränkte Seele. Berücksichtigt die Behandlung nur den materiellen Teil der Erkrankung, bleiben die Heilungsraten deutlich hinter den Erwartungen zurück. Um die seelischen Hintergründe aufzudecken, ist aufmerksames Zuhören einer intensiv geschulten Person daher von besonderer Wichtigkeit.

Die Psychoonkologie betrachtet das seelische Befinden und die Betroffenheit von Patienten bei der Verarbeitung einer Krebsdiagnose. Sie hilft dabei, Last abzuwerfen, Entscheidungen zu treffen, Klärungen herbeizuführen. Sie stellt eine Therapieform dar, die die Lebensqualität in dieser schwierigen Situation verbessern hilft und in allen psychosozialen Fragen, aber auch durch Gespräche, unterstützen soll. Sie hilft dem Kranken aber auch, sich zu wehren, wenn es diese Möglichkeit gibt.

Der Therapeut muss nicht nur gut zuhören können und psychotherapeutisch geschult sein, sondern er muss zusätzlich die Grundlagen der Tumorbiologie und die einzelnen Entwicklungsstadien von Tumoren sehr gut kennen. Und noch eines ist wichtig: er muss profunde Kenntnisse über alle möglichen und unmöglichen Behandlungsarten der Krebstherapie haben. Nur so wird er ein kompetenter Gesprächspartner und Berater des Kranken sein.[9]

Das Interview

Frau H. K. betreute 20 Jahre lang schwer- bis schwerstkranke Krebspatienten im Zentralklinikum Augsburg. Wie wichtig aktives und „konstruktives" Zuhören ist, beweisen die Aussagen der Ärztin für psychotherapeutische Medizin:**

„Der Anfang war besonders schwer. Ich hatte viele Schwierigkeiten zu überwinden, da die Ärzte befürchteten, das Arzt-Patienten-Verhältnis könnte beeinflusst, vielleicht sogar zerstört werden", sagt die engagierte Medizinerin.

„Die Diagnose Krebs wird fast ausnahmslos als Todesurteil empfunden, da der Patient sich ausgeliefert, entmachtet und seiner Selbstbestimmung beraubt fühlt. Diese Aussage deckt sich mit Angaben von Folteropfern. Es kann sich wahrscheinlich jeder von uns vorstellen, was die Mitteilung: „Sie haben Krebs!" in einem Menschen auslöst.

Alles erscheint chaotisch und verwirrend. Der Patient fragt sich, was zuerst und was danach zu tun ist. Zunächst Scheidung? Dann Therapie? Wann Bestrahlung? Wohin zur Rehabilitation? Es hilft, einem Außenstehenden die momentanen Sorgen mitteilen zu können. Dies hilft, die Gedanken zu ordnen; das weitere Prozedere kann sortiert und Lösungsvorschläge für den weiteren Lebensablauf können angegangen und verarbeitet werden. Eine solche Betreuung kann zur Heilung beitragen. Die Trauerarbeit nach der Diagnose Krebs dauert ein Jahr, in psychischer und physiologischer Hinsicht."

Psychoonkologe zu sein, ist wenig verführerisch, obwohl die meisten Erkrankten jede Sitzung schätzen. Eine Weiterentwicklung ist, im Gegensatz zur herkömmlichen Psychotherapie des Patienten, sofort erkennbar. Dieses Angebot sollte der

** Persönliches Gespräch mit der Psychoonkologin Frau H. K. am 3. April 2004

Betroffene so früh wie möglich wahrnehmen, die behandelnden Ärzte sollten akzeptieren, dass sie nicht alle Aspekte einer Krebsbehandlung im Alleingang bewältigen können. Sie sollten sich nicht schämen, einen geschulten Kollegen hinzuzuziehen.

„Der Beginn einer Krebserkrankung liegt meist dort, wo die vertraute Sicherheit, der Fels in der Brandung, verloren geht. Das geschieht beispielsweise, wenn eine besonders geliebte und geachtete Person aus dem Leben des Betroffenen verschwindet. Bis zur Manifestation, also bis zur Feststellung der Krankheit, können zwei bis acht Jahre vergehen.

Eine weitere Ursache für den Beginn der Erkrankung könnte darin liegen, dass das Leben ohne ‚Wohlfühleffekt' verläuft. Ein Beispiel hierfür stellt die aufopfernde Rücksichtnahme auf bestimmte Familienmitglieder oder auf deren Karriere dar. Ein solches Verhalten lässt kaum eine freie Persönlichkeitsentfaltung zu und dem uralten Wunsch nach eigener Lebensgestaltung kann so nicht stattgegeben werden. Der Betroffene stellt sich die Frage: ‚Und wo bleibe ich?'

Bei der ersten Sitzung helfe ich, diejenigen Gefühle zu ordnen, für die zunächst noch eine Formulierung gefunden werden muss. Meine Aufgabe ist es, die verlorene Verlässlichkeit dar- und wiederherzustellen und das seelische Befinden des Patienten zu akzeptieren. Weiterhin muss ich im Umgang mit den Angehörigen als Bindeglied wirken, ohne jemals vergessen zu dürfen, dass diese auch als betreuungsbedürftig anzusehen sind.

In den weiteren Sitzungen wird nach dem Sinn des Weiterlebens oder Überlebens gesucht. Es wird auch versucht, die Akzeptanz der Krankheit zu fördern und das Leben mit der Krankheit zu gestalten. Die Frage, warum das Überleben wichtig ist, muss geklärt werden."

Auf meine Bitte hin, ein Beispiel zu nennen, erzählte die Psychoonkologin von folgendem eindrücklichen Behandlungsfall:

Ein Bauunternehmer aus Frankfurt – er litt an Lungenkrebs – war mitten in der Bestrahlungstherapie, als er von seiner Frau erfuhr, dass er nur noch ein halbes Jahr zu leben habe. Seine Frau hatte die Auskunft von den behandelnden Ärzten erhalten. Daraufhin wollte der Patient alle Therapien abbrechen und bekundete, nicht mehr leben zu wollen. „Was fehlt noch zu einem Abgang, den Sie sich für sich wünschen?" fragte die Psychoonkologin.

„Ich habe zwei Söhne aus erster Ehe. Die beiden habe ich schon lange nicht mehr gesehen und ich hätte mit ihnen noch etwas Persönliches zu besprechen."

Plötzlich war der Krebs nicht mehr so wichtig, denn der Patient hatte etwas für sich beschlossen, er hatte noch einmal ein Lebensziel gefunden. Er blieb in psychoonkologischer Behandlung, ließ sich weiterhin bestrahlen und überlebte weitere sechs Jahre.[11]

Diese Schilderung wird durch eine Studie von Thomas Küchler aus Kiel untermauert. Eine Arbeitsgruppe der Kieler Universitätsklinik für Chirurgie teilte 271 Patienten, die an einem Krebs des Verdauungstraktes erkrankt (Magen, Bauchspeicheldrüse, Leber oder Dickdarm) und deswegen schon operiert waren, in zwei Gruppen ein. 136 Patienten waren mit einer psychotherapeutischen Begleitung ihrer Krankheit einverstanden, 135 Patienten dienten als Kontrollgruppe und erhielten keine begleitende Psychotherapie. Innerhalb von zwei Jahren starben von den 136 Therapierten nur 67 Personen, aus der nicht therapierten Kontrollgruppe dagegen waren von 135 Krebspatienten bereits 90 gestorben. Diese Zahlen sprechen für sich.[12]

Eine Geschichte, die wie ein Märchen klingt ...

Wie es einer betroffenen Patientin ergehen kann, beschreibt Ursula Goldmann-Posch in ihrer Autobiografie.[13] In lebendigen Worten schildert sie den Schock der Diagnose, die Verzweiflung und auch die Hoffnung, den Krebs besiegen zu können.

Die letzten Seiten des Buches geben hilfreiche Ratschläge für Betroffene oder Interessierte:

„Nehmen Sie sich Zeit, denn Sie haben Zeit."

„Erklären Sie ausdrücklich, dass Sie eine für Ihren Tumor maßgeschneiderte Behandlung wünschen."

„Wählen Sie für Ihre Operation den richtigen Zeitpunkt."

„Vergessen Sie Ihre Seele nicht."

Die Autorin ist auch heute noch, nachdem vor acht Jahren die Diagnose Krebs gestellt wurde, voller Energie und sagt:

Fallbeispiel U. Goldmann-Posch

„Es geht mir gut! Nicht nur subjektiv, sondern auch objektiv: meine Laborwerte sind alle gut.

Als ich 1996 die Diagnose ‚Krebs' erhielt, bekam ich von den Ärzten eine sehr schlechte Prognose; meine Tumorbiologie war schlecht, die Lage des Tumors, seine aggressive Zellart, die Ausdehnung des Krebses ließen kaum Hoffnung zu. Ich habe mich dann intensiv mit dem Tumor auseinander gesetzt; ich bin zum Pathologen gegangen und habe mir meine Präparate angeschaut, habe dann beschlossen, mich auf keinen Fall geschlagen zu geben.

Neben der Operation, der Chemotherapie und den Bestrahlungen nahm ich die Hilfe der Psychoonkologie an. Ich wurde über einen Zeitraum von zweieinhalb Jahren regelmäßig von einer Psychoonkologin begleitet. Während der Gespräche wurden mir dramatische Dinge bewusst. Ich musste mich entscheiden, ob ich mich grämen und weiterhin meinen korrodierenden Kummer pflegen wollte, oder ob ich mich um ‚Loslassen' bemühen wollte. Ich lernte loszulassen; auch meinen Sohn, den ich von seinem sechsten Lebensjahr bis zu seinem Alter von 22 Jahren sehr intensiv begleitet hatte. Ich musste lernen, affektive und emotionale Knoten zu lösen, um dadurch auch meine körperlichen Knoten zu zerschlagen. Auch andere, weitere Therapieangebote nahm ich an; ich schluckte brav Zink, Selen und Vitamine, trank Rote-Bete-Saft und spritzte mir Mistelpräparate.

Als ich nach drei Jahren immer noch glücklich lebte, gründete ich im November 1999, aus dem Gefühl der „Kollektivverantwortung" heraus, die Organisation *Mamazone*. Sie bietet Hilfestellung für alle Brustkrebskranken.[14] Es folgten für mich fünf wichtige Jahre; inzwischen schied ich aus der Organisation als Vorsitzende aus, um mein Leben und das Zusammenleben mit meinem Mann – acht Jahre nach der Diagnose Krebs – im blühenden Garten zu genießen."[15]

Was können Sie selbst für Ihr Immunsystem tun?

Wenn Sie zum Beispiel einer Anspannung mit Entspannung entgegenwirken, durch autogenes Training, Meditation, Yoga oder Tai-Chi usw., können Sie alle Möglichkeiten ausschöpfen, leichter mit Stress umzugehen, denn die Schutzfunktionen des Körpers werden dadurch positiv beeinflusst. Eine regelmäßige, *nicht* erschöpfende sportliche Tätigkeit, wie Nordicwalking,

Joggen, Fahrrad fahren oder Schwimmen, kann dazu beitragen, dass ein Ausgleich oder auch eine Regeneration stattfindet.

Eine gute, zufriedene Stimmung kann durch freudige Erlebnisse, durch die Erfüllung eines lang gehegten Herzenswunsches oder durch Hobbys positiv beeinflusst werden. Sind alle Maßnahmen, auch die Einnahme von Vitaminen, Mineralien oder weitere aufbauende Schritte, nur von Teilerfolgen gekrönt, kann Ihnen die Klassische Homöopathie mit einem persönlichen Medikament, das nicht aufgrund einer Diagnose, sondern sehr speziell für Sie persönlich ausgewählt wird, weiterhelfen. Die Klassische Homöopathie ist eine Methode, die den Menschen in seinem Gesamtbild, also „mit Haut und Haaren", erfasst. Sie ist in der Lage, auch tiefe immunologische Defekte und Fehlentwicklungen auszugleichen und die Heilung zu unterstützen.

Fallbeispiel Johanna

Als Johanna (damals 40 Jahre alt) Ende Januar 1996 in meine Sprechstunde kam, hatte sie bereits eine 16-jährige Leidensgeschichte hinter sich. Sie hielt einen Bogen Papier in der Hand, auf dem die vielen Stationen ihrer Krankheit aufgelistet waren. Auffällig war, dass sie während des Erzählens immer wieder weinte. Das Weinen wechselte in rascher Folge mit Lächeln und Lachen. In mehreren Etappen (im Zeitraum von Januar bis März 1996) erfuhr ich Folgendes:

„Als Kind und Jugendliche war ich immer gesund. Im Herbst 1980 musste ich eine Grundstücksteilung mit einer Erbengemeinschaft ausfechten. Dies habe ich ganz alleine durchgestanden, die Behördengänge dauerten Monate und kosteten viel Kraft. Danach begannen wir mit dem Hausbau, für den mein Mann und ich sehr viel Eigenleistung erbrachten. Neben der Arbeit am Bau hatte ich auch noch eine lange Anfahrt zur Arbeit zu bewältigen. Ich war total gestresst und überfordert.

Im Frühjahr 1981 erkrankte ich an einer starken Bronchitis und einer Lungenentzündung, was von meinem Hausarzt mehr als 14 Tage lang mit Antibiotika behandelt wurde. Nach dieser Erkrankung wurde ich anfällig: Die Mandeln waren ständig vergrößert und nach Meinung des Hals-Nasen-Ohren-Arztes auch vereitert. Weil ich außerdem schlecht Luft bekam, erfolgte eine Nasenscheidewand-Begradigung, eine Operation der Nasennebenhöhlen und die Entfernung der Mandeln. Danach litt ich immer wieder unter Husten, der als chronische Bronchitis bezeichnet wurde, schließlich wurde Asthma diagnostiziert. Zahlreiche Allergietests blieben ohne Ergebnis. 1992 wurde ich ein zweites Mal an den Nasennebenhöhlen operiert. Zu meiner Bronchitis und den Atemschwierigkeiten gesellten sich Rückenprobleme, die in der Lenden- und Halswirbelsäule auftraten. Nun werde ich seit Oktober 1995 mit verschiedenen Spritzen, auch mit Kortison behandelt. Die Anti-Asthma-Medikamente vertrage ich nicht, sie verursachen bei mir Herzbeschwerden, Zittern und Kopfdruck. Außerdem ist ein lästiges Ekzem auf beiden Seiten der Nase aufgetreten, ich fühle mich völlig entstellt und traue mich kaum, unter Menschen zu gehen.

Wie ich sonst bin? Ich arbeite als Beamtin, meine Arbeit hat mir immer schon viel bedeutet. Ich bin in vielen Bereichen viel zu gutmütig, denke in der Familie für alle mit. Sauberkeit ist sehr wichtig für mich, ich verlasse das Haus nur, wenn das Bad geputzt ist. Was die Kleidung betrifft, bin ich sehr wählerisch, zum Beispiel müssen Ledertasche und Schuhe unbedingt zusammenpassen, sonst gehe ich nicht nach draußen. Wie Sie schon beobachtet haben, wechselt bei mir Lachen und Weinen rasch ab. Bei uns sagt man: 'Lachen und Weinen stecken im gleichen Säckle'. Meine Fingerspitzen schlafen nachts ein, ich habe fast immer eine kalte Nase. Das Ekzem im Gesicht wird vor der Menstruation schlimmer. Komischerweise wird meine Haut dann besser, wenn meine Atmung schlechter und asthmatisch wird."

Nach klassisch homöopathischen Gesichtspunkten unter Berücksichtigung der gesamten Symptomatik erhielt die Patientin das Mittel *Arsenicum sulfuratum flavum,* was sowohl die Haut, aber auch die Atmung betreffend eine rasche Besserung brachte. Bereits drei Monate nach der ersten Mitteleinnahme benötigte sie kein Asthma-Spray mehr, der Ausschlag im Gesicht war stark zurückgegangen, aber noch nicht völlig verschwunden.

Die Einnahme des Medikaments wurde in seltenen Einzelgaben bis März 1997 wiederholt. Zu jenem Zeitpunkt traf sie folgende Aussage: „Es ist mir schon lange nicht mehr so gut gegangen." Das Medikament wurde im Laufe der Jahre immer seltener notwendig, die Patientin kam über längere Zeitphasen ohne jegliche Medikamente aus. In ausgeprägten Stressphasen bekam sie entweder Rückenschmerzen oder Atembeschwerden, die durch das passende Homöopathikum jeweils rasch verschwanden. Bei meiner telefonischen Anfrage im August 2004 sagte sie, es gehe ihr wunderbar.

Durch die Befragung stellte sich eine übermäßige, negative Stressbelastung heraus, die zu einer Brochial- und Lungenerkrankung geführt hatte. Diese wurde relativ lange mit Antibiotika behandelt. Aufgrund der seelischen Belastung und der Antibiose entstand eine Allergie auf verschiedene Nahrungsmittel, was trotz umfangreicher klinischer Untersuchungen und auch mittels Hauttestung nicht festgestellt wurde. Erst nachdem die maskierte

Nahrungsmittelallergie erkannt und eine spezifische Diät eingehalten wurde, konnte das ausgesuchte homöopathische Mittel durchschlagend wirken und zu einer dauerhaften Besserung des Gesamtzustands und letztlich zur Beschwerdefreiheit führen. (Behandlungszeit 11 Monate; Nachbeobachtungszeit 9 Jahre)

Das Immunsystem – ein kompliziertes Uhrwerk

Das Immunsystem mit all seinen Funktionen ist äußerst kompliziert. Eingebettet in das Gesamtgefüge von Nerven, Psyche und Hormonen bildet das Ganze eine große, ineinander greifende Funktionseinheit. Es kann nicht isoliert als eigenständiges, allein reagierendes System betrachtet werden. Diese Einheit hat eine ganz individuelle, auf den jeweiligen Menschen bezogene Toleranzbreite. Sind die Belastungen zu hoch (egal ob psychischer, nervlicher, körperlicher oder hormoneller Art) und wird gleichzeitig die Kapazität und die Toleranzbreite des Immunsystems durch Unterkühlung oder „Anhusten" (wie im beschriebenen Fall von Christine geschehen) überfordert, wird sich mit großer Wahrscheinlichkeit eine Krankheit einstellen. Wo genau sich dann die Krankheit manifestiert, hängt von der individuellen Schwäche der betreffenden Person ab.

Das Immunsystem und seine Zusammenhänge sind noch weit gehend unerforscht und unklar. Weitere Aufklärung und Forschung wären vonnöten. Es bedeutet größte Gefahr, wenn in diese fein aufeinander abgestimmte Funktionseinheit massiv von außen eingegriffen wird. Zum Vergleich: Niemand würde leichtfertig in ein empfindliches und kompliziertes Uhrwerk mit Mondphasen und ewigem Kalender eingreifen. Wenn nur ein einziges, winzig kleines Zahnrad nicht richtig greift oder sich fehlerhaft dreht, wird solch ein filigranes Präzisionswerk unter Umständen langsamer oder schneller laufen – oder sogar die Funktion komplett aufgeben. Die menschliche Selbstregulation funktioniert sehr ähnlich.

> Bei Eingriffen in das Immunsystem ist Zurückhaltung geboten: Keine leichtfertige und zu rasche Fiebersenkung, Antibiose oder Impfung (vgl. Kapitel 4, 5 und 6 zu den Themen Fieber, Antibiose und Impfungen)!
>
> Nach unüberlegten Eingriffen rächt sich der Körper: Als erste Reaktion zeigt sich meist eine Allergie (vgl. Kapitel 7 zum Thema Allergie).

» Was ist das Schwerste von allem?
Was Dir das Leichteste dünket:
Mit den Augen zu seh'n,
was vor den Augen Dir liegt.«

(Goethe, 1749-1832)

Kapitel 4

Fiebersenkung, der erste Eingriff ins Immunsystem

Wenn Sie mit Fieber, Halsschmerzen, Husten und Schnupfen zu Ihrem Arzt gehen, so erhalten Sie womöglich je ein Medikament gegen Fieber, Halsschmerzen, Husten und auch noch eines gegen Schnupfen. Da stellt sich die berechtigte Frage, ob Ihr Arzt Sie vielleicht vergiften möchte. Wenn er Ihnen zusätzlich noch ein Antibiotikum verschreibt, sollten Sie ernsthaft darüber nachdenken, ob Sie nicht lieber einen anderen Arzt aufsuchen möchten – denn er stellt eine ernsthafte Gefahr für Sie dar!

Was ist eigentlich Fieber?

Normalerweise versucht der Organismus, die Körpertemperatur selbst regulierend zwischen 36,0 und 37,0 °C zu halten. Als Fieber wird die erhöhte Temperatur im Körperkern bezeichnet, eine während der Evolution entstandene Reaktion des Körpers. Bis 38,0 °C sprechen wir üblicherweise von erhöhter Temperatur, darüber liegende Temperaturen bezeichnen wir als Fieber. Fieber ist Teil einer äußerst komplizierten Immunreaktion des Körpers. Eindringlinge (zum Beispiel Krankheitserreger) werden von frei zirkulierenden Immunzellen wahrgenommen. Sie bilden so genannte Botenstoffe, durch die der gesamte Abwehrmechanismus in Gang kommt: aggressive Abwehrzellen (B- und T-Lymphozyten). Es werden aber auch Zytokine* gebildet. Dadurch stellt sich die Temperaturerhöhung ein.

In Tierexperimenten wurde bewiesen, dass von infizierten Tieren diejenigen die besten Überlebenschancen hatten, bei denen keine fiebersenkenden Maßnahmen gegen einen mittelhohen Temperaturanstieg ergriffen wurden.[1]

Viele Eltern betrachten Fieber als Bedrohung und wollen sofort etwas dagegen unternehmen. Diese Sorge ist unbegründet. Nicht das Fieber ist die eigentliche Krankheit, sondern es stellt lediglich eine Immunreaktion dar. Von wenigen Ausnahmen abgesehen, besteht bei Fieber allein kein Handlungsbedarf!

Die Fiebersenkung

Und dennoch wird häufig – wenn auch unbewusst – durch zu schnelle und chemische Fiebersenkung (Fieberzäpfchen und Tabletten) in ein gut funktionierendes Immunsystem eingegriffen. Durch dieses Eingreifen wird eine hoch komplizierte Immunreaktion abgeblockt. Fieber ist eine Erscheinung, die mit einfacher Logik betrachtet werden sollte! Es entsteht, weil sich der Organismus mit einem Krankheitserreger oder einem anderen Eindringling auseinander setzt.

Fieber ist eine körpereigene Waffe. Wenn wir Fieber aus Angst oder Unwissenheit zu früh senken, nehmen wir dem Körper somit ein wichtiges Instrument zur Gegenwehr weg: Er kann sich dann nicht mehr oder nur noch ungenügend verteidigen. Durch eine Fiebersenkung entsteht nicht nur eine „Korrektur" auf dem Thermometer, sondern es entstehen auch gleichzeitig immunologische Veränderungen, die nur lückenhaft erforscht und erst ansatzweise geklärt sind. Die Folge einer wiederholten, chemischen Fiebersenkung kann eine schwere Organschädigung durch zugeführte Medikamente sein. Zum Beispiel kann es durch zu häufige Gaben des beliebten Paracetamols zu einer Leberauflösung kommen. Häufiges Abblocken des Fiebers kann dazu führen, dass der Körper überhaupt keine fieberhafte Temperaturen mehr entwickeln kann. Wie oft habe ich von Patienten gehört: „Ich hatte seit vielen Jahren kein Fieber mehr!" Anstatt gelegentlich Fieber zu bekommen, leiden diese Menschen meistens an chronischen Erkrankungen, wie immer wiederkehrenden Schnupfen, Bronchitis, Nasennebenhöhlenentzündungen, chronischen Durchfällen, Blasenreizungen, Gelenkentzündungen oder sie klagen neuerdings über das Chronische Müdigkeitssyndrom (CFS, Chronique Fatigue Syndrom), das sich durch allgemeinen Leistungsabfall, Müdigkeit und Antriebslosigkeit bemerkbar macht.

Obwohl diese Patienten fast ständig krank sind, werden sie ausnahmslos immunzerstörend, nicht aber immungerecht behandelt, beispielsweise mit immunblockierenden Medikamenten wie Kortison (vgl. Kapitel 9 zu den Behandlern). Dadurch verschlechtert sich eher die Ausgangssituation, als dass es den Zustand bessern könnte. Die chronische Krankheit schreitet ungehindert fort, für eine Genesung besteht immer weniger Hoffnung. Der Patient läuft von einem Arzt zum anderen. Er sucht so lange nach Therapiemöglichkeiten, bis er vielleicht auf einen Arzt trifft, der seine Krankheit nicht isoliert sieht (nur auf einen bestimmten Körperabschnitt beschränkt), sondern auch die komplizierteren Zusammenhänge erkennt. Dieser wird dem erstaunten Patienten erklären, dass seine ständig laufende Nase *nichts* mit den Nasennebenhöhlen oder der krummen Nasenscheidewand zu tun hat und auch *nicht* von Nasenpolypen verursacht wird. Es liegt auch *nicht* an den Bronchien, sondern vielleicht an seinem schlecht funktionierenden Darm. Denn eine gesunde Funktion des Darmes ist Voraussetzung für ein einwandfrei funktionierendes Immunsystem. Bei einer fortgeschrittenen Darmfehlbesiedlung oder einem Pilzbefall (Dysbiose) kann der Darm nicht mehr richtig funktionieren (vgl. Kapitel 3).

Fallbeispiel Alexander

Eigentlich ist Alexanders Vater mein Patient. Er erzählte bei einer Konsultation, dass er sich große Sorgen um seinen kleinen viereinhalb Jahre alten Sohn mache. Er berichtete:

„Alexander hat andauernd Ohrenschmerzen und Ohrenentzündungen, mindestens vier bis fünf Mal pro Jahr. Es beginnt meistens nachts. Das linke Ohr ist häufiger betroffen als das rechte. Er hat dann kalte Füße, das Ohrläppchen wird heiß und rot. Er schreit erbärmlich vor Schmerzen. Die Vorgehensweise des Kinderarztes ist immer die gleiche: Fiebersenkung und die Einnahme von Antibiotika."

Auf meine Erklärungen, dass es durchaus auch andere Möglichkeiten gäbe, diese Erkrankungen in den Griff zu bekommen, reagierte der Vater sehr erstaunt. Kurze Zeit später kamen die Eltern mit ihrem Kind in meine Sprechstunde. Ich erfuhr noch etwas mehr über den kleinen Alexander:

Der Junge wurde bis zum neunten Lebensmonat gestillt. Auffällig war, dass er nur einmal pro Woche Stuhlgang hatte. Später war sein Stuhlgang war häufig sehr hart, der Darmausgang stark gerötet. Eine Eigenart von ihm war, dass er nicht aufs Töpfchen gehen wollte, sondern sein „großes Geschäft" unbedingt in die Windel machen wollte. Er hatte oft kalte Füße und ein recht weinerliches Gemüt. Er fuhr gerne und schnell mit dem Fahrrad; Angst kannte er kaum. Seine Lieblingsgerichte waren Pfannkuchen, Nudeln und Pizza.

Das ausgesuchte Medikament *Kalium sulfuricum* wurde der Familie mit nach Hause gegeben, mit dem Hinweis, es erst bei einer erneuten Erkrankung des Kindes einzusetzen. Wir mussten nicht lange warten. Bereits nach drei Wochen meldeten die Eltern, dass Alexander 39,1 °C Fieber hatte. Jetzt war der Moment gekommen, das Medikament zu verabreichen. Es wurde in einem Glas Wasser aufgelöst und dem Kind löffelweise gegeben. Bereits am nächsten Tag ging es Alexander besser. Wir warteten ab. In den folgenden beiden Nächten war Alexander noch unruhig, seine Temperatur war noch erhöht. Es kamen Husten und Schnupfen dazu, nochmals ein Fieberschub von über 39 °C, danach beruhigte sich alles. Kurze Zeit später war Alexander fit. Vier Wochen später hatte er nochmals einen kleinen Rückfall, aber er blieb gesund.

Meine Rückfrage im Juli 2004 ergab, dass es Alexander gut geht und er nicht wieder krank war. (Behandlungsdauer zweieinhalb Monate; Nachbeobachtungszeit dreieinhalb Jahre)

Was zeigt uns dieser Verlauf? Fieber als Zeichen eines gut funktionierenden Immunsystems sollte niemals leichtfertig unterdrückt werden. Wir sind gut beraten, wenn wir nicht die Temperatur behandeln, sondern den fiebernden Patienten sorgsam beobachten.[2] Solange der Patient sich relativ unauffällig verhält, ist dem Fieber wenig Bedeutung beizumessen. Im Gegenteil, wir sollten uns freuen, dass das Immunsystem in der Lage ist, Fieber zu entwickeln. Fieber ist – jedoch nur unter bestimmten Umständen – bis 41,7 °C als unbedenklich anzusehen.[3] Natürlich bedeutet dies nicht, dass Fieber generell nicht behandelt werden sollte! Es gibt durchaus gefährliche Varianten, die mit allen Mitteln gesenkt werden müssen. Eine angemessene Maßnahme muss von Fall zu Fall entschieden werden, aber in den meisten Fällen ist keine fiebersenkende Behandlung nötig.

Fiebersenkung! Aber wie?

Sollte dennoch eine Fiebersenkung erforderlich sein, weil das Fieber ohne ersichtlichen Grund schon zu lange anhält oder der Patient zu stark leidet, teilnahmslos wird oder halluziniert, dann ist eine physikalische Fiebersenkung zu bevorzugen. Zu empfehlen sind Wadenwickel oder Essigsocken, Waschungen oder ein abkühlendes, absteigendes Fieberbad oder ein Einlauf, alles wie nachfolgend beschrieben:

Rezept Wadenwickel

Wadenwickel können immer angewendet werden, aber: *Warme* Arme und Beine brauchen *Kaltes!* Und *kalte* Arme und Beine brauchen *Warmes!* Dementsprechend ist daher die Temperatur zu wählen.

Warme Extremitäten: Das Wasser bzw. der Essig oder die Mischung hat Zimmertemperatur.

Kalte Extremitäten: Die Temperatur des Wassers bzw. Essigs oder der Mischung liegt bei über 40,0 °C.

Sie füllen einen flachen Behälter oder eine Schüssel mit etwa einem Liter Wasser und geben zwei bis drei Esslöffel Apfelessig dazu. Ein Baumwoll- oder

Leinentuch wird hineingetaucht, ausgewrungen und um Arme und Beine des Fiebernden gewickelt. Abschließend können Socken über die Beine gezogen werden. Gleichen sich die Temperaturen aus, sodass sich der kalte Wickel erwärmt oder der warme Wickel auskühlt, muss ein neuer Wickel angelegt werden, unter Umständen bereits nach fünf bis zehn Minuten.

Wichtig: Das Tuch, das wir vom Patienten abnehmen, muss unter fließendem, kalten Wasser ausgewaschen werden und darf erst danach erneut in das Essigwasser getaucht werden. Tut man das nicht, ist der Wickel viel weniger effektiv. Bei korrekter Anwendung erleben wir bereits nach 30 bis 45 Minuten eine deutliche Fiebersenkung (etwa 1,0 °C oder sogar mehr)!

Rezept Fieberbad

Wichtig: Machen Sie das niemals alleine, eine zweite Person muss anwesend sein!

Lassen Sie Wasser in die Badewanne ein. Die Wassertemperatur sollte ungefähr der aktuellen Körpertemperatur entsprechen. Demnach sollte bei einem Fieber von 40 °C auch die Wassertemperatur etwa 40 °C betragen. Die Wirkung des Bades kann mit einem Basenpulver verstärkt werden, der pH-Wert des Badewassers sollte dann bei acht bis neun liegen. Indikatorpapier und Basenpulver sind in Ihrer Apotheke erhältlich.

Der Kranke steigt in die Badewanne, wird abgewaschen und es wird ihm reichlich zu trinken angeboten. Währenddessen sollte mit einem Waschlappen oder einer weichen Badebürste die Haut sanft abgerieben und gebürstet werden. Dabei sollte der Patient reichlich trinken. Nach etwa drei bis vier Minuten beginnt man, kühles – aber nicht kaltes – Wasser in die Wanne einzulassen. Die Wassertemperatur senkt sich allmählich auf 33 bis 34 °C, unser Patient fängt an zu zittern. Jetzt ist der Zeitpunkt gekommen, ihn in dieser Situation noch einmal trinken zu lassen. Er steht jetzt langsam auf und wird lauwarm abgeduscht. Ohne sich abzutrocknen zieht er Schlafbekleidung an und geht ins Bett. Jetzt wird er gründlich zugedeckt, auch der Kopf, lediglich das Gesicht bleibt frei. Das Fenster wird geöffnet, um frische Luft hereinströmen zu lassen. Meist schläft der Kranke rasch ein, fängt möglicherweise an zu schwitzen und seine Temperatur senkt sich.

Rezept Einlauf

Sie fragen sich vielleicht, warum ein Einlauf trotz täglichen Stuhlgangs nötig ist? Aus der traditionellen, chinesischen Medizin wissen wir, dass Lunge und Dickdarm eine energetische Einheit, ein Meridianpaar bilden.

Haben wir Schnupfen, Halsschmerzen, eine Entzündung in den Nasennebenhöhlen oder sogar einen Luftröhrenkatarrh, eventuell eine akute, beginnende Bronchitis, so ist auch immer die Funktions- beziehungsweise die Entgiftungsfähigkeit des Darmes beeinträchtigt! Deswegen ist es sehr sinnvoll, durch eine forcierte Entleerung des Darmes die gesamte Entgiftung anzukurbeln.

Durchführung: Sie benötigen ein Einlaufbesteck (in der Apotheke oder im Sanitätsgeschäft erhältlich). Kochen Sie einen Kräutertee, zum Beispiel Kamille, Fenchel, Salbei oder Zinkkraut, und setzen sie ein Basenpulver zu, etwa ein Esslöffel pro Liter.

Der Kranke liegt auf der linken Körperseite, die Beine sind leicht angezogen, auf einer waschbaren, saugfähigen Unterlage. Der Ausgang des Einlaufbestecks wird nach leichtem Einfetten sanft und ohne Druck in den After eingeführt und der Drehhahn geöffnet (je nach Einlaufbesteck wird auch die Birnenspritze betätigt und entleert). Nach dem Einlauf einer gewissen Flüssigkeitsmenge entsteht ein Druckgefühl im Enddarm. Jetzt die Wasserzufuhr abstellen, der Patient dreht sich auf den Rücken. Wenn der Druck nachgelassen hat, wird der Vorgang wiederholt. Bei einem erneuten Stuhldrang die Wasserzufuhr wieder stoppen und den Kranken abermals umlagern, jetzt auf die rechte Seite. Lässt der Drang nach, wieder Flüssigkeit nachlaufen lassen. Bei Erwachsenen werden ein bis eineinhalb Liter, bei Kindern je nach Alter ein halber bis ein Liter gebraucht. Nun dreht sich der Kranke von rechts auf den Rücken, dann auf die linke Seite, dann wieder auf den Rücken und nochmals nach rechts, damit sich die Flüssigkeit gut auf sämtliche Darmabschnitte verteilen kann. Nach dem Aufstehen wird sich bald Stuhldrang einstellen. Danach fällt die Temperatur meist frappierend schnell!

Bei Bedarf kann man die Prozedur zwei bis vier Mal pro Tag wiederholen, allerdings sollten nur nach ärztlichem Anraten Zusatzstoffe hinzugefügt werden (zum Beispiel Passagesalz oder medizinische Kohle).

Achtung: Wenn die beschriebenen Maßnahmen nicht erfolgreich sind, der Patient sichtlich leidet, dann müssen Sie Ihren Hausarzt, Kinderarzt oder Homöopathen umgehend konsultieren und um Untersuchung oder Rat bitten!

Aus der Geschichte des Fiebers

Schon der griechische Arzt Parmenides, etwa 450 v. Chr., wusste: „Gib mir ein Mittel, Fieber zu erzeugen, und ich heile jede Krankheit." In der Literatur von 1866 ist beschrieben, dass der deutsche Chirurg Busch bei einem 19-jährigen Patienten, der an einem Sarkom (rasch wachsende Krebsart) erkrankt war, eine künstliche Rotlaufinfektion (Wundrose) setzte.[4] Es entstand Fieber, das Sarkom bildete sich völlig zurück.

Der amerikanische Arzt William Coley erzeugte durch die Mischung zweier Bakterienarten (Streptococcus pyogenes und Seratia marcescens) künstliches Fieber. Er publizierte seine Arbeit 1893, nachdem ihm Aufsehen erregende Erfolge bei Tumorbehandlungen gelungen waren. Mithilfe dieser so genannten „Coley-Toxine“ konnte erstmals eine Immunantwort des Behandelten gestärkt und in die gewünschte, heilende Richtung gelenkt werden.

1927 erhielt Julius Wagner von Jauregg den Nobelpreis für Medizin. Ihm war es gelungen, Syphilis mit Fieber erzeugenden Malariabakterien zu heilen.

Eine vergleichende Studie bei niedrig malignem Non-Hodgkin-Lymphom (eine Art Lymphdrüsenkrebs), deren Ergebnisse 1983 veröffentlicht wurden, fördert bemerkenswerte Unterschiede bei den einzelnen Gruppen zutage. In der ersten Gruppe erhielten 30 Patienten sechs bis zwölf Chemotherapien mit anschließender lokaler Bestrahlung der Resttumore. Die 26 Patienten der Vergleichsgruppe erhielten zusätzlich eine Woche vor jeder Chemotherapie besagte „Coley-Toxine“. In dieser Gruppe wurde eine Vollremission (Besserung) bei 85 Prozent der Patienten erreicht, in der Vergleichsgruppe waren es nur 44 Prozent! Nach dreijähriger Nachbeobachtungszeit erlitten in der „Coley-Toxin-Gruppe“ nur 20 Prozent der Patienten einen Rückfall, in der Vergleichsgruppe waren es jedoch 42 Prozent! Nach vier Jahren hatte die Hälfte der Teilnehmer aus der „Coley-Toxin-Gruppe“ einen Rückfall, die Rate in der Vergleichsgruppe lag aber bei 100 Prozent. Nach fünf Jahren waren noch alle Patienten der ersten Gruppe am Leben, aus der Vergleichsgruppe waren jedoch 60 Prozent der Patienten verstorben.[5]

In den Jahren zwischen 1983 und 1989 fasste die aktive Fiebertherapie in verschiedenen Tumorkliniken (Bad Rappenau, Uniklinik Göttingen) Fuß und verzeichnete teilweise verblüffende Erfolge.

Prof. Klaus Kölmel von der Universitätsklinik für Hautkrankheiten in Göttingen beschäftigte sich intensiv mit der Therapie metastasierender Melanome, aggressive, bösartige Hauttumoren mit tödlichem Ausgang. Er spritzte metastasierten Patienten, für die keine Aussicht auf Heilung mehr bestand, Bakterien-Kulturen und stellte fest, dass diejenigen Patienten, welche in der Lage waren, daraufhin hohes Fieber zu entwickeln, auf die Therapie ansprachen. Von 15 Patienten erlebten drei eine vollkommene Besserung. Dies übertraf bei Weitem die gültigen Statistiken zu den Heilungsraten.[6]

Anschließend befragte sein Team 139 Melanom-Patienten und 271 Kontrollpersonen nach fieberhaften Infektionen, die sie seit dem Kindesalter durchgemacht hatten. Man stellte fest, dass das Krebsrisiko um das Neunfache geringer war, wenn die Patienten in den letzten fünf Jahren mehr als zwei Fieberinfekte durchgemacht hatten.[7] Die Angst, Fieber könnte bei einer akuten Erkrankung Schaden verursachen, ist also unbegründet.

Der berühmteste und oft zitierte Fieberforscher, M. J. Kluger, der sich bereits in den 70er-Jahren einen Namen machte, schreibt im Jahre 2002: „Der überwältigende Beweis für den Nutzen von Fieber, das immer eine angepasste Antwort auf einen Infekt darstellt, ist die Tatsache, dass es in der Tierwelt über Jahrhundert Millionen Jahre erhalten blieb.“[8] Viele experimentelle und auch klinische Studien beweisen, dass ein fieberhafter Zustand für den Verlauf einer Krankheit günstig ist: Er verbessert das Überleben und verkürzt die Krankheitsdauer.[9, 10] Das Fieber hemmt die Vermehrung von Bakterien, sie werden für die angreifenden Antikörper verwundbarer und sind leichter abzutöten.[11]

Es handelt sich um eindeutige, immunologische Konsequenzen.[12] Die Temperaturerhöhung innerhalb eines physiologischen Bereichs wirkt stimulierend auf die Immunabwehr und führt zu schnellerer Antigenerkennung, gesteigerter Mobilität, Aktivität und Fresstätigkeit der weißen Blutkörperchen sowie vermehrter Produktion wichtiger Botenstoffe (Interferone*).

Nur in wenigen Fällen sollte man bei Fieber Vorsicht walten lassen: Bei schweren Herz- und Lungenerkrankungen sollte eine längere Fieberentwicklung beispielsweise nicht zugemutet werden. Bei einer Temperaturerhöhung von 1 °C erhöht sich die Herzfrequenz um durchschnittlich neun bis elf Schläge pro Minute. Das kann für einen Herzkranken zu belastend sein. Auch bei Schlaganfallpatienten, die in den ersten Tagen nach der Erkrankung Fieber entwickeln, sollte man vorsichtig sein. Hier kann das Fieber die Prognose des Krankheitsverlaufes verschlechtern.[13] In der frühen Schwangerschaft ist Fieber mit einem erhöhtem Risiko für das Kind verbunden, auch in diesem Fall ist eine Fiebersenkung angezeigt.[14]

Fieber und die künstlich erzeugte Übertemperatur des Körpers (Hyperthermie) kann man aber nicht gleichsetzen.[15] Trotzdem gilt inzwischen, dass eine vom Körper oder von außen erzeugte Hyperthermie (aktiv oder passiv) dazu beitragen kann, dass schwere „unheilbare“ Krankheiten gelindert oder sogar geheilt werden können.[16] Die erzeugten Effekte könnten theoretisch bei allen Krankheitsbildern mit immunologischem Hintergrund genutzt werden. Bestätigende Studien, die eine ausreichende Anzahl von Patienten als

Probanden beinhalten, existieren meines Wissens jedoch nicht. Sie wären zu arbeits- und kostenintensiv. „Es gibt nur wenige Studien, (...) Kliniken und Praxen (...) integrieren diese Therapie in ein Gesamtkonzept der Biologischen Tumortherapie.“[17]

Der alleinige Grund für fehlende Studien dürfte meines Erachtens jedoch sein, dass sich mit einer kostenlosen Methode, die letztlich zur Genesung eines Menschen führt, kein Geld verdienen lässt!

Der Fieberkrampf

Die einzige Komplikation, die bei einem viel zu raschen Fieberanstieg auftreten kann, ist der Fieberkrampf (ein der Epilepsie ähnlicher Krampfzustand mit einhergehender Bewusstlosigkeit). Von einem raschen Fieberanstieg spricht man, wenn die Temperatur innerhalb von ein bis eineinhalb Stunden um 2,0 °C bis 2,5 °C ansteigt. Dieser Fieberkrampf kommt bei zwei bis vier Prozent aller Kinder zwischen dem sechsten Lebensmonat und dem fünften Lebensjahr vor. Am häufigsten wird er im Alter von etwa zwei Jahren beobachtet. Die Dauer eines Fieberkrampfes beträgt in der Regel ein bis drei Minuten und löst sich von selbst wieder auf. In solchen Fällen ist eine rasche, physikalische Fiebersenkung angezeigt.

Diesen statistischen Erkenntnissen ist eindeutig zu entnehmen, dass wir 96 bis 98 Prozent aller Kinder sinnlos und völlig umsonst mit chemischen, fiebersenkenden Mitteln behandeln, nur um das Risiko eines Fieberkrampfes auszuschalten.

Wohlgemerkt, ein echter Fieberkrampf tritt lediglich bei zwei bis vier Prozent der Kinder auf. In einer Studie in England, bei der 15 000 Kinder untersucht wurden, konnte eine wichtige Aussage getroffen werden: „Auch komplexe Fieberkrämpfe haben selten Folgen.“ Von den untersuchten 15 000 Zehnjährigen hatten insgesamt 381 Kinder mindestens einen Fieberkrampf. Aus dieser Gruppe zeigten sich lediglich bei vier Kindern (kaum mehr als ein Prozent) Unterschiede zur Kontrollgruppe.[18]

Daher ist eine chemische, fiebersenkende Maßnahme medizinisch nicht notwendig, eine Unterlassung ist durchaus mit der medizinischen Ethik vertretbar. Ausnahmen sind:

- Kinder, bei denen selbst oder in deren Familien ein zerebrales Anfallsleiden (Epilepsie) bekannt ist.

- Kinder mit neurologischen Erkrankungen und Entwicklungsstörungen, zum Beispiel Frühgeburten mit merklicher Entwicklungsverzögerung.

Das befürchtete Epilepsie-Risiko bei den Fieberkrampf-Kindern liegt zwischen 2 und 4,5 Prozent, das heißt, dass das Risiko sehr gering ist und eine schematische Fiebersenkung daher nicht vertretbar ist, sondern im Interesse des Patienten davon abgeraten werden muss. (Weiterführende Informationen finden Sie auch im Internet: www.fieberkrampf.de)

Fallbeispiel Niklas

Als Niklas im Alter von zwei Jahren und sieben Monaten von seinen Eltern in meine Sprechstunde gebracht wurde, beklagten sie sich, dass der Kleine ständig krank sei. Sie hatten bereits mehre Ärzte konsultiert. Grund für die Behandlungen sind nicht zu behebende Schlafstörungen, extreme Lebhaftigkeit, Unruhe sowie allergische Reaktion auf Insektenstiche.

Die Eltern berichteten von einer problemlosen Schwangerschaft und von einer achtundzwanzig Stunden dauernden Geburt, bei der Niklas mithilfe einer Saugglocke zur Welt kam. Er wurde vier Monate lang gestillt. Bereits drei Wochen nach der Geburt erhielt der Junge aufgrund einer Bindehautentzündung antibiotische Tropfen.

Später, während der Zahnung und nach den Impfungen (zweimalige Fünffach-Impfung), wird er infektanfällig, hat häufig Schnupfen und Mittelohrentzündungen, die vom Kinderarzt mehrfach mit Antibiotika behandelt werden. Mit 13 Monaten erleidet er den ersten Fieberkrampf bei einer Temperatur von 41 °C.

Im zweiten Lebensjahr hat das Kind Pfeiffersches Drüsenfieber, Salmonellose und Mittelohrentzündungen (diese häufiger rechts als links). Den Eltern bereitet der ständig kranke Junge Kummer, und sie beschließen, einen alternativen Weg der Behandlung zu suchen. Während des Gespräches stellt sich außerdem heraus, dass Niklas bereits mit zehn Monaten laufen konnte; dass er schon immer sehr aktiv war und alles ganz genau untersucht. Er liebt die Abwechslung, bleibt nie lange bei einem Spiel, verlangt ständig nach einer neuen Art der Unterhaltung. Er spielt viel lieber mit älteren als mit gleichaltrigen Kindern, liebt Tiere, besonders Hunde und Pferde. Wenn er Musik hört, fängt er an zu tanzen. Wenn er schläft, dann nur sehr unruhig auf dem Bauch. Niklas wacht bis zu fünf Mal pro Nacht auf. Er hat eine Vorliebe für Gewürzgurken, Knoblauch, Eier, Wurst und Nudeln. Er trinkt die Salatsoße aus der Salatschüssel aus. Manchmal verlangte er nach Milch, Käse dagegen lehnt er vollkommen ab.

Bereits einen Tag nach der Auswahl des persönlichen Homöopathikums meldete sich die besorgte Mutter: Das Kind habe fast 40 °C Fieber. Bei einer gründlichen Untersuchung ließ sich keine Organlokalisation feststellen (Atemwege, Ohren und Bauch waren ohne Befund). Es erfolgte eine physikalische Fiebersenkung mit Wadenwickeln. Wenige Tage darauf war Niklas fieberfrei. In den anschließenden vier Wochen bekam er nochmals drei Fieberschübe bis 39,5 °C. Etwa sechs Wochen nach der Einnahme des Medikamentes war er wie ausgewechselt. Er war ruhiger, schlief gut und machte einen Entwicklungsschub. Seither war Niklas nur noch selten krank. Wenn er kränkelte, bekam er kurz hohes Fieber, bis zu 40 °C, das mit Wadenwickeln oder gelegentlich auch mit seinem homöopathischen Mittel behandelt wurde. Heute hat er nur noch selten fieberhafte Infekte und entwickelt sich sehr erfreulich. (Erstkonsultation August 1998; Nachbeobachtung bis Anfang 2005)

Aus diesem Fall wird ersichtlich, dass das passend ausgesuchte, persönliche Homöopathikum einen raschen, fieberhaften Zustand hervorrief, begleitet von erneutem Aufflackern des Fiebers in den folgenden vier Wochen. Diese Fieberschübe waren notwendig, um die bis dahin durchgemachten – aber unterdrückten – Infektionen endgültig zu bewältigen (vgl. Kapitel 2 zum Thema Unterdrückung).

Die Geschichte von Niklas ist ein beeindruckendes Beispiel dafür, wie das Immunsystem aufgrund eines individuell ausgesuchten homöopathischen Mittels wieder die Führung im Körper übernehmen kann. Insbesondere das wiederkehrende Fieber war Ausdruck der körpereigenen Abwehr-Aktivitäten. Das allein führt schließlich zur Genesung des Patienten.

Fallbeispiel Niels

Als ich Niels im September 2001 kennen lernte, war er fünf Jahre alt. Er litt nahezu ständig an Angina. Von den Ärzten erhielt er immer wieder Antibiotika. Bei seinem ersten Besuch in meiner Praxis nahm er ebenfalls ein Antibiotikum, da der Verdacht auf Borreliose (von Zecken übertragene Infektionskrankheit) bestand. Die Mutter berichtete:

„Man merkt richtig, wann Niels krank wird, ein paar Tage zuvor ist er bewegungsunlustig und eine leichte Heiserkeit ist zu beobachten. Dann bekommt er plötzlich Fieber, 40 bis 41 °C und starke Kopfschmerzen im Stirnbereich."

Hierauf folgte meistens eine chemische Fiebersenkung und die Verabreichung von Antibiotika, was dann zu einer kurzen, vorübergehenden Besserung des

Allgemeinzustandes führte, der Rückfall war jedoch schon fast vorprogrammiert. Durch weitere Fragen erfuhr ich noch, dass es der Mutter während der Schwangerschaft schlecht gegangen war. Sie erzählte:

„In der Schwangerschaft entzog mir das Kind sämtliche Energie, ich hatte Sorgen um unsere Zukunft, mein Mann machte damals seine Abschlussprüfungen, ich hatte Existenzangst. Bei seiner Geburt wog Niels 5 100 Gramm, sein Kopf war im Geburtskanal stecken geblieben und es dauerte sehr lange, bis er zur Welt kam. Nach der Geburt war er auffallend ruhig. Niels wurde acht Monate lang voll gestillt. Die Impfungen hatte er scheinbar gut vertragen. Im Alter zwischen ein und drei Jahren traten wiederkehrende Krupp-Anfälle (Husten mit Atemnot) auf, die meist kurz vor Mitternacht begannen. Das Kind wachte auf, saß plötzlich im Bett, hatte diesen typisch bellenden Husten und bekam kaum Luft. Feuchtwarme Luft, auch dampfende Badezimmerluft besserten seinen Zustand."

Ich fragte die Mutter, ob es noch weitere Auffälligkeiten bei ihrem Sohn gäbe.

„Er schwitzt sehr schnell am Kopf, meistens nachts im Schlaf. Er isst gerne Süßigkeiten, außerdem mag er gern Hühnchen, Pommes und Ketchup. Morgens ist er fröhlich, energiegeladen. Wenn etwas Neues auf ihn zukommt oder etwas außerhalb der Routine passiert, ist es ihm spürbar unangenehm."

Nach dieser Besprechung wurde eine Vorauswahl von Medikamenten getroffen. Da das Kind aber noch unter Antibiotika stand, wurde nichts verabreicht. Beim zweiten Gespräch, etwa drei Wochen später, berichtete mir die Mutter von einem Fieberschub während der Antibiotika-Einnahme. Dieses Mal wurde aufgrund unseres ersten Gespräches keine chemische Fiebersenkung vorgenommen. Außerdem erfuhr ich bei diesem Gespräch noch, dass Niels gerne Ritter oder Pirat spielte, er fühlte sich dabei groß und stark. Beim Schlafengehen hatte er bestimmte Rituale und sein kleiner Bär musste immer dabei sein. In der Dunkelheit war er ängstlich, er fürchtet sich auch vor plötzlichen Geräuschen. Er war am liebsten in einem kühlen Zimmer und an der frischen Luft. Er liebte Orangen. Wenn er von einer Mücke gestochen wurde, schwoll die Stelle sehr stark an.

Nach klassisch homöopathischen Gesichtspunkten verabreichte ich das erste Mittel. Einige Tage nach der Einnahme von *Sulfur* bekam Niels plötzlich hohes Fieber und Kopfschmerzen. Das war ein gutes Zeichen, die so genannte Erstverschlimmerung, die der Genesung vorausgeht, hatte eingesetzt. Nun folgte eine Weiterbehandlung mit pflanzlichen und enzymatischen Begleitmedikamenten. Ein Homöopathikum wurde dieses Mal nicht gegeben. Bereits am nächsten Tag ging es dem Kind etwas besser. Einen Tag später hatte Niels erneut einen Fieberschub von bis zu 39,5 °C. Wir warteten weiter ab. Drei Wochen lang ging es ihm gut, dann bekam er Husten und Schnupfen. Ich gab erneut *Sulfur*, worauf er zwei Tage später Fieber entwickelte, sich erbrach und Durchfall bekam. Aufgrund der neuen Situation und Symptomatik erhielt er *Calcium muriaticum*, das zu einer schnellen Besserung führte. Eine wiederholte Gabe des Medikamentes wurde erst nach 15 Monaten notwendig. Bis dahin blieb Niels gesund.

Dieser Fall zeigt, dass auch eine antibiotische Medikation nicht vor erneuten Fieberschüben schützen kann. Der kleine Organismus des Kindes benötigte einige Tage, bis er nach der Einnahme des Homöopathikums Fieber entwickelte, das aber dieses Mal nicht mit einem Antibiotikum behandelt wurde. Als das zuerst ausgewählte Medikament *(Sulfur)* beim zweiten Ausbruch wieder verabreicht wurde, zeigten sich Symptome, die zur Auswahl des weiterführenden, heilenden Mittels für Niels (*Calcium muriaticum)* führten. (Behandlungsdauer vier Monate; Nachbeobachtungszeit vier Jahre)

Fieber ist kein Feind – sondern ein Freund. Behandeln Sie es schonend, damit unser Immunsystem Fieber als körpereigene Waffe nutzen kann, um auf Krankheiten zu reagieren!

» Was bringt den Doktor um sein Brot?
a) die Gesundheit, b) der Tod
Drum hält der Arzt, auf dass er lebe,
uns zwischen beiden in der Schwebe. «

(Eugen Roth, 1895-1976)

Kapitel 5

Antibiose, der zweite Eingriff ins Immunsystem

Der Einsatz von Antibiotika

Der Begriff „Antibiotikum“ ist sehr bekannt, weniger vertraut ist die eigentliche Bedeutung. Das Wort stammt aus dem Griechischen: die Vorsilbe „anti“ steht für „gegen“ und „bíos“ ist die Bezeichnung für „Leben“. Es bedeutet also „gegen das Leben“!

Diese Bezeichnung ist sehr treffend, da kleinste Lebewesen, nämlich Bakterien, davon abgetötet werden. Aber leider richten sich Antibiotika auch im weitesten Sinn gegen das Leben, bei wiederholter Verabreichung sogar gegen unser Leben! Ein Antibiotikum ist nicht in der Lage, zwischen krankmachenden oder lebensnotwendigen Bakterien zu unterscheiden und so manche Bakterien sind für uns von großem Nutzen.

Wir Menschen könnten ohne die Mitwirkung von schützenden Bakterien, die für unsere Abwehr arbeiten, nicht leben. Das gilt ebenso für Pflanzen und Tiere. Bakterien sind überall vorhanden: auf der Haut, im Mund und im Verdauungstrakt. Sie erfüllen wichtige, schützende und regulierende Funktionen. Wir leben mit ihnen in Symbiose, in einem Austausch zu gegenseitigem Nutzen, und obwohl diese Bakterien milliardenfach vorhanden sind, machen sie uns selten krank. Dieses Gleichgewicht wird durch unser Immunsystem sehr sorgfältig überwacht. Wird es gestört, können sich krank machende Keime so stark vermehren, dass sie die Oberhand gewinnen. Solange aber das eigene Abwehr- beziehungsweise Immunsystem einwandfrei funktioniert, wird sich daraus keine Krankheit entwickeln. In Medizinerkreisen gibt es einen sehr bekannten passenden Spruch: „Die Mikrobe ist nichts, das Milieu ist alles“. Von wem genau dieser Ausspruch stammt, ist leider nicht genau feststellbar, er wird aber dem französischen Prof. Claude Bernard zugeschrieben.

Die Entwicklung einer Mikrobe, beziehungsweise deren Vermehrung, hängt essenziell vom umgebenden Milieu ab. Ist es für die Mikrobe ungünstig, wird sie sich nie krank machend entfalten können.

Ganz anderer Auffassung war im 19. Jahrhundert der deutsche Pionier, Forscher und Bakteriologe Robert Koch, der unter anderem die Tuberkulose- und Choleraerreger entdeckte. Er war überzeugt, dass nur das krankheitserregende Agens (Bakterium) an der Entstehung einer Krankheit schuld sei – nicht jedoch das umgebende Milieu. Koch lehrte, dass ein einziges Bakterium eine Krankheit (z.B. Tuberkulose oder Cholera) verursachen kann.[1]

Diese Infektionstheorie hält sich bis zum heutigen Tage. Zum Beispiel soll das Bakterium Helicobacter pylori Magenentzündungen und -geschwüre, in einigen Fällen sogar Magenkrebs verursachen. Ebenso sagt man Chlamydien nach, dass sie ursächlich für Herzinfarkt seien.

Diese restriktive Theorie hätte sich zu Zeiten Roberts Kochs weder entwickeln, geschweige denn bis heute halten dürfen. Zu glauben, dass das umgebende Milieu keinerlei Rolle spiele, ist dogmatisch, töricht und entspricht in keiner Weise der Beobachtung und dem Ablauf von Infektionskrankheiten.

Max von Pettenkofer bewies durch einen eindeutigen Selbstversuch am 7. Oktober 1892, dass die Mikroben ein entsprechendes Milieu benötigen, um eine Krankheit entwickeln zu können. Der damals 74-Jährige verzehrte vor den Augen seiner entsetzten Schüler und Mitarbeiter eine mit einer Cholerakultur angereicherte Bouillon. Zwei Tage später stellte sich bei ihm ein leichter Durchfall ein, der etwa vier Tage anhielt. Bei der Untersuchung seines Stuhls wimmelte es nur so von Cholera-Bazillen.[2]

Trotzdem fühlte er sich wohl und legte den halbstündigen Weg von seiner Wohnung bis zum Institut zu Fuß zurück, so wie er es immer tat.[3] Einige Tage später schrieb er in einem Brief an Robert Koch: „Herr Dr. Pettenkofer übermittelt seine Komplimente an Herrn Prof. Dr. Koch und bedankt sich herzlich für die Übersendung des Fläschchens mit der ‚Choleravibrio'. Herr Dr. Pettenkofer hat nun den gesamten Inhalt getrunken und freut sich, Herrn Dr. Koch darüber in Kenntnis setzen zu können, dass er sich weiterhin in aufrechter, guter Gesundheit befindet."[4]

Pettenkofers Assistent, Rudolf Emmerich, wiederholte zehn Tage später den Versuch. Auch bei ihm stellte sich Durchfall ein. Er verbrachte eine ganze Nacht auf der Toilette, am fünften Tag waren alle Beschwerden verflogen.[5] Somit konnte damals schon belegt werden, dass ein Krankheitserreger nur bei demjenigen eine Krankheit auslösen kann, der geschwächt und somit empfindlich auf die jeweiligen Krankheitserreger reagiert. Dieser Beleg hat bis heute Gültigkeit. Das Bakterium *muss* auf einen geeigneten Nährboden treffen, um eine Krankheit auslösen zu können. Gesunde Menschen, die sich in körperlichem und seelischem Gleichgewicht befinden, werden einem Krankheitserreger nicht zum Opfer fallen!

Flemings Penizillin

Als Alexander Fleming 1928 zufällig das Penizillin - das erste Antibiotikum - entdeckte, begann dessen außerordentlicher Siegeszug, der bis in die sechziger Jahre des 20. Jahrhunderts andauerte.

Fleming war Mikrobiologe und arbeitete im St. Mary's Hospital in London, wo er Bakterien in Kulturen züchtete. Als einer seiner Mitarbeiter in eine geöffnete Schale mit Bazillen nieste, lösten sich die Bakterienkolonien tatsächlich durch ein Tröpfchen der Nasenflüssigkeit auf. Fleming nannte diesen Stoff Lysozyme.[6]

Er forschte über Jahre hinweg mit wenig Erfolg und musste erkennen, dass die Lysozyme nur gegen wenige Bakterien wirkten und darüber hinaus auch keinen besonders intensiven Wirkungsgrad hatten. Im Juni 1929 fuhr er ziemlich frustriert in Urlaub. Er vergaß einige Petrischalen, in denen er Staphylokokken züchtete, in den Kühlraum zu stellen. Als Fleming zurückkam, stellte er fest, dass alle seine vergessenen Kulturen verschimmelt waren. Allerdings waren an den Stellen, wo der Schimmel saß, keine Bakterienkulturen mehr zu finden - sie hatten sich komplett aufgelöst! Dagegen gediehen die Staphylokokken dort munter weiter, wo sich kein Schimmel gebildet hatte.

Bei einer Analyse stellte sich heraus, dass es sich bei diesem Schimmel um eine seltene, aber schnell wachsende Pilzart handelte (Penizillin), die anscheinend durch das offene Fenster „hereingeflogen" war. Fleming testete die Wirksamkeit des Penizillins auf verschiedenen Bakterienarten (Gonokokken, Meningokokken und Diphteriebazillen), und stellte einen sicheren und intensiven Wirkungsgrad fest.

Er publizierte seine Entdeckung 1929 im *British Journal of Experimental Pathology*.[7] Doch seine anfängliche Begeisterung wurde durch so manchen Rückschlag gemindert. Es gelang in anderen Laboratorien nicht, seine Versuchsergebnisse zu wiederholen. Das Interesse an der Erfindung verebbte. Seine Entdeckung ruhte zehn Jahre lang, bis der deutschstämmige britische Biochemiker Ernst Chain die Versuche so weiterentwickelte, dass Flemings Substanz bei erneuten Laborversuchen um das Zwanzigfache wirksamer war, als alle anderen bis dahin bekannten antibakteriellen Mittel. In einem Versuch mit Mäusen wurden zehn Tiere mit Streptokokken infiziert. Fünf wurden anschließend mit Penizillin, die anderen mit einem Plazebo behandelt. Das Ergebnis war, dass alle plazebobehandelten Mäuse starben, die mit Penizillin behandelten Tiere überlebten.[8] Alexander Fleming erhielt für seine Entdeckung 1945 den Nobelpreis für Medizin.[9]

Die Weiterentwicklung von Antibiotika

In der Praxis ist es heutzutage so, dass das gute alte Penizillin fast nicht mehr gebraucht wird, da die Bazillen durch ihre starke „Selbstverteidigungsstrategie" Resistenzen entwickelt haben. Bakterien besitzen die noch nicht vollständig geklärte Eigenschaft, sich so zu verändern, dass ihnen Antibiotika nichts mehr anhaben können. Insbesondere wurden sie unempfindlich gegen Penizillin. Diese Tatsache zwingt uns, immer neue, wirkungsvollere und teurere Breitband-Antibiotika zu entwickeln. Ein aussichtsloser Kampf, da die Bakterien viel schneller sind. In 24 Stunden teilen sie sich unzählige Male, in kürzester Zeit durchlaufen Hunderte von Bazillengenerationen die einzelnen Entwicklungsprozesse. Die Resistenz wird an den Nachfolger weitervererbt, die Bazillen werden immer widerstandsfähiger.

Laut der Welt-Gesundheits-Organisation (WHO) werden 60 Prozent aller Krankenhaus-Infektionen von Mikroben verursacht, die gegen Antibiotika resistent sind. Man kann Mikroben den Antibiotika aussetzen wie man will, es stört und zerstört sie einfach nicht. Ein Prozess, der täglich in unseren Krankenhäusern abläuft. Unter Umständen werden Sie krank in eine Klinik eingeliefert und verlassen sie viel kränker wieder ...

Resistenz

In den medizinischen Zeitschriften häufen sich die Nachrichten über die Resistenzentwicklung, die uns allen – Patienten und auch Ärzten – Sorge bereiten sollte.[10-12] Um es noch deutlicher zu formulieren: Sorge bereiten *muss*!

Die Nachrichten sind absolut erschreckend: Zwischen 1984 und 2001 stieg zum Beispiel die Methizillin-Resistenz (ein äußerst effektives Breitband-Antibiotikum) der Stämme beim Staphylococcus aureus (ein Hautkeim, der fast überall vorkommen kann), von 2,4 auf 21 Prozent an. Diese Entwicklung ist – milde ausgedrückt – mehr als Besorgnis erregend.

Man stelle sich vor: Sie liegen mit einer bakteriellen Infektion im Krankenhaus und keine der verabreichten Antibiotika helfen. Eine grauenhafte Vorstellung! Gerade in Krankenhäusern grassieren solche multiresistenten Stämme, die allen Behandlungsversuchen trotzen. Die Bakterien können sich ohne Weiteres im OP-Saal befinden und den Patienten infizieren. Nicht umsonst wurden in manchen Krankenhäusern OP-Räume, manchmal sogar ganze OP-Trakte, stillgelegt, um die Ausbreitung solcher multiresistenter Bakterien zu verhindern.

Allein in den USA sterben jährlich 80 000 Menschen durch Infekte, die sie sich in Krankenhäusern zugezogen haben![13] Prof. Th. Wichelhaus, Professor für Mikrobiologie aus Frankfurt, sagt: „Der Keim kann auf Oberflächen mehr als 100 Tage überleben (...). Wir sind darauf angewiesen, dass wir immer neue Antibiotika erhalten, um den Bakterien stets einen Schritt voraus zu sein."[14]

Dass die Bakterien immer „gewinnen", ist auch die Meinung von Loren Miller, eine amerikanische Infektologin, die ihre Arbeit im *New England Journal of Medicine* veröffentlichte: Staphylokokken – also in der Regel Hautkeime – sind nicht nur für Abszesse und Furunkel in der Haut verantwortlich, sie können auch Weichteilgewebe befallen und sich dort ausbreiten.[15]

Aus den USA wird im April 2005 sogar berichtet, dass sich ein unempfindlicher Staphylokokkus-Superkeim unter gesunden Jugendlichen ausbreitet. Auch in den Niederlanden wird er bereits vermutet.[16] Er schädigt dauerhaft Herz und Lunge und kann Abszesse und Blutvergiftungen auslösen.

Es ist bekannt, dass in manchen Gebieten der Erde bis zu 98 Prozent der Gonokokken (Tripper-Erreger) gegen beinahe alle bekannten Antibiotika resistent sind! So etwas geschieht, wenn aus Angst vor Ansteckung bereits zur Vorbeugung wirksame, hoch potente Antibiotika eingenommen werden.

Nicht anders ist es bei der Malaria: Die großzügigen Chemoprophylaxe-Empfehlungen gegen das Tropenfieber (Malaria tropica) wurden in letzter Zeit massiv zurückgenommen, da die Verantwortlichen offensichtlich eingesehen haben, dass die bis vor einigen Jahren praktizierte Empfehlung in einer Sackgasse endet. Eine „blinde" Prophylaxe führt schnell zu einer Resistenzentwicklung, die nicht mehr umkehrbar ist.

Nach Angaben der WHO erkranken jährlich bis zu 500 Millionen Menschen schwer an Malaria, zwei bis zweieinhalb Millionen sterben daran. 2004 wurden in Deutschland erstmals mehr als 1 000 Malariafälle registriert. Trotz dieser Zunahme empfiehlt die Deutsche Gesellschaft für Tropenmedizin (DTG) für die meisten Urlaubsgebiete, sich vor den Mücken zu schützen, die diese Krankheit verbreiten – klugerweise aber nicht mehr mittels einer Chemoprophylaxe. Nur im Ernstfall sollte ein bereits mitgeführtes Stand-by-Medikament eingenommen werden.[17] Bei der Schaden-Nutzen-Relation der Prophylaxe ist das Risiko von Schädigungen einfach zu groß.

Die Gründe für die gesamte Resistenzentwicklung sind vielschichtig:

- Unsere industrialisierte Nahrung, besonders Fleischprodukte aus der Tiermast, enthält Reste von Antibiotika, die wir beim Verzehr „blind" aufnehmen. In der Massentierhaltung werden oft Antibiotika eingesetzt, um das Überleben der Tiere bis zur Schlachtung zu sichern. Leider sind dies allzu unüberlegte, voreilige ärztliche Verordnungen bei Krankheiten, die den Einsatz von Antibiotika nicht erfordern (Viren- oder Pilzerkrankungen).
- Durch den schnellen Generationsdurchlauf der Bakterien wird die Resistenz an die Nachfolgenden zügig weitervererbt.

In Deutschland zeigt eine gemeinsame Untersuchung des *Wissenschaftlichen Instituts der AOK* (WIDO) und der Universitätsklinik Freiburg, dass Ärzte in den alten Bundesländern deutlich häufiger Antibiotika verordnen, als deren Kollegen in den neuen Bundesländern. In Zahlen bedeutet dies: Im Jahr 2001 hat jeder Versicherte im Saarland im Schnitt 6,3 Tage lang Antibiotika eingenommen. Die Versicherten in Sachsen hingegen waren nur 3,5 Tage unter antibiotischer Therapie.[18] Hierzu sagt Prof. Kern (Universität Freiburg): „Es liegen keine Erkenntnisse vor, ob der Einsatz von Antibiotika ‚leitliniengerecht' erfolgt, also der Empfehlung von Fachorganisationen zum Einsatz von Antibiotika Folge geleistet wurde."

Antibiotika im Babyalter: schädlich und allergiefördernd

Es ist längst erwiesen, dass der Einsatz von Antibiotika im Baby- und Kindesalter schädlich ist. Eine Langzeitstudie von Christine Cole Johnson vom Henry-Ford-Hospital in Detroit zeigt, dass Kinder, die in den ersten sechs Monaten ihres Lebens ein Antibiotikum einnehmen mussten, im Schulalter durchschnittlich 1,5-mal häufiger an Allergien und 2,5-mal häufiger an Asthma erkranken.[19] Bereits eine einzige antibiotische Therapie führt zu diesen Ergebnissen. Nach Johnson wirken Antibiotika gerade bei Kindern wesentlich stärker und schädlicher auf das sich noch im Aufbau befindliche Immunsystem, als man bisher angenommen hat. Neueste Untersuchungen bestätigen die Ergebnisse und belegen sogar, dass die Allergiebereitschaft mit der Anzahl der Antibiotika-Behandlungen auf ein Mehrfaches ansteigt. Die Autorin resümiert als Ergebnis der noch nicht veröffentlichten Studie: „Eine antibiotische Therapie im frühen Babyalter bedeutet ein erhöhtes Allergierisiko."

Aufgrund antibiotischer Verordnungen entstehen im Darm noch unerforschte Schäden, die sich dann auf die gesamte Entwicklung des Kindes auswirken und zu chronischer, kaum noch kontrollierbarer Infektanfälligkeit und zur Entstehung von Allergien führen können. Wir sollten nicht vergessen, dass 80 Prozent unseres Immunsystems sich im Darm befinden!

Fallbeispiel Moritz

Moritz wurde nach einer „Bilderbuchschwangerschaft" in Steißlage geboren. Nach nur wenigen Tagen wurde er ohne Wissen der Eltern gegen Tuberkulose geimpft. Er entwickelte sich bis zum sechsten Lebensmonat unauffällig. Kurz danach erkrankte er an einer linksseitigen Mittelohrentzündung mit hohem Fieber. Wie so oft, wurde auch hier vorschnell gehandelt und ein Antibiotikum eingesetzt. Die Genesung des Kleinen ging rasch voran, aber nach einigen Wochen erkrankte der Junge erneut an einer Mittelohrentzündung, diesmal begleitet von einem verstopften Augenkanal (ebenfalls links) mit eitriger Absonderung aus dem Auge. Nach der zweiten antibiotischen Therapie bekam das Kind Durchfälle. Es wurden Salmonellen gefunden. Zudem gab es deutliche Flüssigkeitsansammlungen hinter dem Trommelfell (Paukenergüsse).

In der Zeit zwischen dem neunten und zwölften Lebensmonat, also etwa drei Monate nach der ersten Mittelohrentzündung mit antibiotischer Therapie, traten bei Moritz seltsame, beängstigende und unerklärliche Schreiattacken auf, die sich bis zum zweiten Lebensjahr so massiv steigerten, dass er in einer Klinik vorgestellt werden musste. Zitat aus dem Arztbrief: „(...) hat Moritz nachts begonnen, häufig unmittelbar nach Mitternacht, gelegentlich auch vorher, plötzlich und anhaltend zu schreien. Gelegentlich sitzt er dabei im Bett, häufiger steht er aber dabei, strampelt sehr heftig mit den Füßen und schlägt mit den Armen um sich. Auf Ansprache reagiert er nicht, er lässt sich auch nicht beruhigen. Die Symptomatik hält bis zu einer Stunde an. (...)"

Weder Mutter noch Vater oder sonstige Angehörige waren in der Lage, das Kind in diesem Zustand anzusprechen. Es reagierte auf keinerlei Reize. Mit der Zeit wurde er müde und schlief wieder ein. Das wiederholte sich jede Nacht.

Die Kinderklinik bestätigte, dass das EEG unauffällig war, und dass es sich mit großer Wahrscheinlichkeit um einen Pavor nocturnus (Nachtterror) handeln müsse, der von ausgeprägten Verhaltensauffälligkeiten überlagert sei. Man riet zu einer stationären Aufnahme, eventuell zu einer Operation und einer Erziehungsberatung.

Den Eltern wurde die Angelegenheit suspekt, sie suchten eine Alternative zur üblichen „Eisbergmedizin" und fanden diese in der Homöopathie.

Die Anamnese wurde in Etappen, am 18. Dezember 1997 und am 22. Januar 1998, erstellt. Aus homöopathischer Sicht wurden zuerst *Tuberculinum*, später *Natrium muriaticum*, danach *Thuja* und *Camphora* verabreicht. Diese Medikamente hatten zur Folge, dass die Infektanfälligkeit nachließ und die Ohrenentzündungen nicht mehr auftraten. Der behandelnde Hals-Nasen-Ohren-Arzt war mit dem Krankheitsverlauf zufrieden, von einer Operation wegen der Paukenergüsse war keine Rede mehr.

Das nächtliche Schreien war leider noch da, es gab eine kleine Verbesserung nach der Gabe von *Cina*. Im Dezember 1998 wurde Moritz wieder krank, er hatte 41 °C Fieber. Aufgrund seiner akuten, aber auch chronischen Symptomatik erhielt er dann *Lycopodium*, worauf die Schreiattacken aufhörten. Daraufhin entwickelte Moritz eine Ohrenentzündung rechts. Die Gabe von *Lycopodium* wurde wiederholt, die Krankheitssymptome klangen rasch ab, das Kind war wie ausgewechselt. Die letzte Gabe von *Lycopodium* erfolgte am 10. Mai 1999. Moritz machte eine wunderbare Entwicklung durch: Heute ist sein Zustand stabil und er ist gesund. Diese neue Situation ist mit der vorherigen nicht zu vergleichen. Bis auf ein paar unbedeutende Infekte traten keinerlei Erkrankungen mehr auf, er ist altersgemäß entwickelt und gesund.

Dieser Fall macht sehr deutlich, dass die wiederholte Gabe von Antibiotikum nur vorübergehend hilfreich war und sich aufgrund der unterdrückenden, antibiotischen Therapie eine zerebrale Schrei-Symptomatik (Cry encephalic) entwickelt hatte, die durch eine Folge homöopathischer Medikamente in den Griff zu bekommen war. Manchmal sind leider mehrere Mittel notwendig, bis sich das erwünschte Ergebnis einstellt. Diese ist dann jedoch von Dauer. (Nachbeobachtung acht Jahre)

Fallbeispiel Thomas

Thomas kam am 26. Juli 1994 zum ersten Mal in meine Praxis. Der damals Zwölfjährige erschien in Begleitung seiner Mutter, weil er an massivem Asthma bronchiale litt. Während der Pollenflugzeit von Mai bis Juli waren die Beschwerden besonders schlimm. Aus der ausführlichen Anamnese war Folgendes zu erfahren:

Er wurde bis zum 18. Lebensmonat gestillt, da er keinerlei Flaschennahrung vertrug. Er erbrach alles und hatte häufig Durchfall. Am Kopf hatte sich Milchschorf gezeigt und auch kleinere „Hautreaktionen". Mit vier Monaten wurde er gegen Diphterie und Tetanus geimpft. Sechs Wochen später wurde die Impfung wiederholt. Drei Tage nach der zweiten Impfung wurde dem kleinen Kind auch noch die Schluckimpfung gegen Kinderlähmung verabreicht. Zu diesem Zeitpunkt war Thomas ziemlich genau sechs Monate alt.

Im Alter von sieben Monaten erkrankte der Junge an Keuchhusten, der vom damaligen Kinderarzt antibiotisch behandelt wurde. Thomas erholte sich nur sehr langsam. Anschließend litt er häufig an Bronchialerkrankungen – Husten und Bronchitis – mit asthmatischen Komponenten. Diese Schübe wurden jedes Jahr mindestens drei Mal mit Antibiotika behandelt, bis der Junge das Alter von fünf Jahren erreicht hatte. Seine anfängliche „Hautunreinheit" hatte sich inzwischen zu einer Neurodermitis mit quälendem Juckreiz entwickelt. Thomas wirkte auffallend nervös und war teilweise sogar als aggressiv anzusehen. Ein Urlaubsaufenthalt an der Nordsee tat ihm sehr gut, seine Hautausschläge wurden mit verschiedenen Salben, unter anderem auch mit Kortison, behandelt. Er hatte im Sommer verschiedene Ausschläge, litt im Frühjahr unter dem Pollenflug und im Winter quälten ihn eher asthmatische Beschwerden.

Nach dieser Grundanamnese, der Schilderung der Krankheitssymptome, erfolgte die eigentliche homöopathische Befragung und ich erfuhr Folgendes:

Thomas erbrachte ausgezeichnete schulische Leistungen, er las gerne und Bücher waren ihm sehr wichtig. Er schrieb interessante Aufsätze, sogar kleine Gedichte. Er beklagte sich selten, bekam aber bei der kleinsten Anstrengung starke Atemnot, besonders schlimm war es in der Zeit von Mai bis Juli. Teilweise hielten die Beschwerden sogar bis Anfang August an. Feuchtwarme Witterung löste ebenfalls plötzliche Atemnot (Asthma) aus.

Infolge der Ergebnisse eines durchgeführten Allergietests wurde die Ernährung umgestellt und als erstes homöopathisches Mittel *Carcinosinum*, danach *Aurum arsenicosum* und zu einem noch späteren Zeitpunkt *Arsen* verabreicht. Die Behandlung dauerte ein ganzes Jahr bis zum Sommer 1995. Während dieser Zeit hielt Thomas Diät und nahm seine homöopathischen Einzelmittel ein. Endlich war er gesund. Im Frühjahr 2004, also neun Jahre später, er war inzwischen Medizinstudent, schrieb er mir:

„Mein früheres Asthmaleiden ist völlig verschwunden, ebenso meine zahlreichen Nahrungsmittel-Allergien sowie meine Neurodermitis-Erkrankung, unter der ich immer sehr gelitten habe. Ich kann mich nur an einen Schnupfen ab und zu erinnern, sonst kann ich behaupten, in den letzten Jahren nicht mehr krank gewesen zu sein. Ich jogge regelmäßig einige Kilometer mit meinen Kommilitonen – ohne auch nur die geringsten Anzeichen von Luftnot zu verspüren. Ich kann sogar im Sommer bei stärkstem Pollenflug laufen gehen."

Aus dieser Krankengeschichte ist ersichtlich, dass erstens eine allergische Veranlagung vorlag (Milchschorf), und zweitens die ersten Impfungen gut vertragen wurden. Die antibiotische Therapie, die im siebten Monat unnötigerweise das Immunsystem des Kindes zusätzlich belastete, löste ein chronisches Kranksein, wiederkehrende Infekte, Bronchitis und Asthma aus.

Durch die gründliche Ursachenforschung und das Vermeiden der Allergene in der Ernährung sowie mithilfe der passenden homöopathischen Mittel ist es gelungen, innerhalb eines Jahres die Gesundheit des jungen Patienten wiederherzustellen.

Eine antibiotische Behandlung, aus welchen Gründen sie auch immer notwendig erscheint, ist besonders während des ersten Lebensjahres sehr gründlich abzuwägen. In diesem Fall war ein chronisches Leiden die Folge und man muss erkennen, dass das Immunsystem des Kindes den mehrfachen Belastungen einfach nicht gewachsen war. Leider ist solch eine in höchstem Maße beklagenswerte und vorschnelle, ja, fast missbräuchliche Verordnungspraxis bei Antibiotika bei vielen Ärzten schon zur Gewohnheit geworden.

Stimmen Sie einer Antibiotika-Behandlung nur im äußersten Notfall zu! Zuerst sind sinnvolle „natürliche Maßnahmen" angebracht; erst danach, wenn diese nicht geholfen haben, darf ein Antibiotikum zum Einsatz kommen.

Auch Impfungen belasten das Immunsystem. Schieben Sie also bitte Impfungen bei allergieverdächtigen Kindern sehr weit auf (nicht vor dem zweiten oder dritten Lebensjahr impfen)!

Die schnelle Handhabe bei der Verordnung von Antibiotika

Was können wir tun, um solche Fehlentwicklungen, wie im letzten Fallbeispiel beschrieben, zu vermeiden?

In erster Linie sind hier die Ärzte, aber natürlich auch Patienten gefragt. Die meisten Patienten meinen, mit einem fieberhaften Infekt bereits am nächsten

Tag, spätestens am übernächsten, wieder fit und einsatzbereit sein zu müssen. Deshalb wünschen sie „harte Keulen," um schnell wieder auf die Beine zu kommen. Dass aber ein (bei einem scheinbar harmlosen Fall) verordnetes Antibiotikum ein Leberversagen auslösen und schlimmstenfalls zum Tod führen kann, wird dabei außer Acht gelassen.

Vor Kurzem wurde berichtet, dass eine 44-jährige Frau an leichtem Fieber und trockenem Husten erkrankte. Die Patientin wurde von ihrem Hausarzt mit Roxithromycin, später mit Gatifloxacin (zwei moderne Antibiotika der neueren Generation) behandelt. Kurz darauf musste sie wegen Leberversagens in ein Krankenhaus eingeliefert werden. Es wurde noch eine Lebertransplantation vorgenommen, aber trotz aller Intensivmaßnahmen verstarb die Patientin an Multiorganversagen.[20]

Leider werden fieberhafte Erkrankungen durch viele Ärzte nach Schema F behandelt: Antibiotika verordnen und die Krankheit ist bald vorbei. Der Volksmund sagt: Eine Grippe dauert *mit* Behandlung eine Woche, *ohne* Behandlung sieben Tage.

Nach meiner Erfahrung ist es möglich, mit entsprechenden pflanzlichen oder homöopathischen Mitteln, die Verlaufsdauer deutlich zu verkürzen. Die trügerische Wirkung eines Antibiotikums, das bereits am zweiten Tag nach Ausbruch der Erkrankung den Patienten fieberfrei macht, Schnupfen und Husten minimiert, ist leider nur schöner Schein. Häufig leiden diese Patienten dann in den folgenden zwei bis vier Wochen an unerträglicher Müdigkeit, Energie- und Lustlosigkeit. Nicht selten tritt ein Rückfall ein. Von einer zweiten, antibiotischen Therapie, muss unbedingt abgesehen werden. Der Zustand des Patienten kann sich höchstens verschlechtern. Die Patienten sollten bei einer Erkrankung den Arzt nach alternativen Behandlungsmöglichkeiten befragen. Wünschenswert wäre, dass der Arzt dann erfreut (anstatt empört, weil Sie seine Kompetenz anzweifeln), und auch in der Lage ist, etwas „Natürliches" anstelle einer „chemischen Keule" zu verabreichen.

Was die Verordnungspraxis vieler Ärzte betrifft, so ist es schier unglaublich (aber wahr), bei welchen Indikationen die neuesten, wirksamsten Breitband-Antibiotika eingesetzt werden! Leider ist es üblich, auch bei banalen Infekten, sofort Antibiotika zu verordnen, wenn die Erkrankung von hohem Fieber begleitet ist. Doch die meisten Infekte sind virusbedingt, Viren aber sprechen auf kein Antibiotikum an. Die antibiotische „Abschirmung" beim Zähneziehen oder bei nässenden Hautausschlägen ist ebenfalls ein Unding. Auch leichtere Blasenentzündungen, Harnwegsinfekte, komplikationslose Mandel-, Mittelohr- oder auch Nasennebenhöhlenentzündungen werden leider unnötigerweise mit Antibiotika therapiert. Kleine, komplikationslose Operationen, erfordern keine antibiotische Abschirmung! Im Gegenteil: Eine solche Behandlung ist nicht nur unverständlich, sondern auch eindeutig patienten- und gesundheitsschädigend, sie könnte fast als fahrlässige Körperverletzung gewertet werden!

Ein Wort noch zu dem Bakterium Helicobacter pylori, das seit etwa zwölf Jahren bei Magenschleimhautentzündungen und bei Magengeschwüren auf Gedeih und Verderb bekämpft wird. Die Behandlung geschieht mit einer Dreifach-Kombination von Medikamenten, wovon zwei antibiotisch wirksam sind. Es zeigte sich jedoch, dass 12 bis 13 Prozent der bereits behandelten Patienten gegen die Medikation resistent waren.[21] Prof. Volker E. Eckardt von der Deutschen Klinik für Diagnostik in Wiesbaden sagt: „... die Helicobacter-pylori-Infektion ist weder als lebensbedrohend anzusehen, noch ist ihre Therapie eine lebensrettende Maßnahme."

Warum dann das Ganze?

Prof. Dr. Bernhard Ruff vom Klinikum St. Georg in Leipzig meint: „Wir leisten uns hier einen erheblichen Dilettantismus." Er beklagt sich, dass „(...) 50, teilweise bis zu 70 Prozent aller Behandlungen mit antimikrobiellen Substanzen hinsichtlich Dosis, Kombinationspartner, Substanzwahl oder Therapiedauer falsch sind. Dies hat nicht nur erhebliche ökonomische Konsequenzen, sondern beeinflusst auch stark die Epidemiologie der Erreger-Resistenzen."[22]

Ein Antibiotikum kann ein Segen, aber leider auch ein Fluch sein. Rechtzeitig, kritisch und gezielt eingesetzt, kann es lebensrettend und unerlässlich sein. Viele schwere Krankheitsbilder, die vor der Ära des Antibiotikums noch tödlich verliefen, können nun abgefangen werden. So sind Lungen-, Bauchfell-, Nierenbecken- oder Hirnhautentzündungen gut beherrschbar, solange wir Antibiotika haben, die auch wirksam sind. Allein der Einsatz eines Antibiotikums führt noch nicht zur Heilung, sie kann nur durch tatkräftige Unterstützung durch unser Immunsystem erfolgen. Das Antibiotikum hilft lediglich, das entstandene Ungleichgewicht wieder so zu optimieren, dass unsere Selbstverteidigung mit dem Rest der Erkrankung fertig werden kann.

Es muss sowohl Patienten als auch Ärzten klar werden, dass nicht jede kleine Erkrankung antibiotisch therapiert werden muss. Man sollte das Fieber mindestens 24 Stunden – unter Umständen sogar zwei bis drei Tage – tolerieren, damit eine Antikörperbildung im eigenen Organismus möglich wird. In vielen Fällen kann dann auf eine antibiotische Behandlung verzichtet werden.

In Belgien konnte nachgewiesen werden, dass Medienkampagnen Verhaltensänderungen bei der Bevölkerung bewirken. In den Jahren 2001 und 2002 wurden jeweils drei Monate lang „Schlüsselbotschaften" zum Thema Einsatz von Antibiotika über Radio, Fernsehen und Printmedien verbreitet. Sie riefen dazu auf, sorgsam mit Antibiotika umzugehen. Das Medikament sei entwickelt worden, um Leben zu retten!

Jeweils vor und nach den Medienkampagnen wurden Interviews mit mehr als eintausend Menschen und vierhundert niedergelassenen Hausärzten durchgeführt. Das Ergebnis war, dass die Antibiotika-Einnahme der Patienten bei Erkrankungen wie akuter Bronchitis, Influenza oder Durchfall signifikant zurückging. 81 Prozent der befragten Hausärzte stimmten zu: Antibiotika sollten weniger häufig verordnet werden. 63 Prozent gaben an, die Antibiotika-Verordnung reduziert zu haben. Dies zeigte sich auch in der Statistik zum Arzneimittelverbrauch: Der Umsatz von Antibiotika ging nach der ersten Kampagne um 17 Prozent, nach der zweiten nochmals um 9 Prozent zurück! Diese Kampagnen haben sich im wahrsten Sinne des Wortes ausgezahlt: beide Maßnahmen kosteten 770 000 Euro, die Sozialversicherung sparte allerdings das Fünffache der Kosten ein.[23]

Auch in der Fachpresse werden warnende Stimmen laut, die darauf hinweisen, dass eine Antibiose weder bei einer Mittelohrentzündung, noch bei einer von Streptokokken ausgelösten Angina notwendig ist.[24, 25]

Die *Deutsche Gesellschaft für Allgemeinmedizin* (DEGAM, Prof. Erika Baum von der Universität Marburg und Dr. Hannelore Wächtler) stellt bezüglich des Ablaufs von Mittelohrentzündungen fest: „Der Spontanverlauf ist günstig: 40 bis 50 Prozent der Patienten sind nach drei bis fünf Tagen, 85 Prozent der Erkrankten nach sieben bis neun Tagen beschwerdefrei. Dies gilt auch für Streptokokkenpharyngitiden (Scharlach)! Die Folgekrankheiten, wie akutes rheumatisches Fieber und Glomerulonephritis (Nierenentzündung), sind heute in den westlichen Industrieländern extrem selten."

Und weiterhin, als Fazit für die Praxis: „Antibiotika haben eine geringe bis moderate Wirkung auf die Krankheitsdauer (...), sind aber nicht notwendig."[26]

Alternativen zur Antibiotikaeinnahme

Zuerst sollte man über Maßnahmen nachdenken, die das Beschwerdebild erleichtern, beziehungsweise die Schmerzen lindern können, ohne in den laufenden Immunprozess einzugreifen. Solche Maßnahmen könnten zum Beispiel, je nach Bedarf, die Anwendung von Kälte oder Wärme sein.

Stufe 1: Wickel

Generell sind Wickel etwas sehr Wohltuendes! Sie können vorbeugend, aber auch symptombezogen, zum Beispiel schmerzlindernd, eingesetzt werden. Zugegeben, einen Wickel zuzubereiten ist umständlicher, als eine Tablette zu schlucken. Seine Wirkung allerdings ist vielschichtiger. Dadurch, dass wir uns für die Krankheit die nötige Zeit nehmen, uns damit auch von Alltagssorgen ein Stück distanzieren können, uns pflegen oder auch pflegen lassen und akzeptieren, dass wir krank sein *dürfen*, gehen wir, alles in allem, liebevoll mit uns selbst um. Das Einwickeln eines Körperteils mit angenehmen, natürlichen Materialien, wie Baumwolle, Leinen, Seide und Wolle, schafft veränderte Wärmeverhältnisse. Auf Materialien aus Kunststoff sollte komplett verzichtet werden.

Um einen Wickel fachgerecht anzulegen, benötigen wir drei Tücher: ein dünnes Tuch, auf das der Wirkstoff aufgetragen wird, ein Zwischentuch, zum Beispiel ein dünneres Handtuch, und für die äußerste Lage ein dickeres, wärmendes Tuch, etwa ein Frotteehandtuch, Molton oder eine Wolldecke.

Zu einem Wickel gehören auch Ruhe und Entspannung, darum sollte der Patient während der Anwendung im Bett liegen. Den zubereiteten Wickel lässt man 20 bis 40 Minuten an entsprechender Stelle wirken; warme Wickel verbleiben so lange, wie die Wärme gespürt wird. Kalte Wickel so lange, wie die Kälte gespürt wird. Nach Entfernen des Wickels muss die Haut trockengerieben werden. Bei einer vorangegangenen „Wärmebehandlung" sollte der Patient noch leicht zugedeckt werden, damit keine lokale Kälteeinwirkung die Wirkung des Wickels zunichte macht. Wickel können zu jeder Tages- oder Nachtzeit angelegt werden, sie haben eine lokale, aber auch eine positive Allgemeinwirkung durch Zuwendung und Ruhe.

Wichtig: Akute, entzündliche Prozesse werden mit einem kalten Wickel versorgt. Chronische oder chronisch wiederkehrende Prozesse eher mit einem warmen Wickel.

Anwendung eines Wickels

Folgende Materialien eignen sich besonders gut:

Bockshornklee-Pulver (warm oder kalt), Luvos-Heilerde (warm oder kalt), Zwiebeln (meistens angewärmt, warm), Quark (kalt), Kohlblätter (kalt), Zitrone (warm oder kalt), Kartoffel (warm), Senfkörner (warm, Vorsicht: Verbrennungsgefahr).

Sie streichen die Substanz, entweder kalt, warm oder angewärmt, auf das Tuch und wickeln es um das entsprechende Körperteil. Jetzt wird das Ganze mit einem Zwischentuch zugedeckt und mit dem dritten Tuch umwickelt. Nach Abnahme des Wickels die Haut säubern beziehungsweise trockenreiben und eventuell mit einem hautfreundlichen Öl einreiben (zum Beispiel mit Johannis-, Jojoba- oder Distelöl).

Spezialwickel für Stirn- und Nebenhöhlen, Hals und Brust

Etwa drei bis vier größere Kartoffeln mit Schale in Wasser garen, bis sie ganz weich sind. Die Kartoffeln im Innentuch zerdrücken und so heiß wie erträglich auf die schmerzende Stirn- oder auf die Nebenhöhlen legen, beim Brustwickel auf das Brustbein oder zwischen die Schulterblätter. Die auf der Brust liegenden Kartoffelsäckchen werden mit dem Zwischentuch an Ort und Stelle gehalten und zusätzlich mit einem dickeren Tuch vor Abkühlung geschützt. Die Wickel 15 bis 30 Minuten wirken lassen, das Ganze kann mehrmals täglich angewendet werden.[27, 28]

Spezialwickel für die Ohren

Sie benötigen eine warme Zwiebel (z.B. durch Anföhnen mit heißer Luft) oder Quark (meistens kalt), Verbandsmull, Pergamentpapier, Einweghandschuhe, Wollschal, Baumwollwatte und eine elastische Binde.

Der Patient sollte liegen oder bequem sitzen. Der Wirkstoff wird zwischen Verbandsmull und Leintuch gelegt (Zwiebelblätter anbrechen, sodass etwas Saft austritt). Bei einem Quarkwickel den Quark breitflächig ausstreichen, das kühle Quarkpäckchen, beziehungsweise das angewärmte Zwiebelpäckchen, auf das betroffene Ohr legen, sodass es komplett abgedeckt ist und hinter dem Ohr etwa eine halbe Handbreit übersteht. Alles mit Watte abdecken und mit einem Wollschal „befestigen". Nach der Einwirkungszeit (10 bis 20 Minuten) alle benutzen Materialien entfernen und wegwerfen.

Stufe 2: Pflanzliche Mittel und Enzyme

Von einigen Pflanzen ist bekannt, dass sie großartige entzündungshemmende Eigenschaften besitzen. In der Volksheilkunde sind Kamille, Pfefferminz, Salbei, Weidenrinde, Holunder- und Lindenblüten eingehend bekannt. Besondere Aufmerksamkeit verdient ein Phytotherapeutikum aus dem Extrakt des *Pelargonium sidoides* (eine südafrikanische Heilpflanze), denn in einer groß angelegten Studie konnte die Wirksamkeit des Pflanzenauszugs bei einer akuten Bronchitiserkrankung geprüft und belegt werden.[29]

Insgesamt wurden 467 Patienten behandelt, 233 mit *Pelargonium* und 234 mit einem Plazebo. Nach der siebentägigen Behandlung unterschied sich die behandelte Gruppe signifikant von der Plazebogruppe. Man stellte fest, dass die typischen Symptome einer akuten Bronchitis, wie Husten, Auswurf, Rasselgeräusche, schmerzhafter Husten und Atemnot, sich erheblich bei den mit *Pelargonium* behandelten Patienten gebessert hatten, ganz anders als bei den Patienten aus der Vergleichsgruppe. Hinzu kam, dass die mit dem Phytopharmakon behandelten Patienten im Schnitt zwei Tage früher arbeitsfähig waren. Eine weitere Studie mit zweitausend Patienten, darunter fast 500 Kinder im Alter von einigen Monaten bis hin zu 17 Jahren, dokumentiert, dass auch junge Patienten, selbst Säuglinge, von diesem Medikament profitieren können.[30, 31]

Ein weiteres Mittel aus einer afrikanischer Heilpflanze, das hauptsächlich bei Magen- und Darmerkrankungen eingesetzt werden kann und dabei optimal seine Wirkung entfaltet, ist *Okoubaka*. Es ist sogar bei Fernreisen vorbeugend angebracht, da es Magenverstimmungen und Durchfälle verhindert.

Erstaunliches kann *Maleleuca* leisten, besser bekannt als Teebaumöl. Vor Kurzem erschien ein Bericht, dem zufolge ein Hausarzt erfolgreich multiresistente Staphylokokkus aureus-Bakterien mit einer Mischung von 30:70 aus Teebaum- und Mandelöl „vertreiben" konnte. Eine beeindruckende Fotodokumentation zeigte, wie die tiefen Hautgeschwüre einer bettlägerigen Patientin abheilten.[32]

Auch bestimmte Enzympräparate wirken hochgradig entzündungshemmend. Manche sind dem chemischen Wirkstoff Diclofenac (eines der bekanntesten entzündungshemmenden Mittel) in ihrer Wirkung sogar ebenbürtig, nur mit dem Unterschied, dass pflanzliche Enzyme, wie Phlogenzym®, weit gehend frei von Nebenwirkungen sind.

Unterstützung mit Probiotika

Wenn eine Krankheit den Einsatz von Antibiotika erfordert, sollten wir mit einem Probiotikum wenigstens unterstützend nachhelfen.[33] Bereits der Name ist sehr aufschlussreich: Denn „pro" bedeutet im Griechischen „für" und somit handelt es sich hierbei um Stoffe, die – im Gegensatz zu Antibiotika – nicht gegen, sondern für das Leben wirken.

Die Definition des Bundesinstitutes für ganzheitlichen Verbraucherschutz und Veterinärmedizin lautet wie folgt: „Probiotika sind definierte, lebende Mikroorganismen, die in ausreichender Menge in aktiver Form in den Darm gelangen und hierbei positive gesundheitliche Wirkungen erzielen. Hauptsächlich handelt es sich um Bakterien des Lactobazillus und Bifidobakteriums. Lactobazillus acidofilus und Bifidobakterium bifidus sind säureresistente Bakterien, die das Säuremilieu des Magens gut überstehen und erst nach 120 Minuten aktiv sind. Sie können die Darmflora positiv beeinflussen. Probiotika fördern die schützenden Bakterienarten und tragen so zur Gesundung unseres Ökosystems Darm bei."[34]

Die Wirksamkeit von Probiotika ist am besten bei akuten Durchfallerkrankungen im Kindesalter belegt. In einer Studie, die in mehreren europäischen Kinderkliniken durchgeführt wurde, war die Anzahl der wässerigen Stühle bei an Durchfall erkrankten Kleinkindern am dritten Tag nach Verabreichung von Probiotika signifikant niedriger als in der Kontrollgruppe.[35, 36]

Die Anzahl der an Allergien erkrankten Menschen, beziehungsweise der Ausbruch von Allergien, könnte um die Hälfte reduziert werden, wenn schwangere Frauen beziehungsweise Kinder im Alter von bis zu zwei Jahren probiotische Laktobazillen aufnehmen würden.[37, 38]

Auch Patienten mit chronisch entzündlichen Darmerkrankungen, wie Morbus Crohn und Colitis ulcerosa, können durch die Aufnahme von Bakterienpräparaten, zum Beispiel Mutaflor®, profitieren.

Eine wissenschaftliche Studie konnte belegen, dass die Widerstandsfähigkeit des Immunsystems durch Probiotika gesteigert werden konnte.[39] Es gibt auch immer mehr Hinweise darauf, dass Probiotika das Risiko, an Darmkrebs zu erkranken, verringern können. Mit nur einem Gramm Probiotikum täglich ließe sich das Risiko signifikant verringern.[40]

Die frühzeitige Einnahme von Antibiotika kann verheerende Folgen haben, wobei diverse, auch schwere Krankheitsbilder entstehen können. In den ersten zwölf Lebensmonaten eines Kindes sollte möglichst kein Antibiotikum verabreicht werden, da das Immunsystem noch in der Entstehung ist. Vielmehr sollten wir uns der Probiotikatherapie zuwenden und die Darmflora mit probiotischen Präparaten sanieren, deren immunologische Vorteile eindeutig wissenschaftlich belegt sind.

Bevor zu Antibiotika gegriffen wird, sollten pflanzliche oder enzymatische Präparate zum Einsatz kommen.

Ist ein Antibiotikum unerlässlich, sollte dies gezielt, nur für kurze Zeit und möglichst in Verbindung mit Probiotika eingesetzt werden.

Krankheitserreger können sich nur in einem permanent gestörten Milieu vermehren und auch Schaden verursachen. Claude Bernard hat also Recht behalten:

„Die Mikrobe ist nichts, das Milieu ist alles!"

» Wie soll einer ein guter Arzt werden, wenn seine Ausbildung darin besteht, medizinische Glaubenssätze von als unfehlbar angesehenen Autoritäten auswendig zu lernen?«

(Paracelsus, 1493-1541)

Kapitel 6

Impfungen, der dritte Eingriff ins Immunsystem

Marina – ein Impfschaden

Als ich die kleine Marina im Februar 2003 kennen lernte, war sie 21 Monate alt und sah wirklich erschreckend aus. Der ganze Körper war mit einem roten, juckenden Hautausschlag bedeckt. Das rechte Ohrläppchen war angeschwollen, die Haut hinter dem Ohr eingerissen und eine klebrige Flüssigkeit sonderte sich aus der Wunde ab. Jeden Morgen war das Sekret auf dem Kopfkissen oder im Gesicht des Mädchens festgeklebt. Durch den unerträglichen Juckreiz konnte das Kind nachts höchstens ein bis zwei Stunden am Stück schlafen, dann wurde es wach, weinte und kratzte sich blutig. Die Handrücken, der Nacken und das rechte Ohr waren am stärksten von den Ausschlägen befallen. Tagsüber war die Kleine trotzdem aufgeweckt und meistens guter Laune.

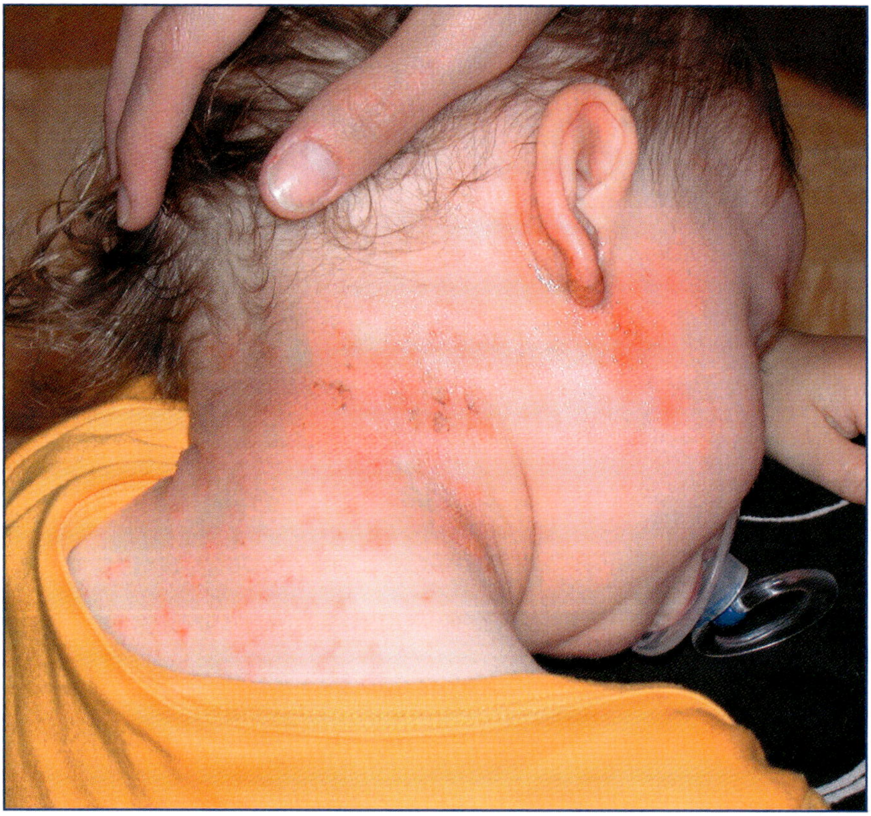

Marina am 30. März 2003

Fallbeispiel Marina

Marina wurde nach einer komplikationslosen Schwangerschaft und Geburt drei Monate lang gestillt und entwickelte sich in dieser Zeit insgesamt zufrieden stellend. Im Alter von genau drei Monaten wurde das kleine Mädchen zum ersten Mal fünffach geimpft. Bereits etwa zwei Wochen nach dieser ersten Impfung traten Schlafstörungen auf, das Kind hatte ständig Schnupfen und konnte kaum durch die Nase atmen. Die konsultierten Ärzte zeigten nur wenig Interesse an einer Ursachenforschung und diagnostizierten jedes Mal einen Infekt! Die zweite und dritte Fünffach-Impfung wurden verabreicht, woraufhin sich der Gesamtzustand weiter verschlimmerte. An Schlaf war nicht mehr zu denken, die Mutter musste jede Nacht mehr als zehn Mal aufstehen. Ein „Infekt" folgte auf den anderen. Am 13. Mai 2002 wurde das Kind – trotz einer Ohrenentzündung – zum vierten Mal fünffach geimpft. Sechs Stunden später entwickelte die Kleine hohes Fieber, weit über 39 °C. Am Abend schlief sie zwar wie üblich ein, doch etwa elf Stunden nach der Impfung wurde die Mutter durch das „Röcheln" ihres Kindes wach und stellte fest, dass Marina bewusstlos war. Der alarmierte Notarzt verabreichte ein Zäpfchen und Marina wurde zwei Tage lang in der Kinderklinik stationär untersucht und beobachtet. Die Diagnose lautete: 1. Fieberkrampf bei Mittelohrentzündung. Über den Impfvorgang wurde kein Wort verloren, obwohl die Eltern mehrfach darauf hingewiesen hatten.

Nach dieser Episode war Marina fast ununterbrochen krank, zusätzlich stellten sich die beschriebenen Hautsymptome ein, die sich zunächst am Handrücken, später im Nacken, am rechten Ohr sowie im gesamten Gesichtsbereich ausbreiteten. Die Diagnose Neurodermitis wurde gestellt. Auf der Suche nach Hilfe blieben alle Konsultationen von Ärzten und Heilpraktikern ohne Erfolg.

Obwohl die Zusammenhänge eindeutig auf einen Impfschaden hinwiesen, wurde ein solcher nicht erkannt. Die Aufklärung und die Behandlung in meiner Praxis gestalteten sich wie folgt: Ein Test auf Nahrungsmittelallergien erbrachte als Allergene Kuhmilch, Weizen, Hefe, Tomate, Apfel, Orange, Mandeln, Zucker und Kakao. Marina hielt eine strikte Diät ein. Das erste homöopathische Medikament, das nach klassischen Gesichtspunkten ausgesucht wurde, war *Sulfur.* Daraufhin verschlimmerten sich die Beschwerden, was nicht nur die Familie, sondern auch mich, den Arzt, fast verzweifeln ließ. In dieser Zeit machte das Kind jede Nacht zum Tag, wollte überhaupt nicht mehr schlafen, sang stattdessen und lief in der Wohnung umher.

Die Wende trat erst ein, als wir den *potenzierten Impfstoff* verabreichten (ein homöopathisches Medikament, auch als *Nosode* bekannt, das aus dem Impfstoff hergestellt wird). Zuerst wurde der Schlaf ruhiger, dann besserte sich die Haut, und es dauerte vier Wochen, bis die Mutter berichtete: „Langsam wird alles besser!" Marina mied konsequent die getesteten Nahrungsmittel. Etwa sechs Wochen nach der Einnahme der Impfstoff-Nosode gab ich noch *Calcium carbonicum*, das letztlich zur endgültigen Abheilung der Ausschläge und völligen Normalisierung des Schlafes führte. Die Familie konnte wieder ein normales Leben führen. Nach sechs Monaten waren alle glücklich!

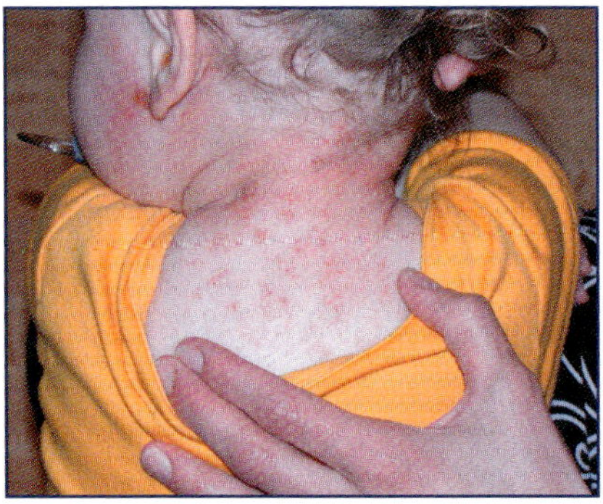

Marina am 30. März 2003

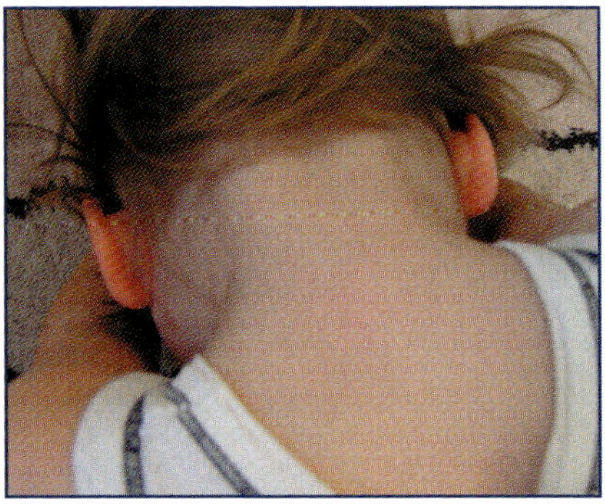

... und im Oktober 2003

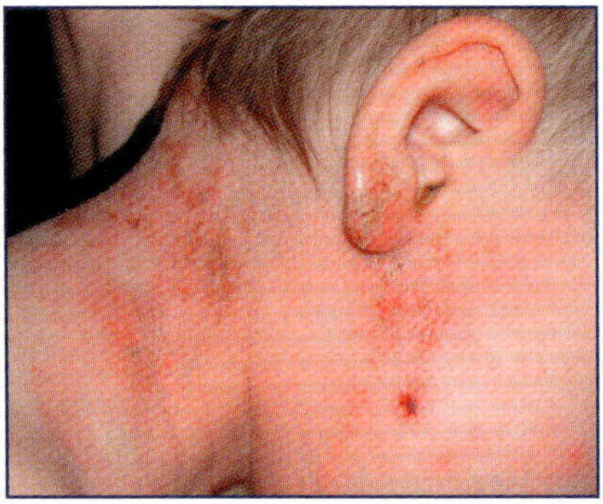

Marina am 30. März 2003

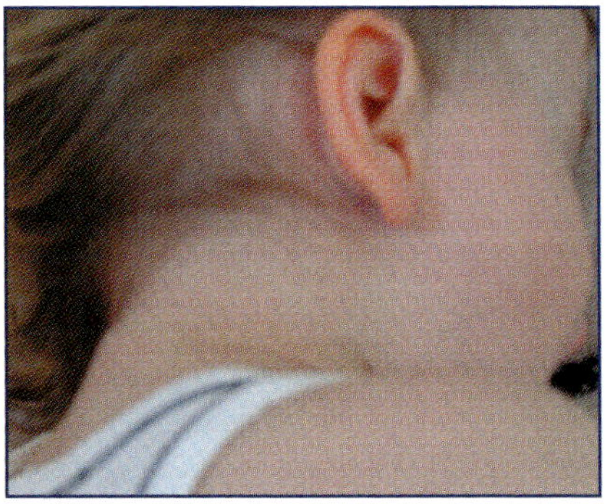

... und im Oktober 2003

Den Impfschaden erkennen

Marina steht stellvertretend für unzählige Fälle von Impfschäden, wobei ihr Fall noch einer der leichteren ist, weil „nur" die Haut und der Schlaf betroffen waren. Was war alles schief gelaufen?

Fehler Nr. 1:

Niemand nahm den Hinweis der Mutter ernst, die einen Zusammenhang zwischen der ersten Fünffach-Impfung und dem ersten Auftreten der Schlafstörungen erkannte. Es musste eine allergische Veranlagung vermutet werden, da auch der Vater als Allergiker an Asthma litt. Bei Allergikerfamilien sollten Impfungen meines Erachtens nicht nach Schema F erfolgen, sondern individuell beurteilt und – wenn überhaupt – später durchgeführt werden. Trotzdem wurden, ohne Rücksicht auf die bisher aufgetretenen Warnzeichen, die weiteren Impfungen durchgeführt.

Fehler Nr. 2:

Trotz einer Ohrenentzündung wurde dem Kind die vierte Fünffach-Impfung verabreicht, obwohl akute (wie auch soeben erst überstandene) Infekte als strenge Kontraindikation für Impfungen gelten.[1, 2]

Fehler Nr. 3:

Trotz des am Tag der Impfung erlittenen Fieberkrampfes mit anschließendem stationärem Krankenhausaufenthalt erkannte *niemand*, dass es sich um eine sehr ernst zu nehmende Impfreaktion, ja, sogar um einen Impfschaden handelte. Eine Meldung an die Behörden erfolgte nicht.

Meldung von Impfschäden

Leider ist es typisch – buchstäblich symptomatisch – für die symptomorientierte Behandlungsweise vieler Ärzte, dass Zusammenhänge nicht erkannt werden. „Eisbergmediziner“ sehen eben immer nur auf die Spitze desselben. Wenn impfende Ärzte auf den Zusammenhang zwischen den Begleiterscheinungen einer Erkrankung und der Impfung angesprochen werden, folgt stets dieselbe Antwort: „Das hat nichts miteinander zu tun!“ Getreu dem Motto: *Weil nicht sein kann, was nicht sein darf!*

Bis zum heutigen Tag werden die impfenden Ärzte bedauerlicherweise nicht auf mögliche Komplikationen hingewiesen oder darin geschult, diese zu erkennen. Das ist höchst verwunderlich. Denn laut Infektionsschutzgesetz besteht seit dem 1. Januar 2001 in Deutschland für Impfkomplikationen eine

Meldepflicht. Bereits der *Verdacht*, dass eine Impfkomplikation vorliegen könnte, ist meldepflichtig. Laut Infektionsschutzgesetz (IfSG) drohen bei Zuwiderhandlungen Bußgelder in Höhe von bis zu 25 000 €.

Die Meldung muss an das zuständige Gesundheitsamt erfolgen, das die Daten anonym an das Paul-Ehrlich-Institut (PEI) in Langen weiterleitet. Dort werden diese Daten gesammelt, ausgewertet und anschließend – so sollte es zumindest sein – veröffentlicht.

Das *Bundesgesundheitsblatt* 4/2002 gab für den Zeitraum zwischen dem 1. Januar 2001 und 19. Oktober 2001 insgesamt 236 Fälle von vermuteten Impfschäden bekannt.[3] Andere Quellen nannten 446 Fälle. Interessanterweise ist es seit 2001 nicht mehr möglich, weitere Daten zu erhalten. Zahlreiche Anfragen, telefonisch, schriftlich oder auch per E-Mail, wurden schlichtweg ignoriert. (Stand: November 2004)

Diese Handlungsweise einer behördlichen Einrichtung in Bezug auf Gesundheitsfragen ist für interessierte Eltern, aber auch für uns Ärzte völlig unverständlich. Man stellt sich natürlich Fragen: Was wird verschwiegen? Muss vielleicht etwas „totgeschwiegen" werden? Was oder wer steckt dahinter?

In der Zwischenzeit ist das ganze Meldesystem in sich zusammengebrochen, die Bundesbehörden räumen völlige Unwissenheit über das Ausmaß der Impfschäden ein. Im Dezember 2004 war im Bundesgesundheitsblatt zu lesen: „Da die Untererfassung der Meldungen von Impfkomplikationen nicht bekannt oder abzuschätzen ist und keine Daten zu verabreichten Impfungen als Nenner vorliegen, kann keine Aussage über die Häufigkeit bestimmter unerwünschter Reaktionen gemacht werden."[4]

Ein Abwägen der Nutzen und Risiken von Impfungen ist demnach unmöglich, die Häufigkeit auftretender Komplikationen kann nicht eingeschätzt werden. Jede Impfung ist also ein Schuss ins Blaue hinein ...

Wie alles begann

Ende des 18. Jahrhunderts ging bei der Landbevölkerung in England das Gerücht um, dass diejenigen Personen, die eine harmlose Kuhpockenkrankheit überstanden hätten, nicht mehr an den tödlichen Pocken erkrankten. Der Landarzt Edward Jenner wollte dieser Sache nachgehen und machte mehrere Versuche: Er entnahm einer Kuhmagd aus ihrem so genannten

„Melkerknoten“ Eiter und übertrug diesen durch Einritzen der Haut auf verschiedene Versuchspersonen. Auf diese Art impfte er 1790 auch seinen zehn Monate alten Sohn. Zu Zwischenfällen kam es acht Jahre später: 1798 impfte er einen Jungen im Alter von fünf Jahren und eine schwangere Frau. Der Junge starb kurz nach der Impfung. Die Schwangere spürte am 23. Tag nach der Impfung keine Kindsbewegungen mehr und gebar zwölf Tage später ein totes Kind, dessen Haut über und über mit pockenähnlichen Blasen bedeckt war. Sein Sohn, den er im Lauf der Jahre noch mehrmals impfte, blieb in seiner geistigen Entwicklung zurück. Er verstarb als Schwachsinniger im Alter von 21 Jahren.[5]

Trotz dieser bedenkenswerten Impfschäden breitete sich die Methode in ganz Europa aus. Es wurden hauptsächlich Waisenkinder geimpft, aus deren Pockenblasen Material für weitere Impfungen entnommen wurde. Dieses wurde kreuz und quer durch Europa geschickt. Die Angst vor den Pocken und die Begeisterung für die faszinierende Idee einer Impfung, die angeblich davor schützen sollte, waren so groß, dass die Menschen Jenners Aussagen blind vertrauten. Das Land Hessen führte 1807 die gesetzliche Pflichtimpfung ein, gefolgt von Bayern und anderen Ländern. Obwohl die Bevölkerung zu 100 Prozent geimpft war, traten immer wieder Pockenepidemien auf, zum Beispiel in Ostpreußen und in Sachsen. Ein Schutz vor Pocken war also nicht vorhanden![6]

Am Ende seines Lebens soll Jenner von Zweifeln geplagt worden sein, er fragte sich, ob er etwas Gutes oder nicht doch etwas Furchtbares geschaffen hatte.[7]

Ungeachtet schwerster Impfkomplikationen, die nicht selten zu Hirnhautentzündungen, häufig sogar mit Todesfolge, oder einem gehäuften Auftreten von Schwachsinnigkeit führten, hielt man an der Impfung bis 1983 fest. Erst im Juli 1983 trat das Gesetz zur „Aufhebung der Pflichtimpfung für Pocken“ in Kraft. Bis dato wurde ein Impfstoff verwendet, der nachweislich kein Pockenvirus enthielt, was durch virologische Untersuchungen mehrfach bestätigt wurde. In Deutschland wurde also 176 Jahre lang (von 1807 bis 1983) mit einem Impfstoff geimpft, der gar keinen Schutz gegen Pocken erzeugen konnte. In all diesen Jahren der Pockenimpfungen mussten viele Menschen in Deutschland an den Impfkomplikationen sterben oder waren infolge der Impfung geistig oder körperlich auf Dauer behindert.

Wie groß die Angst vor dieser (offiziell ausgerotteten) Krankheit ist, zeigte die lebhafte Diskussion Ende des Jahres 2002 und Anfang 2003. Bis zu Beginn des Irakkrieges dachte man in Deutschland tatsächlich daran, die

Pockenimpfung wieder einzuführen. Zumindest wurde es von den höchsten Gremien (Robert-Koch-Institut, Paul-Ehrlich-Institut, Gesundheitsministerium) ernsthaft erwogen. Nur durch kritische Gegenstimmen mit dem Hinweis auf mögliche schwere Komplikationen konnte eine Massenimpfung abgewendet werden, obwohl bereits millionenfach Impfstoffe für die gesamte Bevölkerung geordert worden waren.

In Israel, wo die Impfung im Jahr 2002 aus Angst vor biologischen Angriffen seitens Iraks eingeführt wurde, konnten häufige und schwere Komplikationen (mit einer Häufigkeit von 1:500) nachgewiesen werden. Der verwendete Impfstoff war in den USA an Freiwilligen getestet worden. Die Impfaktion begann Ende 2002, 35 0000 Angehörige des Militärs wurden geimpft. Der dritte Todesfall innerhalb weniger Tage nach der Impfung alarmierte die Behörden.[8, 9] 80 Krankenhäuser verweigerten das Impfprogramm der Bush-Regierung.[10] Auch die sonstigen Reaktionen waren sogar für Impfexperten so erschreckend, dass die Testversuche nach diesen Zwischenfällen eingestellt wurden.

Das Unheil nimmt seinen Lauf

Der Franzose Louis Pasteur gilt als der eigentliche Entdecker der Impfung. Am 2. Juni 1881 konnte er zeigen, dass eine Gruppe nicht geimpfter Schafe an Milzbrand erkrankte und starb, während eine zweite Gruppe geimpfter Schafe am Leben blieb. Zum Dank erhielt er von der französischen Regierung eine großzügige Unterstützung für weitere Forschungen. Wie sich später herausstellte, wurde sein in Wahrheit jedoch *wirkungsloser* Impfstoff überall in Europa vermarktet. Es wurden 3,4 Millionen Schafe und 438 000 Rinder geimpft. Viele tausend Tiere starben dennoch an Milzbrand oder erkrankten später, trotz Impfung. Die Sterblichkeit lag mit 0,3 bis 1 Prozent unerwartet und ungewöhnlich hoch.[11]

Erst später stellte sich heraus, dass der große „Entdecker" Pasteur auch vor unlauteren Mitteln nicht zurückschreckte, wie die Eröffnung und Aufarbeitung seiner Tagebücher vor einigen Jahren bewies. Erfüllten die Resultate nämlich nicht seine Erwartungen, wurden sie solange verändert, bis sie ins Bild passten.[12] Und das Erschütterndste daran ist, dass auf diesen trügerischen, manipulierten Ergebnissen seiner „Forschung" unsere komplette Impftheorie basiert.

Auch der bereits erwähnte französische Forscher Claude Bernard wurde von Pasteur in die Schranken verwiesen. Noch heute wird die Erkenntnis Bernards von den Anhängern Pasteurs geleugnet.

Doch Gerüchten zufolge soll Pasteur vor seinem Tod schließlich zugegeben haben, dass Bernard Recht hatte, nämlich: „Die Mikrobe ist nichts, das Milieu ist alles." Er widerrief damit seine gesamten Thesen und Theorien und bestätigte, dass die Erreger bei der Entstehung einer Krankheit nicht die wichtigste Rolle spielen. Der gute oder schlechte Zustand des Immunsystems eines Menschen sowie seine momentane, allgemeine und energetische Verfassung sind entscheidend!

Von Impfstoffen und ihrer Zulassung

Impfstoffe sind komplex zusammengesetzte Substanzen, die dem Patienten in den gut durchbluteten Muskel und damit eigentlich direkt in die Blutbahn, manche aber auch unter die Haut, gespritzt werden. Die Lebendimpfstoffe (Windpocken, Masern, Mumps, Röteln) bestehen aus abgeschwächten, aber noch vermehrungsfähigen Viren. Die Totimpfstoffe enthalten abgetötete Viren oder deren Bestandteile (FSME = durch Zecken übertragene Viren, können zu Hirnhautentzündung führen; Influenza B, kann eine Form der Grippe hervorrufen; Hepatitis A- und B-Viren, können zu Leberentzündung führen; Polioviren, können Kinderlähmung hervorrufen usw.) oder Bestandteile von Bakterien, die das Immunsystem beeinflussen (Hämophilus influenza Typ B, kann zu Hirnhautentzündung führen; Keuchhusten; Wundstarrkrampf und Diphtherie durch angeblich entgiftete Erregergiftstoffe). Zur Herstellung benötigt die Pharmaindustrie Nähr- und Zuchtmedien, die als Produktionsstätten dienen, zum Beispiel Kälber, Pferde, Mäuse, Affen sowie deren Nieren und Hoden, Hunde, Kaninchen, Hamster, Ratten, Embryonen von Hühner- und Wachteleiern, menschliche Embryonalzellen sowie gentechnisch veränderte Hefezellen. Mögliche Verunreinigungen der Impfstoffe durch Restbestandteile der Nährböden, also Spuren von Fremdeiweiß, sind nicht auszuschließen.

Zusatzstoffe

Neben ihrem Hauptbestandteil enthalten Impfstoffe verschiedene Zusatzstoffe, die zur Konservierung verwendet werden, zum Beispiel Thiomersal (eine Quecksilberverbindung) oder Phenoxyethanol (eine nerven- und nierenschädigende Substanz). Außerdem können zur Verstärkung der Immunantwort (Verteidigungsreaktion des Körpers) Mittel wie Formaldehyd und verschiedene Aluminiumverbindungen beigemengt sein. Auch diverse Antibiotika werden verwendet, am häufigsten Neomycin. All diese Stoffe können zu individuellen Unverträglichkeitsreaktionen und zur Entwicklung von Allergien beitragen.

Zulassung

Nach einer Erprobungsphase werden die Impfstoffe von der Zulassungsbehörde – in Deutschland ist es das Paul-Ehrlich-Institut (PEI) – zugelassen. Allerdings liegen die Kriterien, wonach die Zulassung erfolgt, völlig im Dunkeln. Folgende zwölf Fragen wurden Anfang des Jahres 2003 an das PEI geschickt, ohne von dortiger Seite, trotz mehrfacher Nachfrage, jemals eine Antwort erhalten zu haben.[13]

Fragen zur Zulassungspraxis von Impfstoffen:

1. Welche Nachweise zur Wirksamkeit des zur Zulassung anstehenden Impfstoffs werden verlangt?
2. Wird als Nachweis der Wirksamkeit eines Impfstoffs das Vorhandensein von Antikörpern (so genannte Serokonversion) oder das tatsächliche Nichterkranken gesehen?
3. Über welchen Zeitraum müssen solche Studien durchgeführt worden sein?
4. Müssen die vorgelegten Studien doppelblind* und randomisiert* durchgeführt worden sein?
5. Werden neben den Angaben der Hersteller weitere, nicht vom Hersteller in Auftrag gegebene, beeinflusste oder finanzierte Studien verlangt?
6. Welche Nachweise zur Unschädlichkeit und Nebenwirkungsarmut werden verlangt?
7. Welche Risiken und Nebenwirkungen müssen im Einzelnen untersucht worden sein?
8. Welche statistische Häufigkeit von Nebenwirkungen wird im Einzelnen als tolerabel erachtet (z.B. hypotone-hyporesponsive Episoden, Guillain-Barré-Syndrom, schrilles Schreien, Allergien)?

9. Über welchen Zeitraum müssen sich Beobachtungsstudien zu Risiken und Nebenwirkungen erstrecken?
10. Wie groß müssen die Fallzahlen bei derartigen Studien sein?
11. Inwieweit ist gewährleistet, dass Erkenntnisse der Hersteller/Antragsteller, die eine Zulassung und damit eine Vermarktung eines Impfstoffs in Frage stellen könnten, dem PEI zur Kenntnis gelangen?
12. Welche Datenerhebungen werden nach erfolgter Zulassung eines Impfstoffs verlangt, um mögliche bisher nicht bekannte Eigenschaften des Impfstoffs zu erfassen, die die Zulassung nachträglich in Frage stellen könnten?

Dem Paul-Ehrlich-Institut obliegt sowohl die Sorgfalt als auch die Verantwortung bei der Zulassung von Impfstoffen. Seltsamerweise ist dort jedoch kein einziger Mitarbeiter bereit oder in der Lage, diese zwölf Fragen zu beantworten, obwohl sie die einfachsten und grundlegenden Qualitätskriterien bei der Zulassung von Impfstoffen betreffen!

Die gegenwärtige Impfpraxis zeigt, dass die Ergebnisse einer Studie davon abhängen, wie die Studie geplant und durchgeführt wird. Hier gibt es drei große und grundlegende Probleme:

- Die untersuchte Gruppe repräsentiert nicht den Bevölkerungsdurchschnitt, denn es dürfen lediglich robuste, gesunde Kinder (Impflinge) teilnehmen, also keine Hautkranken, keine Allergiker, keine Frühgeburten, keine Kinder mit neurologischen Störungen.
- Wenn ein Impfling nach einer Impfung schwer erkrankt oder sogar verstirbt, geben die Eltern dem Impfarzt keine Rückmeldung und der Fall fließt nicht in die Impfstudie mit ein. Auch wenn die Eltern mit ihrem Kind umziehen oder die Hilfe eines anderen Arztes in Anspruch nehmen, wird der mit Nebenwirkungen beladene Fall nicht in die Impfstudie aufgenommen. Eine Kontrollgruppe – also eine Gruppe „Nichtgeimpfter“ – fehlt vollständig. Man bezeichnet dies auch als passives Design einer Studie.
- Studien werden von den Herstellern und Vermarktern selbst und nicht von einer unabhängigen, *nicht profitorientierten* Zulassungsbehörde durchgeführt. Eine neutrale Beurteilung des Impfstoffes fehlt somit.

Erwarteter Impfschutz – in der Theorie

Die Idee der Herren Jenner und Pasteur klingt simpel und ist leicht nachvollziehbar:

- Vorbeugend gegen eine gefürchtete Infektionskrankheit werden künstliche, abgeschwächte Viren, Bakterien oder Bakteriengifte in einen gesunden Organismus gebracht.
- Der Organismus wehrt sich dagegen mit einer leichten Erkrankung und bildet dabei so genannte Antikörper.
- Durch diesen Vorgang (Immunisierung) entsteht Widerstandskraft (Resistenz) gegen die natürlichen Krankheitserreger.
- Die Geimpften bleiben gesund – bis ans Ende ihrer Tage.

Fehlender Impfschutz – in der Praxis

Leider klaffen Hoffnungen und Resultate weit auseinander. Impfungen waren von Anfang an und sind es bis zum heutigen Tag eine *nicht ungefährliche* Manipulation unseres individuellen Immunsystems. Nur wenn wir es frei von manipulatorischen Einflüssen und damit seinen Bedürfnissen entsprechend arbeiten lassen, wird das Ergebnis ein gesundes Individuum sein. Dies wird von Familien bestätigt, in denen sowohl geimpfte als auch nicht geimpfte Kinder aufwachsen. Jeder Eingriff in das Immungeschehen, so wohl meinend er auch sein mag, birgt unvorhersehbare Risiken und sollte daher besser unterbleiben. An dieser Stelle darf nochmals an einen Leitsatz der Ärzteschaft erinnert werden: „Primum nil nocere“ – vor allem nicht schaden!

An der Fähigkeit zur Fieberentwicklung lässt sich unter Umständen die Funktionsfähigkeit unseres Immunsystems ablesen (vgl. Kapitel 4). Studien zeigen, dass Menschen mit häufigen fieberhaften Erkrankungen im Kindesalter als Erwachsene seltener ein Krebsleiden entwickeln.[14, 15] Da die Erforschung des Immunsystems noch immer in den Kinderschuhen steckt und immunologische Reaktionen weit gehend ungeklärt sind, gehen wir mit den Impfungen leider recht unbedacht um. Wir handeln, ohne dass die Richtigkeit unseres Handelns bewiesen oder wenigstens bewertet worden wäre. Möglicherweise interpretieren wir vermeintliche Ergebnisse völlig falsch oder sogar irreführend.

Wir wissen inzwischen, dass die Immunantwort höchst kompliziert ist und sowohl aus einem humoralen (die Körperflüssigkeit betreffenden) als auch aus einem zellulären (die Körperzellen betreffenden) Anteil besteht. Bis heute wurde aber lediglich die humorale Antwort ausreichend untersucht, also Art und Umfang der durch die Impfung veranlassten Antikörperbildung. Bereits hier ist allerdings festzustellen, dass die durch Impfstoffe erzeugten Antikörper nicht mit den natürlich entstandenen Antikörpern gleichgesetzt werden können, da sie nicht gleichermaßen schützen. Eine auf natürlichem Wege durchgemachte Röteln- oder Masernerkrankung beispielsweise erzeugt eine lebenslange Immunität. Dagegen bietet die Impfung, wenn überhaupt, nur einen zeitlich begrenzten Schutz. Leider zeigten die Röteln-, Masern- und Mumpsepidemien in jüngerer Vergangenheit – bei denen auch Geimpfte erkrankten –, dass sich die Annahme, nachgewiesene Impf-Antikörper könnten den Ausbruch einer Krankheit verhindern, als falsch erwies. Trotz Impfung ist eine Erkrankung möglich.

Andererseits kommt es auch durchaus häufiger vor, dass nicht geimpfte Personen einen hohen Antikörpertiter im Blut besitzen, den der Organismus, ohne sichtbar zu erkranken, selbst entwickelt hat. Ungeklärt und nicht erfasst bleibt jedoch nach wie vor die zelluläre Immunantwort, da hierzu keine ausreichenden und endgültig klärenden Laboruntersuchungen durchgeführt wurden.[16] Nach heutigen Erkenntnissen muss das Fazit also lauten: Eine eindeutig erwiesene vorbeugende Wirkung von Impfungen gibt es nicht! Impfungen erzeugen allenfalls einen teilweisen Schutz, der aber nie in „sauberen" Studien nachgewiesen wurde und eine falsche, ja, trügerische Sicherheit erzeugt. *Es gibt keine Garantie für den Impfschutz!* Denn der durch die Impfung erzeugte Antikörperspiegel im Blut stellt keinen Beweis für den Schutz vor einer Erkrankung dar.

Das beste Beispiel für den fehlenden Impfschutz ist eine Untersuchung der Pockensterblichkeit im Vergleich zur Durchimpfungsrate auf den Philippinen zwischen 1905 und 1920. Die Sterblichkeit in Manila lag trotz 100-prozentiger Durchimpfungsrate bei 65 Prozent. Auf der Nebeninsel Mindanao starben hingegen nur 12 Prozent der erkrankten Menschen, hier wurde aus religiösen Gründen nicht geimpft.

Bei der Untersuchung einer Keuchhustenepidemie mit 1 520 Erkrankungen stellte man fest, dass bei 664 Erkrankten (43,7 Prozent) eine teilweise oder vollständige Grundimmunisierung durch Vier- oder Fünffachimpfungen gegen Keuchhusten hätte vorhanden sein müssen.[17]

Wenn wir den Fall von 128 an Mumps erkrankten Kindern aus Altstetten-St. Gallen (Schweiz) überprüfen, zeigt sich, dass von 36 ungeimpften Schülern nur zwölf erkrankten (33,33 Prozent). Dagegen erkrankten von den 438 einmal geimpften Schülern 108 Kinder, von den zweimal Geimpften erkrankten sogar 100 Prozent, nämlich acht von acht Schülern.[18]

Ein kommunistisch geprägtes „Durchimpfungsland" war zum Beispiel Ungarn gegen Ende der siebziger, Anfang der achtziger Jahre. Hier sind Impfungen auch heute noch Pflicht. Die Durchimpfungsrate bei der Bevölkerung betrug damals 93 Prozent. Als 1981 eine Masernepidemie ausbrach, waren gut 60 Prozent der Erkrankten gegen Masern geimpft, sodass allenfalls von einer zweifelhaften Wirkung der Impfung auszugehen ist. Bei einer weiteren schweren Epidemie in den Jahren 1988 und 1989 wurden insgesamt 17 938 Masernfälle gemeldet. Wieder einmal war größtenteils die geimpfte Bevölkerung davon betroffen. Auch in Schottland kam es nach einer Impfkampagne, durch die 96 Prozent der Bevölkerung erfasst wurden, zu einer Epidemie. Gerade solche Beispiele zeigen, dass der Behauptung des Mediziners Gerhard Buchwald: „Impfen schützt nicht, Impfen nützt nicht – Impfen schadet!" viel mehr Aufmerksamkeit und Beachtung geschenkt werden sollte.[19]

Die Rolle der Medien

Heutzutage werden wir durch die von Pharmafirmen genutzten Medien, wie Zeitung, Radio und Fernsehen, stark beeinflusst. Im Herbst wird uns dort regelmäßig die Grippeimpfung und im Frühjahr wiederum die Zeckenimpfung gegen Gehirnhautentzündung FSME (Früh-Sommer-Meningo-Enzephalitis) empfohlen. Dies mag zufällig aussehen, meistens aber ist es hochaktuell und wird eindringlich dargestellt. Im Herbst 2003 hieß es, eine sehr gefährliche Grippewelle aus Frankreich rolle auf Deutschland zu – man solle sich doch unbedingt impfen lassen! Einige Tage später, wahrscheinlich aus einer unabhängigeren Quelle, konnte man in der *Augsburger Allgemeinen Zeitung* am 1. Dezember 2003 lesen: „Trotz Grippeimpfung ein Grund zur Sorge?" Untertitel: „Experten uneinig über die Wirkung des Impfstoffes!"

Der Leiter der Influenza-Abteilung der WHO, Klaus Stöhr, sagte dem Nachrichtenmagazin *FOCUS*, dass die Schutzwirkung des diesjährigen Impfstoffs (2004) schätzungsweise etwa 70 Prozent betrage.[20] Eine Sprecherin des

Robert-Koch-Institutes in Berlin empfahl trotzdem dringend, diese Impfung vornehmen zu lassen. Was aber passiert mit den restlichen 30 Prozent der Geimpften, wenn der angegebene Wirkungsgrad tatsächlich stimmt? Werden sie möglicherweise schneller erkranken? Oder bekommen diese 30 Prozent als Folge andere Krankheiten?

Gerade die Grippeimpfung ist mit unzähligen Fragezeichen versehen. So behauptete Prof. Schmitt von der *Ständigen Impfkommission* (STIKO), dass in der Saison 1995/1996 die Influenza (echte Virusgrippe) 30 000 Tote gefordert habe, obwohl vom Statistischen Bundesamt nur 800 Fälle erfasst wurden.[21] Bemerkenswert erscheint auch, dass im Jahr 2000 von 267 angeblich an Influenza Verstorbenen nur bei 22 Personen das Virus nachgewiesen werden konnte. Dies entspricht einem Prozentsatz von 8 Prozent![22]

Der labordiagnostische Nachweis von Influenza ist laut Infektionsschutzgesetz seit dem 1. Januar 2001 meldepflichtig. Im Jahr 2001 wurden 2 486 Grippefälle, im Jahr 2002 ähnlich viele, nämlich 2 577 Fälle gemeldet.[23] 2003 wurden schließlich 8 473 Grippefälle in Deutschland registriert. Die durchgeführten Impfungen stiegen von 1992 bis 2002 von 2,5 Millionen auf 14 Millionen, was eine Versechsfachung bedeutet.[24] Wie man sieht, lohnt sich die Werbung in den Medien! Im Herbst 2004 wurde das Horrorszenario so erfolgreich ausgemalt, dass es sogar zu massiven Engpässen bei der Impfstofflieferung kam.

Lassen Sie uns einen Blick auf den Artikel „Influenza-Anhäufung in einem Alten- und Pflegeheim in Mecklenburg-Vorpommern" werfen. [25] Von den 60 Bewohnern des Heimes erkrankten 38 (63 Prozent) mit Symptomen einer Influenza. Von den 38 Erkrankten waren 25 Personen im Herbst 2002 geimpft worden. Das wiederum entspricht einem Prozentsatz von 66 Prozent. Das traurige Ergebnis: Vier Erkrankte starben – drei davon (75 Prozent) waren geimpft.

In einer Veröffentlichung des Robert-Koch-Institutes heißt es: „Infektionen können trotz Impfung nicht ausgeschlossen werden, auch schwere Krankheitsverläufe sind nicht zu vermeiden." Hier stellt sich die berechtigte Frage, welchen Sinn eine Impfung dann noch hat? Warum werden diese Empfehlungen immer wieder ausgesprochen? Es bleibt mir ein (halbes) Rätsel!

Übrigens: Nur 36 Prozent der Ärzte und des Pflegepersonals glauben, dass eine Impfung auch tatsächlich schützt.[26]

Auch die FSME-Impfung ist ein überaus fragwürdiges Unterfangen und für den normalen Waldspaziergänger eher riskant als hilfreich. Auf 15 000

Impfungen kommt, statistisch gesehen, nur eine ernste Komplikation, nämlich Hirnhautentzündung! Im Vergleich dazu entsteht diese gefährliche Erkrankung ebenfalls nur einmal bei sage und schreibe 80 000 „echten“ Zeckenbissen.[27] Sie können sich selbst ausrechnen, wo Sie die größeren Chancen haben, zu erkranken.

Auch die für Säuglinge und Kleinkinder sehr empfohlene HIB-Impfung (Hämophilus influenza Typ B) gehört zu den fragwürdigen Impfungen. In der Zeitschrift *Praxis aktuell* vom 13. Juni 2003 heißt es: „Trotz Impfungen mehren sich in England die HIB-Fälle. Sowohl England als auch die Niederlande schlagen Alarm: Infektionen mit Hämophilus influenza Typ B nehmen wieder zu – trotz Impfung.“[28]

Der großen Euphorie musste die Ernüchterung folgen: Die Hirnhautentzündungen infolge HIB-Infektion haben in der Statistik zwar deutlich nachgelassen, untersucht man jedoch die Gesamtzahl der aufgetretenen Fälle von Hirnhautentzündungen, bemerkt man kaum eine Veränderung. Es scheint eine Erregerverschiebung stattgefunden zu haben: HIB-Infektionen nehmen ab, dafür nehmen Erkrankungen durch HIF (Hämophilus influenza Typ F) stark zu, wie Wissenschaftler der Universität Georgia in den USA feststellten.[29] Ein verlässlicher Impfschutz gegen HIB besteht demnach nicht. Trotz hoher Durchimpfungsraten treten auch bei geimpften Kindern Erkrankungen durch HIB-Infektionen auf.[30]

Nachdem eine Hämophilus-Infektion (etwa nach einer Gehirnhautentzündung durch Hämophilus) überwunden ist, sind beim Säugling keine Antikörper nachweisbar, so Prof. Dr. I. Mutz aus Leoben in Österreich.[31] Es stellt sich die Frage, wie eine Impfung gegen HIB dann wohl eine Immunität bei Säuglingen bewirken soll.

Zusammenfassend kann gesagt werden, dass mit einer Impfung das Erhoffte nicht erreicht werden kann. Der angebliche Schutz – *wenn er denn überhaupt entsteht* – beschränkt sich auf einen ganz bestimmten Erreger, zum Beispiel nur auf Typ B bei Hämophilus. Gegen Typ F ist die Impfung nicht gerichtet, deshalb ist sie wirkungslos. Hinzu kommt, dass die Krankheitserreger mit ihren enormen Anpassungsfähigkeiten so schnell ihre Zelleigenschaften ändern können, dass die Entwicklung von Impfstoffen damit gar nicht Schritt halten kann. Es wäre also allemal klüger, auf die Impfungen zu verzichten, zumal wir deren Auswirkungen nicht genau kennen.

Keine Nebensache: Unerwünschte Arzneiwirkungen (UAW)

Dass Impfungen nicht nur toleriert werden, sondern teilweise auch massive, sogar gesundheitsschädliche Nebenwirkungen haben können, zeigen viele Beispiele. Im Golfkrieg 1991 wurden Tausende von Soldaten durch Impfungen ernsthaft krank gemacht. Vor dem Abmarsch behandelte man mehr als 10 000 britische Soldaten mit diversen Impfstoff-Kombinationen, um sie vor möglichen Angriffen mit biologischen Kampfstoffen zu schützen. Viele der Soldaten leiden nach Angaben der Ärzte seit Jahren an Osteoporose, Depressionen, Übelkeit und Arthritis. Auch nach Auffassung von Lieutenant Colonel Graham Howe, klinischer Direktor für Psychiatrie des Britischen Armee-Gesundheitsdienstes in Deutschland, ist dies möglich. Seine unveröffentlichte Meinung: „Geheime Injektionen, die den Soldaten verabreicht wurden", hätten „sehr wahrscheinlich zur Entwicklung einer autoimmuninduzierten Osteoporose geführt."[32]

Nach Meinung der Schiedsstelle für Kriegsveteranen handelt es sich hier um das so genannte „Golfkriegs-Syndrom", das vermutlich die Folge diverser Impfungen ist. Das britische Verteidigungsministerium kündigte erwartungsgemäß Revision an und stellte die Behauptung auf, dass die Annahme einer Impfkomplikation aufgrund des Fehlens jeglicher „wissenschaftlicher" Beweise abwegig sei. Dabei erkrankten auch Soldaten, die zwar geimpft, aber gar nicht im Kriegsgebiet eingesetzt waren! Ähnliche Klagen laufen nicht nur in Großbritannien, sondern auch in Amerika.

In Frankreich wurde die Impfung gegen Hepatitis B bei Schulkindern am 1. Oktober 1998 eingestellt, da in einem Zeitraum von nur zwei Jahren mehr als 600 Fälle von Multipler Sklerose aufgetreten waren und ein Zusammenhang ernsthaft in Betracht gezogen wurde. In den deutschsprachigen Ländern wird der gleiche Impfstoff wie in Frankreich verwendet. Eine Hepatitis-B-Impfung birgt sowohl in Europa als auch in den USA ein besonders hohes Nebenwirkungsrisiko.[33]

In den USA werden Impfdaten im *National Vaccine Information Center* (NVIC) gesammelt. Von Juli 1990 bis Oktober 1998 wurden 24 775 Impfkomplikationen gemeldet, darunter 439 Todesfälle, 9 673 schwer wiegende Zwischenfälle. Allein auf den Einzelimpfstoff Hepatitis B entfielen 17 497 Fälle. Von den Komplikationen ereigneten sich 72 Prozent innerhalb von 4 Tagen und sage und schreibe 12 Prozent noch 40 Tage danach.[34]

Allein von Januar 1996 bis Mai 1997 gingen 18 000 Meldungen über verschiedene Nebenwirkungen dieser Impfung ein, darunter 54 Fälle von plötzlichem Kindstod. Großen Wirbel verursachte der Fall „Belkin“ eines engagierten Vaters. Er beschrieb bei seiner Befragung vor dem amerikanischen Kongress am 18 Mai 1999 sehr eindrücklich, wie seine Tochter Lyla Rose im Alter von 5 Wochen innerhalb weniger Stunden nach einer Hepatitis-B-Impfung verstarb.[35]

Auch die Aussage zweier Autoren aus dem Jahr 2002 macht nachdenklich: „Unsere Studie zeigt, dass die Hepatitis-B-Impfung beim Erwachsenen statistisch mit akuter Neuropathie, Neuritis, Vaskulitis, Thrombozytopenie, Magen-Darm-Erkrankungen, Multipler Sklerose und Arthritis vergesellschaftet ist und dass einige dieser Patienten im weiteren Verlauf an chronischen Folgeerkrankungen leiden, die länger als ein Jahr – nach der Impfung – anhalten.“[36]

In Deutschland hat es den Anschein, als ob die Meldungen über die unerwünschten Arzneiwirkungen (UAW) versickern und unbegreiflicherweise nicht veröffentlicht werden. Die Statistik zeigt, dass die Impfschadensfallmeldungen seit 1991 von etwas weniger als 1 000 auf knapp mehr als 5 000 im Jahr 1999 anstiegen. Für das Jahr 2000 existieren gar keine Daten! Ab 2001 sind so wenig Daten vorhanden, dass eine Bewertung nicht möglich und dadurch eine Einschätzung des Verhältnisses von Risiko und Nutzen einer Impfung völlig unmöglich ist.

Für die Diskrepanz zwischen tatsächlichen Erkrankungen und gemeldeten Nebenwirkungen ist ein allgemein verbreitetes Dogma verantwortlich: Impfungen sind harmlos und haben keine Nebenwirkungen. Unerwartete Ereignisse stehen keinesfalls im Zusammenhang mit der Impfung! Eventuelle Komplikationen werden beim Aufklärungsgespräch mit den Eltern entweder verharmlost oder vielleicht auch unwissentlich verschwiegen. Es muss eigentlich gewährleistet sein, dass jeder Patient vor seiner Impfung den Beipackzettel des Impfstoffs genau durchlesen kann. Diese Möglichkeit ist in der Praxis nur selten bis gar nicht gegeben. Die meisten Rückmeldungen von Eltern, die nach einer Impfung unerwünschte Nebenwirkungen beklagen, werden nicht nur von unkundigen, sondern auch noch von uneinsichtigen Impfärzten vom Tisch gewischt. Welche Rolle eine Furcht vor Schadensersatzansprüchen seitens der Geimpften spielen könnte, lässt sich nur erahnen.

Es empfiehlt sich, einen Beipackzettel einmal näher unter die Lupe zu nehmen, zum Beispiel den des Sechsfach-Impfstoffes Hexavac®. Dieser Impfstoff wird Babys bereits im Alter von drei bis vier Monaten zum ersten Mal verabreicht.

Punkt 4.4 des Beipackzettels beschäftigt sich mit den Warnhinweisen:

„Falls eines der nachfolgenden Symptome im zeitlichen Zusammenhang mit der ersten Impfung aufgetreten ist, sollte eine sorgfältige Nutzen- und Risikoabwägung vorgenommen werden (...):

- (...) Fieber von 40 °C oder höher, innerhalb von 48 Stunden, für das es keine andere Ursache gibt.
- (...) Kollaps - oder schockähnliche Symptomatik.
- (...) anhaltendes, unstillbares Schreien über drei oder mehrere Stunden, innerhalb von 48 Stunden nach der Impfung.

Wieso dauert die Nachbeobachtungszeit nur 48 Stunden? Das kann niemand erklären.

- (...) Krämpfe, mit und ohne Fieber, innerhalb von drei Tagen nach der Impfung.

Wieso gerade drei Tage?

- (...) Bei Kindern, die auf die Gabe eines Impfstoffes mit ähnlichen Bestandteilen innerhalb von 48 Stunden mit schweren Nebenwirkungen reagiert haben, sollte ein weiteres Impfvorhaben sorgfältig abgewogen werden.

Warum nur innerhalb von 48 Stunden?

Weiterhin lesen wir, dass eine immunsuppressive (das Immunsystem hemmende) Therapie oder ein geschwächtes Immunsystem die Immunantwort beeinträchtigen können. In solchen Fällen wird empfohlen, die Impfung zu verschieben, bis die Behandlung beendet ist, beziehungsweise die Erkrankung abgeklungen ist.

Unter Punkt 4.8 sind die Nebenwirkungen aufgeführt:

- häufig (1-10 %) lokale Reaktionen, Reaktionen an der Injektionsstelle: Ödeme (Wassereinlagerungen), Pruritus (Juckreiz), Urticaria (Nesselsucht)
- selten (0,1-0,01 %) Allgemeinreaktionen: anhaltendes oder ungewöhnliches Schreien
- sehr selten (unter 0,01 %):
  - *Allgemeinreaktionen:* allergische Reaktionen, Schüttelfrost, Müdigkeit, Unwohlsein, Ödeme, Blässe, Schwellungen von ganzen Gliedmaßen, vorübergehende, regionale Lymphknotenschwellungen

- *Zentrales und peripheres Nervensystem:* Krampfanfälle mit und ohne Fieber, Enzephalitis, Enzephalopathie mit akutem Hirnödem, Augenrollen, Guillain-Barré-Syndrom, Muskelhypotonie, Neuritis (Nervenentzündung)
- *Verdauungssystem:* Bauchschmerzen, Meteorismus (Blähungen) mit Übelkeit
- *Gerinnungssystem:* Petechien (punktförmige Blutungen), Purpura (flächige Blutungen), thrombozytopenische Purpura, Thrombozytopenie (Mangel an Blutplättchen)
- *Psyche:* Unruhe und Schlafstörungen
- *Atemwegsysteme:* Dyspnoe (Atemnot) oder inspiratorischer Stridor (ziehendes Geräusch beim Einatmen)
- *Haut und Hautanhangsgebilde:* angioneurotisches Ödem, Erythem (Hautrötung), Pruritus, Exanthem (Ausschlag), Urticaria
- *Gefäße:* Flushing (plötzliche Gefäßerweiterung mit Hautrötung)

Bei den Sechsfach-Impfstoffen Hexavac® und Infanrix-Hexa® muss auch erwähnt werden, dass sich während der Erprobung mehrere Fälle von Atemstillstand ereigneten, einer sogar am Tag der Impfung. Sie wurden nicht als Impfnebenwirkungen gewertet. Von 247 schwer wiegenden, unerwünschten Ereignissen beurteilten die Prüfer nur fünf Fälle als impfbezogen. Bis 2003 wurden aus Österreich und Deutschland insgesamt 16 Todesfälle nach einer Sechsfachimpfung gemeldet. Bei fünf Kindern trat der Tod innerhalb von 24 Stunden ein. Die verstorbenen Kinder, vier Mädchen und ein Junge, waren zwischen 4 und 23 Monaten alt. Die Kinder galten zum Zeitpunkt der Impfung als gesund, ein Kind hatte einen leichten Husten. Bei den vier deutschen Fällen wurde im Rahmen der Autopsie zunächst eine Hirnschwellung (zerebrales Ödem) festgestellt. Drei der Kinder hatten nach der vierten Impfung bereits das zweite Lebensjahr erreicht, was einen plötzlichen Kindstod eher unwahrscheinlich macht. Zwei von ihnen hatten bereits im ersten Lebensjahr auf die Sechsfachimpfungen mit Fieber, Unruhe und Schreiattacken reagiert, was nach Angaben der Beipackzettel doch eine Kontraindikation für weitere Impfungen gewesen wäre.[37]

Hier stellt sich die Frage nach der Verantwortlichkeit der impfenden Ärzte.

Das Paul-Ehrlich-Institut (Bundesamt für Seren und Impfstoffe) gab am 28. April 2003 folgendes Bulletin heraus: „Im Oktober 2000 wurden erstmals zwei hexavalente Impfstoffe, Hexavac® - Aventis Pasteur MSD - in Frankreich und Infanrix-Hexa® - GlaxoSmithKline Biological S.A. - in Belgien zugelassen. Die Zulassung für die Europäische Union erfolgte durch die europäische Kommission nach der Bewertung durch die europäische Arzneimittelagentur. Hexavac® und Infanrix-Hexa® sind die einzigen in der EU zugelassenen Impfstoffe, die gegen sechs Infektionskrankheiten schützen: Poliomyelitis, Diphtherie, Tetanus, Keuchhusten, Hämophilus Influenza Typ B, Hepatitis B. Nach Angaben der beiden Zulassungsinhaber wurden bis jetzt etwa 8,7 Millionen Dosen in der EU in den Handel gebracht. Insgesamt wurden bis jetzt rund drei Millionen Kinder geimpft. Seit Zulassung dieser beiden Impfstoffe wurde bis zum 31. März 2003 von fünf Todesfällen berichtet, die in engem zeitlichem Zusammenhang mit der Impfung auftraten. Hieraus ergibt sich eine Häufigkeit von einem Todesfall auf 1,7 Millionen Dosen. Eine Meldung stammt aus Österreich, vier aus Deutschland."[38]

Trotz dieser Feststellung kam die einberufene Kommission, bestehend aus europäischen Experten verschiedener Fachrichtungen, Pathologen, Gerichtsmedizinern, Kinderärzten und Epidemiologen, mehrheitlich zu dem Schluss, dass ein Zusammenhang zwischen der Impfung und dem Tod der Kinder nicht belegt ist! Nun stellt sich die berechtigte Frage, wie viele Kinder noch sterben müssen, bis der plötzliche Tod von Kindern nach einer Impfung als belegt gilt?

In unserer Gesellschaft gilt es als unethisch, Kinder nicht zu impfen! Die derzeit bestehende Situation, die keinerlei verlässliche Aussagen über die Langzeitfolgen von Impfungen erlaubt, dürfte von ethischer Verantwortung jedoch mindestens genauso weit entfernt sein.

Die traurigen Folgen, die Impfungen nach sich ziehen, werden im Folgenden anhand von Fallbeispielen demonstriert. Impfschadensfälle sind nur dann behandelbar, wenn der Zusammenhang zwischen Impfung und Erkrankung erkannt wird. Dazu müssen nicht nur die Patienten besser und gründlicher aufgeklärt, sondern auch die Ärzte viel besser ausgebildet werden. Jedem Arzt, der mit Patienten zu tun hat und nicht bloß ein „Schreibtischtäter" ist, müsste aufgefallen sein, dass manche immunologische Reaktionen nicht „nur" 48 bis 72 Stunden benötigen, sondern Wochen, Monate, manchmal sogar Jahre vergehen können (was die zeitliche Zuordnung aber schwierig macht), bis sich eine Krankheit, und zwar auch eine Impfkrankheit oder ein „Impfschadenssyndrom", manifestiert.

Das aus dem Gleichgewicht geratene Immunsystem darf nicht mit allen zur Verfügung stehenden Mitteln weiter unterdrückt, sondern muss regulativ behandelt werden mit Entlastungsmaßnahmen und mit energetischen Maßnahmen wie Akupunktur oder Homöopathie, um nur einige wenige Möglichkeiten zu erwähnen.

Fallbeispiel Alicia

Als ich Alicia kennen lernte, war sie 34 Monate alt. Ihr Leidensweg begann im Alter von vier Monaten, als sie gegen Diphtherie, Tetanus, Polio und HIB geimpft wurde.

Aus der Vorgeschichte von Alicia ergab sich, dass diese Impfung nicht nur überflüssig, sondern kontraindiziert und somit auch schädlich war. Im Folgenden wird klar, warum:

Die Schwangerschaft mit Alicia war für die Mutter keine Freude, sie erbrach drei Monate lang massiv. Anschließend bekam sie Wassereinlagerungen, ihr Körper schwoll unverhältnismäßig an. Im achten Schwangerschaftsmonat trat Lippenherpes auf. Die Geburt musste dreimal eingeleitet werden, bis Alicia nach zehn Stunden Wehen mit Saugglocke auf die Welt kam. Nach klinischen Zeichen war das Kind übertragen, das heißt zu lange im Bauch der Mutter.

Am zweiten Tag nach der Geburt bekam das Kind hohes Fieber und einen Krampfanfall. In der Klinik wurde eine eitrige Gehirnhautentzündung diagnostiziert. Es folgte eine intravenöse antibiotische Behandlung, begleitet von einer Therapie mit Zovirax® (ein speziell das Herpesvirus hemmendes Mittel) für fast drei Wochen. Anschließend erhielt Alicia Flaschennahrung und entwickelte sich in den folgenden Monaten einigermaßen erwartungsgemäß.

Alicia war kaum vier Monate alt, noch immer von der schweren Krankheit gezeichnet und nicht ganz gesund, als sie gegen Diphtherie, Tetanus, Polio und HIB am selben Tag geimpft wurde. (Warum Kinder gerade im vierten Lebensmonat geimpft werden müssen, ist nach wie vor rätselhaft!) Einige Tage nach der Impfung war eine Rötung an beiden Mundwinkeln und unterhalb der Unterlippe zu sehen. Die Haut im Gesicht entzündete sich, teilweise traten auch schuppige und krustige Veränderungen auf. Die kranke Haut sonderte über Nacht ein gelbliches Sekret ab, das am Bettlaken klebte. Das Ekzem breitete sich auf Bauch und Po, aber auch unter den Augen und auf den Wangen aus. Die Augen waren morgens stark geschwollen, die Haut schuppte, das Kind sah sehr mitgenommen aus.

Bei weiterer Befragung im Lauf des Jahres stellte sich heraus, dass Alicia auffallend wenig schmerzempfindlich war, mutig auf Tiere zuging, ein sehr gutes Gedächtnis hatte, mit den Händen sehr geschickt war und zu Verstopfung neigte.

Das erste Mittel, das aufgrund der Vorgeschichte über die Schwangerschaft verabreicht wurde, war *Opium*. Es führte zu einer vorübergehenden Besserung. Später wurden *Hyoscyamus*, danach *Carcinosinum*, zum Schluss *Kalium carbonicum* notwendig. Nach Gabe dieser Medikamente machte Alicia einen Entwicklungsschub. Die Haut klärte sich auf, sie wurde gesund.

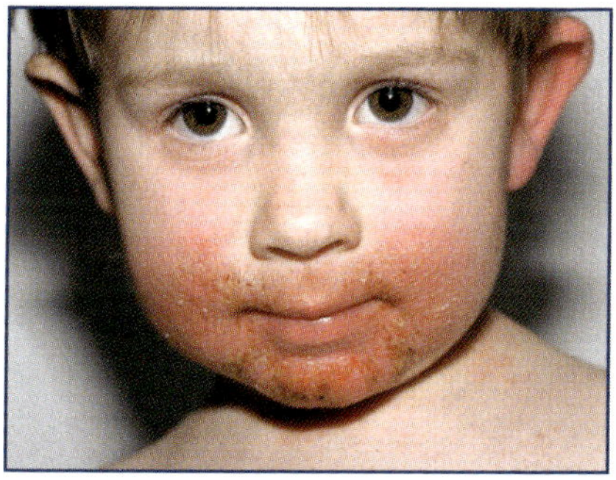

Alicia am 16. November 1998

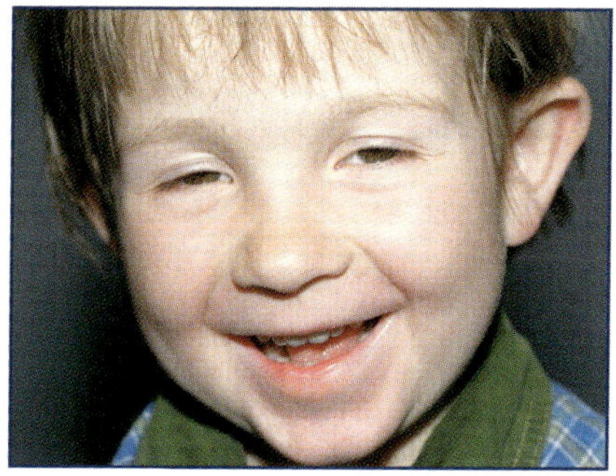

... und am 17. Mai 1999

Die Nachfrage im Juli 2004 ergab: Alicia ist ein anderes Kind geworden. Früher war sie apathisch und im Umgang sehr schwierig. Nach der Behandlung blühte sie auf, inzwischen ist sie sogar eine der Besten ihrer Klasse. Sie ist kreativ, bastelt, musiziert, hat genaue Vorstellungen, ist lebenslustig und bereitet ihren Eltern viel Freude. (Behandlungsdauer 11 Monate; Nachbeobachtung 5 Jahre)

Fallbeispiel Jonas

Bei unserer ersten Begegnung war Jonas sieben Monate alt. Die Hautprobleme des Jungen begannen unmittelbar nach der Keuchhustenimpfung. Es bildeten sich raue Stellen auf seinem Körper, die sich rasch ausbreiteten. Die ganze Haut sah schlimm aus und war bedeckt mit nässenden Stellen, die beim Kind anscheinend unerträglichen Juckreiz verursachten. Die offenen Stellen sonderten eine unangenehm riechende Flüssigkeit ab. Sein Stuhl roch sehr sauer. Die Mutter berichtete weiter, dass Jonas zu husten begann, sobald sich sein Hautzustand etwas besserte. Das Kind mochte keine Wärme und riss sich die eigenen Haare aus.

Aufgrund der Angaben bekam Jonas *Mercurius solubilis*, was zu einer raschen Besserung sämtlicher Hautsymptome führte. Als Begleitmaßnahme wurde eine milch- und weizenfreie Diät eingehalten. (Behandlungsdauer 4 Monate; Nachbeobachtung 9 Jahre)

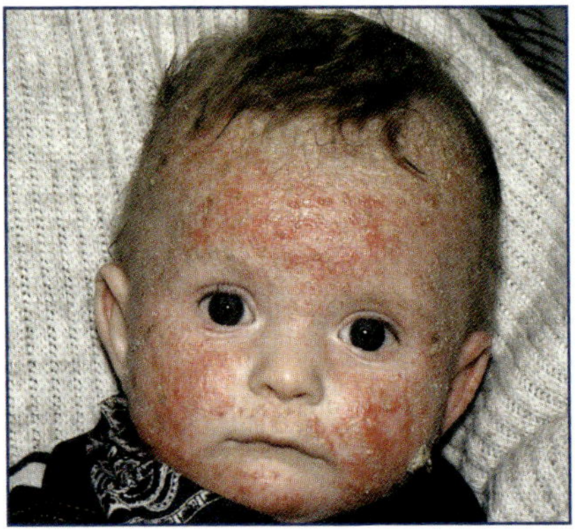

Jonas am 23. Februar 1994

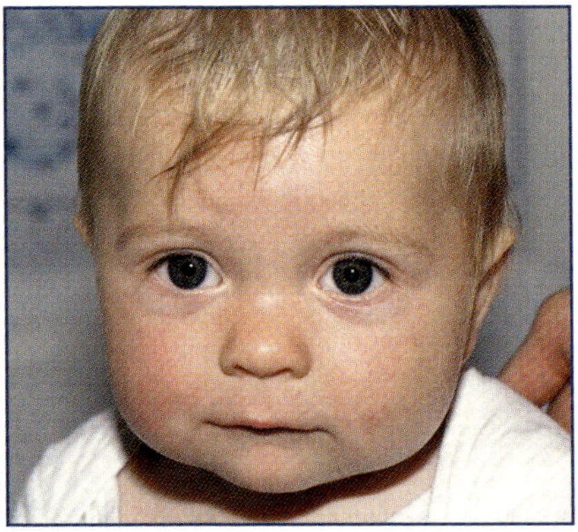

... und am 24. Juni 1994

Diese beiden Fälle muten recht harmlos an im Vergleich zu dem, was sonst beobachtet, beschrieben und auch veröffentlicht wurde, wie am Beispiel der Autoimmunkrankheiten im Folgenden geschildert wird.

Autoimmunerkrankungen als Impffolge

Bei der Entstehung einer Autoimmunkrankheit, zum Beispiel Guillain-Barré-Syndrom, juveniler Diabetes mellitus, Multiple Sklerose oder rheumatoide Arthritis, spielt die zelluläre Immunität eine wesentliche Rolle (siehe nebenstehende Übersicht).

Kris Gaublomme aus Belgien schilderte anlässlich der Impfkritikerkonferenz am 4. Oktober 2003 die Zusammenhänge zwischen Impfungen und Autoimmunerkrankungen. Er zeigte auf, dass *das Immunsystem durch Impfungen nicht gestärkt*, sondern im Gegenteil *geschädigt oder sogar vernichtet* werden kann. Impfungen können vererbte Schwachstellen offenbaren, die mit der genetischen Belastung des Individuums zu tun haben. So zählte er 15 Krankheiten auf, die als so genannte Autoimmunkrankheiten gelten. Die Schulmedizin – nennen wir sie lieber „Eisbergmedizin“ – kann als Hilfe gegen diese Erkrankungen höchstens die Unterdrückung des Immunsystems als lindernde Maßnahme anbieten. Durch die unterdrückenden Behandlungen wird jedoch die Krankheit regelrecht „zementiert“, wodurch eine Wiederherstellung, eine Heilung – fast – unmöglich gemacht wird.

Als Impffolge gemeldete, schwere (autoimmune) Erkrankungen:[39]
- Schwere, nekrotisierende** Gefäßentzündung (Periarteriitis nodosa)
- Entzündung der Schläfenarterie mit möglicher Blindheit (Arteriitis temporalis)
- Sehnerventzündung (Neuritis des Nervus opticus)
- Knotenrose (Erythema nodosum)
- Chronische Gelenkentzündung (rheumatoide Arthritis, PCP)
- Leberentzündung (Hepatitis)
- Schwere kombinierte Nieren-Lungen-Krankheit (Goodpasture-Syndrom)
- Haut- und Organwolf (Lupus erythematodes)
- Entzündung des Zentralnervensystems (Multiple Sklerose)
- Aufsteigende, periphere Lähmung (Guillain-Barré-Syndrom)
- Schwere Atemstörung (Asthma)
- Selbstisolation (Autismus)
- Blutplättchenbedingte Störungen (thrombozytopenische Purpura)
- Schilddrüsenentzündung (Thyreoiditis)
- Muskelerkrankung mit Schluck-Atemlähmung (Myasthenia gravis)

In der langen Liste von Nebenwirkungen, die durch Impfungen verursacht werden, finden sich auch zahlreiche Autoimmunkrankheiten. Da durch kurzfristige Impfstudien vor der Zulassung eines Impfstoffes die späteren Auswirkungen nicht erfasst werden, müssten noch zusätzlich Langzeit-Impfstudien bei den Geimpften durchgeführt werden.

Leider fehlt auch ein Vergleich zwischen „geimpften" und „nicht geimpften" Menschen. In der gesamten Literatur existiert dazu nur eine einzige Langzeitstudie, die dem Ritual des Impfens keine gute – ja, nicht einmal eine zufrieden stellende – Note attestiert: Der dänische Anthropologe Peter Aaby untersuchte geimpfte Kinder in Guinea-Bissau und veröffentlichte seine Ergebnisse im Dezember 2000.[40, 41] Aaby und seine Kollegen stellten fest, dass manche Impfungen die Kindersterblichkeit erhöhten. Das Team untersuchte 15 000 Frauen und deren Kinder in regelmäßigen Abständen. Es fand

** Untergang und Absterben von Gewebe, meist mit Schwarzfärbung verbunden

heraus, dass Impfungen gegen Masern und Tuberkulose die Sterblichkeit zwar nahezu halbierten, jedoch zeigte die Vierfach-Impfung (gegen Diphtherie, Tetanus, Keuchhusten und Kinderlähmung) ein abschreckendes Ergebnis. Die Kinder, die mit diesem klassischen, von der WHO empfohlenen Impfquartett geimpft wurden, hatten ein doppelt so hohes Todesrisiko im Vergleich zu den nicht geimpften Kindern. Alle verstorbenen Kinder erlagen fieberhaften Krankheiten wie Malaria, Typhus und anderen Durchfallerkrankungen.

Diese Veröffentlichung wirbelte sehr viel Staub auf. Aaby und seine Kollegen mussten sich rechtfertigen, die WHO schickte sogar Kontrolleure (in Person des Australiers Kim Mulholland und des Brasilianers Maurico Baretto). Die beiden Wissenschaftler prüften die Daten und wollten etwaige Ungereimtheiten vor Ort klären. Die Aussage beider Professoren war: „Wir haben die Datenermittlung und die gesamte Studie überprüft und dabei keinerlei Fehler gefunden!“

> Aufgrund dieses Studienergebnisses müssten die von der STIKO aufgestellten Impfempfehlungen kritischer verfolgt und kontrolliert werden (mittels Langzeitstudie). Eine Erforschung der Entstehung noch unklarer immunologischer Erkrankungen, wie Autoimmunkrankheiten, ist dringend erforderlich.

Vermutungen, dass zwischen Impfung und Autoimmunerkrankung eine Verbindung besteht, werden vehement vom Tisch gefegt.

Auffallend ist in diesem Zusammenhang, dass in den letzten Jahren der „frühkindliche Autismus“ rapide zugenommen hat. Diese Krankheit, vor fünfzig Jahren noch kaum bekannt, tritt heute mit einer Häufigkeit von einer Neuerkrankung unter 150 Schülern (0,7 Prozent) auf, in Großbritannien kommt sogar eine Neuerkrankung auf 86 Schüler (1,2 Prozent).[42]

Die Zahl der autistischen Kinder hat sich in den USA seit Mitte der achtziger Jahre verzehnfacht.[43] Allein in Kalifornien werden täglich (!) etwa neun neue Fälle gemeldet, eine alarmierende Entwicklung.[44] Die Ursachen für die Entstehung von Autismus lagen lange Zeit im Dunkeln. Man vermutete, dass es sich um eine Zivilisationskrankheit handeln könne, die möglicherweise auf Umweltgifte, Medikamente oder auf die Ernährung zurückzuführen sei.

Eine Veröffentlichung des Londoner Arztes Dr. Andrew Walkerfield im Februar 1998 brachte die Wende.45 Ziel seiner Studie war es, die für autistische Störungen verantwortlichen Umweltfaktoren zu identifizieren, weshalb die Eltern betroffener Kinder gründlich befragt wurden. Bei acht von zwölf untersuchten Kindern bestand der begründete Verdacht auf einen Zusammenhang zwischen der vorausgegangenen Dreifachimpfung gegen Masern, Mumps sowie Röteln und der Entstehung der Krankheit. Da eine an lediglich zwölf Kindern durchgeführte Studie wenig Aussagekraft besitzt, weist Dr. Walkerfield in seinem Artikel auf die dringende Notwendigkeit von Forschungen hin, die einen längeren Zeitraum nach der Impfung beleuchten. Seine Veröffentlichung brachte eine kontroverse Diskussion sowohl in Großbritannien als auch in den USA in Gang. Die Gesundheitsbehörden sahen jedoch keinen Klärungsbedarf und veranlassten deshalb auch keine entsprechenden Schritte. Es gab hingegen massive Versuche, Walkerfields Äußerungen im Keim zu ersticken.

Als 2002 in Kanada die *Internationale Autismus-Konferenz* stattfand, boykottierten die Gesundheitsbehörden diese Veranstaltung und versuchten, die Journalisten von einer Berichterstattung abzuhalten. Schwerpunkt der Diskussionen war die Frage, ob Impfstoffe als Ursache für die Entstehung von Autismus angesehen werden könnten.

Zwei betreuende Neurologen rieten den Eltern autistischer Kinder, deren Rückenmarksflüssigkeit (Liquor) untersuchen zu lassen. Von 246 staatlichen und privaten Kliniken in Großbritannien sah sich nicht eine einzige dazu imstande, die relativ einfachen Punktionen auszuführen. Eine Gruppe von Eltern mit sieben autistischen Kindern flog daraufhin in die USA, wo die Lansing-Klinik in Detroit sich zunächst bereit erklärt hatte, die Punktionen vorzunehmen. Nachdem die Kinder mitsamt den Eltern, Ärzten und Anwälten dort angekommen waren, meldete die Lansing-Klinik jedoch Bedenken an. Einen Tag zuvor hatten Anwälte von Impfstoffherstellern versucht, bei einem Londoner Gericht eine einstweilige Verfügung zu erwirken, um so die Punktionen zu verhindern. Als der Antrag abgelehnt wurde, startete man einen weiteren Versuch bei der US-Justiz.

Eine andere Klinik führte schließlich bei sechs von sieben Kindern die Punktionen durch. In drei der sechs Proben (50 Prozent) konnte das Impfvirus nachgewiesen werden! In einer Kontrollgruppe mit nicht autistischen Kindern reagierte nur eines von zwanzig Kindern (0,05 Prozent) auf den Test. Damit liegt die Vermutung recht nahe, dass zwischen Autismus und der Dreifachimpfung Masern, Mumps und Röteln (MMR) ein ernst zu nehmender Zusammenhang besteht.[46]

Autismusopfer werden in USA aus einem zwei Milliarden schweren Fonds für Impfschäden nur dann entschädigt, wenn sie vorher ein „Schweigegelübde“ unterzeichnet haben. All das lässt darauf schließen, dass es bei der

MMR-Impfung und der Diskussion nicht um eine sachliche Abwägung von Risiken und Nutzen des Impfstoffes, sondern hauptsächlich um ökonomische Interessen geht. Man darf hier wohl guten Gewissens von einer engstirnigen, ignoranten Gesundheitspolitik sprechen, deren unabsehbare Folgen letzten Endes von den Bürgern getragen werden müssen.

Es kommt noch schlimmer

Wissenschaftler aus Houston vermuten, dass ein „Affen-Virus", das in den sechziger Jahren mit der Polioimpfung (Impfung gegen Kinderlähmung) durch eine Verunreinigung auf Menschen übertragen wurde, Krebs auslösen kann.[47] Für die Herstellung des Impfstoffes wurden damals Nieren von Affen verwendet. Bei 33 von 55 Patienten (60 Prozent), die an einem so genannten Non-Hodgkin-Lymphom (eine Art Lymphdrüsenkrebs) erkrankt waren, konnte im Tumorgewebe das Erbgut dieses Affen-Virus nachgewiesen werden. Das wirft die Frage danach auf, welche Rolle dieses Virus bei der Krebsentstehung spielte. Eine eindeutige Antwort konnte auch der Studienleiter Felipe Samaniego nicht geben. Das Ergebnis erscheint aber mehr als nur merkwürdig, wenn nicht sogar äußerst bedenklich und alarmierend.

Sollten die Wissenschaftler aus Houston mit ihrer Vermutung Recht behalten, so stellt die Übertragung artfremder Viren auf Menschen, mit der Folge einer Entstehung von Erbgutveränderungen und bösartigen Tumoren, die extremste Form eines möglichen Impfschadens dar, der aber am schwersten nachweisbar ist und damit nicht oder nur selten erkannt wird. Auch andere Formen von Impfschäden (z.B. Allergien, Neurodermitis, Asthma, Epilepsie usw.) lassen sich aufgrund des häufig schleichenden Verlaufes nicht ohne Weiteres erkennen.

Fallbeispiel Astrid

Als Astrid sich mit einer Schluckimpfung gegen Kinderlähmung impfen ließ, war sie bereits 23 Jahre alt und bis zu diesem Zeitpunkt kerngesund. Einige Wochen später entwickelte sie unerklärlicherweise eine Allergie gegen Zimmerpflanzen und Hausstaub. Sie fühlte sich häufig erschöpft, hatte oftmals Bauchschmerzen und Blähungen, aus den Rachenmandeln sonderte sich ein gelb-weißliches, festes Material ab. Mit einer fast unerträglichen Müdigkeit schleppte Astrid sich in den folgenden Jahren durchs

Leben, fühlte sich antriebslos, schlapp und überfordert. Manchmal bekam sie aus heiterem Himmel einen pfeifenden Atem, sodass der Verdacht auf Asthma geäußert wurde.

In den Jahren bis 1997 bekam Astrid drei Kinder (einmal Zwillinge) und glaubte, dass die Versorgung der Kinder ihr die Energie raubte. Als sie 1997, ziemlich genau 10 Jahre nach der ersten Schluckimpfung gegen Kinderlähmung, den Impfstoff erneut verabreicht bekam, verschlechterte sich ihr Zustand ständiger Ermüdung und Erschöpfung massiv. Schließlich wurde sie depressiv und meinte: „Ich schaffe es nicht mehr." Dazu kamen anhaltende, diffuse Bauchschmerzen und Herzrhythmusstörungen. Mehrere Untersuchungen und Therapieansätze verliefen bei Ärzten diverser Fachrichtungen jedoch erfolglos.

Da der Verdacht eines Impfschadens sehr nahe liegt, verordnete ich am 18. Juli und am 27. August 2003 den potenzierten Impfstoff (Oral-Virelon C 30 und C 200). Nach diesen beiden Gaben veränderte sich ihr Leben deutlich. Zuerst trat Schwindel auf, dann kamen altbekannte Kopfschmerzen wieder und auch ein früherer Hautausschlag zeigte sich, was in der Homöopathie als Heilungszeichen zu verstehen ist (die so genannte Erstverschlechterung*). Bei der nächsten Konsultation berichtete sie: „Es ist wie ein Wunder, fast alles ist weg, ich fühle mich beinahe ganz gesund."

Die Nachbeobachtungszeit ist zwar zu kurz, um von einer endgültigen Heilung sprechen zu können, Tatsache ist aber, dass aufgrund der Impfstoff-Nosoden eine für die Patientin sehr positive Veränderung des Gesamtzustandes erreicht werden konnte. Es wird sicherlich noch einige Zeit dauern, bis sich die junge Frau als komplett gesund bezeichnen kann. Vermutlich bedarf es noch einiger weiterer homöopathischer Mittelgaben.

Fallbeispiel Richard

Bei der Erstkonsultation am 19. Oktober 2000 berichtete Richard (Name auf Wunsch des Patienten geändert), damals 33 Jahre alt, von einem seit Jahren juckenden Fleck am linken Unterschenkel, der kam und ging. Zwischen Mai und Juni 1999 entwickelte sich ein „toxisches Ekzem" an der Innenseite beider Handgelenke, das mit Basissalbe / Harnstoffsalbe behandelt wurde. Im Winter 1999 / 2000 litt er ständig unter Infekten, zum Beispiel der Nasennebenhöhlen, die wiederholt mit Antibiotika behandelt wurden. Im März 2000 trat der Patient, der drei kleine Kinder hat, Erziehungsurlaub an und ließ sich gegen Hepatitis B impfen. Im April 2000 kam es innerhalb von zwei Tagen zu einer explosionsartigen Ausbreitung von Hautausschlägen am ganzen Körper. Richard schilderte seine bisherige Therapie gegen Psoriasis (Schuppenflechte) mit Lichttherapie, außerdem wurde er mit Salicylsalben mit Ichthyol sowie mit Erythromycin, Metronidazol und Hydrocortison behandelt.

Ich bat ihn, etwas mehr über sich zu erzählen. Hierzu sein Bericht:

„Es tut mir jedes Mal weh, wenn ich aus meiner Heimatstadt wegfahren muss. Da ich nicht dorthin zurückziehen kann, ist meine Lebensfreude gekappt. Wir wohnen nun in der Nähe von Augsburg auf dem Land, was für meine Kinder viel Freiheit und Lebensfreude bedeutet – für mich aber nicht. Ein gravierender Einschnitt in meinem Leben war die Geburt meines Sohnes. Ich wollte eigentlich nie Vater werden und wurde doch plötzlich in diese Rolle gezwängt. Aus dem revolutionären Typ wurde ein bodenständiger Mann. Ebenfalls einschneidend war die Geburt meines dritten Kindes, als ich endlich zu meiner Vaterrolle stehen konnte.

Im Sport war es für mich selbstverständlich, auch wenn die Knochen brachen, mich in das Spiel hinein zu werfen und das Letzte zu geben. Ich war sehr erfolgreich im Eishockey.

Die Empfindlichkeit meiner Haut war mir während meiner Arbeit bewusst geworden. Innerlich sträubte ich mich gegen die an meinem Arbeitsplatz herrschende Hierarchie, dies beschäftigte mich so sehr, dass ich meine Arbeit nicht mehr mochte. Die von mir gewünschte, ganzheitliche Betreuung ging unter, da wir sehr schnell arbeiten sollten und somit nicht auf die Kunden eingehen konnten.

Es sträubte sich alles in mir, mit Menschen zu arbeiten, denen ich nicht vertrauen konnte. Mein Gefühl dabei war Wut und Machtlosigkeit. Mit einem Vorgesetzten, der unkollegial war, konnte ich keine vertrauensvolle Zusammenarbeit aufbauen. In einer Situation, in der ich meinen Unmut zwei Kollegen gegenüber äußerte, spürte ich ein Vibrieren in meinem Bauch. Eine Art Zittern von innen heraus. Ich hatte das Gefühl eine Gänsehaut zu bekommen, was aber nicht der Fall war. Solche Dinge wühlten mich ganz schön auf."

Auf meine Aufforderung, sich als Kind zu beschreiben, erzählte der Patient Folgendes:

„Ich bin als Kind gerne durch die Gassen gesprungen. Meine Eltern hatten wenig Zeit für mich, sie hatten eine Metzgerei und waren sieben Tage in der Woche damit beschäftigt. Die Person, die sich um mich kümmerte, war ein 'Ersatz-Opa'.

Was ich für ein Mensch bin? Ich mache mir in der Nacht sehr viele Gedanken, wie ich mit anderen Menschen umgegangen bin, ob ich alles richtig gemacht habe. Wenn ich auf jemanden sehr wütend bin, schlägt das bei mir in Mitleid um.

Das Gefühl 'hassen' kenne ich nicht. So wurde ich erzogen. Wenn ich wütend bin, kann ich auch schon mal einen Brüller loslassen. Meinen Kindern gegenüber bin ich konsequent, aber wenn sie zu lange schreien, muss ich auch mal nachgeben. Ich schwitze nachts ziemlich stark am Rücken."

Als auffallendes und merkwürdiges Symptom fand sich ein Atherom (Grützbeutel oder Hautzyste) am Ohrläppchen.

Nach klassisch homöopathischen Gesichtspunkten wählte ich das Mittel *Mercurius jodatum rubrum* und gab es in Tropfenform. Das Ergebnis war ein rasches Abklingen der Symptomatik sowie das Verschwinden sämtlicher psoriatischer Flecken.

Auf meine Nachfrage im Juli 2004 antwortete er: „Mit geht es gut, ich habe mit dem Rauchen aufgehört, fünf Kilo zugenommen, nun müsste ich nur noch meine Ernährung etwas in den Griff bekommen."

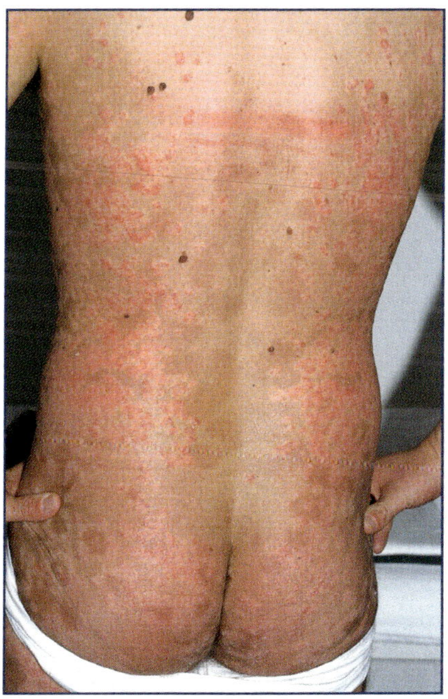

Richard am 2. Oktober 2000

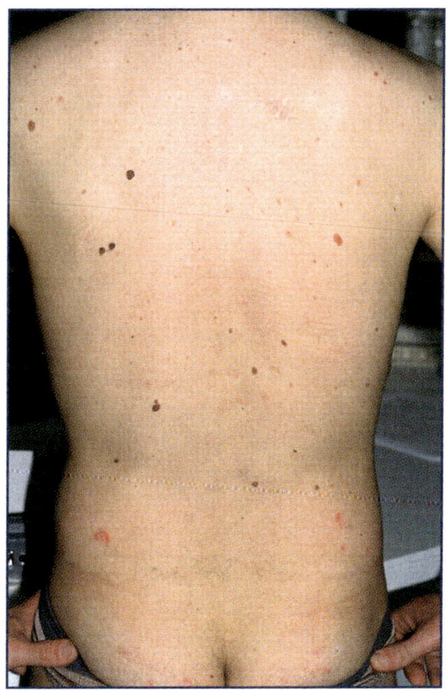

... und am 4. Mai 2001

Aus Richards Krankheitsgeschichte wird gut ersichtlich, wie auf dem Boden einer allergischen Vorbelastung aufgrund einer Impfung, in diesem Fall gegen Hepatitis B, blitzartig eine Schuppenflechte entstehen kann. Der

Leidensweg dieses Patienten war außerordentlich kurz, da er durch seine ganzheitliche Einstellung „nur" sechs Monate lang von Dermatologen behandelt wurde. Die Wirkung des Homöopathikums, begleitet von einer milch- und weizenfreien Diät, hatte eine rasche Rückbildung des Ausschlags zur Folge, der bis zum heutigen Tag auch nicht wieder ausgebrochen ist. Aber nicht nur seine Haut änderte sich, sondern auch sein ganzes Lebensgefühl sowie seine innere Einstellung zu Beruf und Vaterschaft. (Behandlungsdauer 1 Jahr; Nachbeobachtung 5 Jahre)

Anerkennung von Impfschäden

Die Anerkennung von Impfschäden gestaltet sich außerordentlich schwierig und bedarf einer hartnäckigen, jahrelangen Prozessführung mit erheblicher Energie und großem finanziellen Aufwand. Bis zur Anerkennung eines Impfschadens vergehen meist viele Jahre. Zwischen 1972 und 1993 wurden bei den Versorgungsämtern in der BRD 14 361 Schadensanträge gestellt, wovon 3 407 (23,73 Prozent) amtlich als Impfschäden anerkannt wurden. Der *Schutzverband für Impfgeschädigte e.V.* kann über den mühsamen Weg bis hin zur Anerkennung ein langes und lautes Klagelied singen.[48]

Die Dunkelziffer wird von kritischen Beobachtern als sehr hoch eingeschätzt, Vermutungen reichen von 1:20 bis 1:100. Hier ist die Spitze des Eisbergs kaum sichtbar – ein buchstäblich schwer wiegendes Problem.

Anerkannte Impfschadensfälle:
- Enzephalitis (Gehirnentzündung)
- Entwicklungsstörungen (auch sprachlicher Natur)
- Schlafumkehr (Störung des Schlafrhythmus)
- Apathie (Interessenlosigkeit)
- Depression
- Generalisierte Krampfanfälle und Folgeschäden
- Multiple Sklerose (fokale Gehirnentzündung, unheilbar)
- Intelligenzdefekte
- Hyperkinetisches Syndrom (Hyperaktivitätsstörungen, „Zappelphilipp")
- Autismus
- Plötzlicher Kindstod
- Lernstörungen
- Störungen des Sozialverhaltens (Neigung zu kriminellen Handlungen

Forschung, Impfindustrie, Ärzte und ihre Verstrickungen

Schon zu Zeiten Pasteurs und bis zum heutigen Tag gelten festgelegte Richtlinien für ein so genanntes „wissenschaftliches Tagebuch". Die folgenden Angaben müssen enthalten sein:

a) Grund und Zweck des Versuches

b) angewandte Materie

c) angewandtes Verfahren

d) Ergebnisse

e) Interpretation der Ergebnisse

Nicht nur Louis Pasteur ging mit seinen Forschungsergebnissen trickreich um, auch heute wird in ähnlicher Form „gearbeitet." Studien werden meist als Zielstudie von Pharmakonzernen und Medikamentenherstellern vergeben. Solche Studien sind ziemlich kostspielig und werden eigentlich nur bei zu erwartendem Verkaufserfolg des geprüften Medikamentes vorfinanziert. Eine unabhängige Forschung existiert nur am Rand, denn die veröffentlichte Arbeit muss dem Sponsor schließlich gefallen. Fallen die Ergebnisse nicht im Sinne des Auftraggebers aus, wird eine Veröffentlichung untersagt, teilweise unter Androhung massiver juristischer Strafmaßnahmen.[49] Versucht ein Wissenschaftler, Daten zu veröffentlichen, die nicht in das Konzept des Auftraggebers passen, muss er (wie in den USA im Jahr 2000 geschehen) mit einer Schadensersatzklage von mehreren Millionen Dollar rechnen.[50]

Wer heute noch glaubt, dass Impfungen nur zum Wohle der Menschheit geschehen, irrt sich. Impfen ist ein riesiges Geschäft!

In Zeiten wie diesen, in denen das Gesundheitssystem knapp bei Kasse ist, wird jeder Euro mehrfach umgedreht. Regierung, Krankenkassen und Pharmaindustrie verhandeln über Preissenkungen für Medikamente aller Art. Nur bei den Impfungen protestiert niemand und die Beteiligten zahlen bereitwillig. Impfen ist nicht anderes als ein „Geschäft mit der Angst". Kein Pharmahersteller kann von Jahr zu Jahr beachtliche, oft zweistellige Zuwachsraten verzeichnen. Nur den Impfherstellern gelingen Gewinne in solch einer Größenordnung. Wen verwundert es also, dass diese Firmen stark daran interessiert sind, die Impfmaschinerie in Gang zu halten.

Die Medien verbreiten bereitwillig die „gut gemeinten" Nachrichten: Der Herbst kommt, bald steht die Grippezeit bevor – bitte lassen Sie sich gegen Grippe impfen! Im Frühjahr droht die Zeckengefahr – und deswegen der Gehirnhautentzündung durch Impfung vorbeugen! Das ähnelt zwar, leider täuschend echt, einer Kollektivfürsorge, ist aber nichts anderes als eine geschickt untergebrachte Werbung, die dann, gut platziert, auch für kräftige Umsätze sorgt.

Ein eklatantes Beispiel für einen groß angelegten Marketingfeldzug war die Impfwoche im Frühjahr 2003 unter der Federführung des *Deutschen Grünen Kreuzes* (DGK). Das DGK ist ein scheinbar unabhängiger Verein, dessen Aktivitäten allerdings nicht ohne Sponsoring vonstatten gehen können, wie die Durchführung der „ersten, nationalen Impfwoche" vom 5. bis 11. Mai 2003 bewiesen hat.51 Man könnte den Eindruck gewinnen, dass das DGK ein Subunternehmen der Impfstoffhersteller ist, nur zu dem Zweck geschaffen, über eine weitere Instanz Druck auf die Bevölkerung auszuüben.

Mit riesigem Aufwand rollte dann der Impfzug durch Deutschland. Auf diesen sprangen auch Personen des öffentlichen Lebens auf, die natürlich nicht vergaßen, die Wichtigkeit von Impfungen zu betonen. Das Ziel der Veranstaltung, die Impfbereitschaft in der Bevölkerung zu steigern, wurde erreicht. Am Ende hieß es: „Unzählige Impflücken wurden geschlossen." Bei Diphtherie-Tetanus konnten die Impfungen um 25 Prozent, bei Hepatitis A und B um 15 Prozent gesteigert werden. Als Sponsoren traten folgende Firmen auf: Aventis-Pasteur, Baxter, Chiron-Behring, GlaxoSmithKline und Wyeth, alles Impfstoffhersteller mit entsprechenden Hintergrundmotiven! Die finanziellen Interessen der Herstellerfirmen und die häufigen Impfempfehlungen durch nationale und internationale Institute sind unübersehbar. Die Verflechtung ist zwar kompliziert, aber dennoch durchschaubar. Ein Blick auf die Website des DGK genügt.[51]

Die *Ständige Impfkommission* (STIKO) ist eine weitere behördliche – man sollte also meinen, eine unabhängige, dem Verbraucher zugewandte – Institution, die Impfungen in Form eines Impfkalenders empfiehlt. Die Mitglieder dieser Kommission werden aber leider von mehreren Seiten umworben und sind auch für die Impfstoffhersteller tätig. Ein Beleg hierfür ist das Internetportal „Das gesunde Kind", das von dem namhaften Impfstoffhersteller GlaxoSmithKline unterhalten wird. Hier wird offen zugegeben, dass die dortigen Beiträge von den Mitgliedern der STIKO, von den Professoren Zepp und Schmitt stammen.[52]

Die Forschungsarbeit in der Kinderklinik der Universität Mainz, unter Leitung von Prof. Zepp, wird von der Pharmaindustrie „gefördert". Bei diesen engen Verknüpfungen von Interessen ist Objektivität kaum zu erwarten. Oder würden Sie Ihrem Gönner Steine in den Weg legen wollen?

Aber auch Ärzte haben leider ein durchaus wirtschaftliches Interesse an Impfungen, da die Einnahmen aus dieser Quelle nicht unerheblich sind. Im Sommer 2003 fand in Baden-Baden ein Seminar statt, das von der Firma Chiron-Behring unterstützt wurde. Impfexperte und Mitarbeiter der Firma, Dr. Michael Edigkaufer, sagte der Zeitung *Medical Tribune*: „Nur vier Impfungen am Tag bedeuten 6 000 Euro Einnahmen im Jahr, die einer Arztpraxis als Deckungsbeitrag zufließen! Ärzte sollten das Thema Impfen aktiv angehen!" Unter den weiteren Tipps war auch der folgende zu lesen: „Machen Sie saisonale Impfungen zum Thema in Ihrem Wartezimmer, mit Merkblättern im Sprechzimmer. Sie können auf aktuelle Impfthemen hinweisen, zum Beispiel auf die alljährliche Grippeschutzimpfung oder die FSME-Impfung für die gefährdeten Gebiete!"[53]

Zusammenfassend kann also gesagt werden, dass Impfungen kurzsichtige und das epidemiologische Gleichgewicht gefährdende Maßnahmen sind, durchgeführt nach dem „Gießkannenprinzip". Beispielsweise ist ein Rückgang der Gehirnhautentzündungen durch Masern nach intensiven Masernimpfungen belegt. Es wurden also weniger Hirnhautentzündungen mit Masernimpfungen in Verbindung gebracht. Allerdings blieb die Zahl der Defektheilungen – also der bleibenden Schädigungen durch die begleitende Hirnhautentzündung – gleich.[54] Gleichzeitig gibt es Beobachtungen, die einen Zusammenhang zwischen Masernimpfung und späterer Entwicklung von Allergien und sogar Krebsleiden belegen.[55, 56]

Das wirtschaftliche Interesse der Impfstoffhersteller und derjenigen Organisationen, die Impfungen empfehlen (Krankenkassen, WHO und Gesundheitsbehörden), darf nicht außer Acht gelassen werden. Die Kalkulationen sind sehr kurzsichtig, lediglich die Kosten einer nicht stattgefundenen Krankheit werden bewertet. Die *Langzeitfolgen* einer durch Impfung entstandenen Krankheit (Neurodermitis, Asthma oder Autoimmunkrankheit) *bleiben leider unberücksichtigt.*

Hierzu gehört auch die Tatsache, dass Kinderkrankheiten in jungen Jahren meist harmlos verlaufen, während im Erwachsenenalter die Komplikationen etwa die zehnfachen Kosten verschlingen. In den USA waren Ende der achtziger Jahre, trotz der sehr hohen Durchimpfungsrate von über 90 Prozent,

Masernepidemien ausgebrochen. Die Anzahl der Gehirnhautentzündungen lag zehnmal höher als in früheren Zeiten.[57]

Die Hersteller von Impfstoffen haben ein großes Interesse daran, dass die hohen Entwicklungskosten, die die Budgets der Unternehmen jahrelang belasten, sich möglichst bald amortisieren. Immer wieder werden neue Impfungen präsentiert, propagiert und auch eingeführt. Als völlig sinnlos und von vielen Pädiatern heftigst angefeindet, ist in diesem Zusammenhang die Windpockenimpfung einzustufen. Seit Juli 2004 empfiehlt die STIKO sogar, diese Impfung in das „Gießkannenprogramm" aufzunehmen!

Sollten Sie sich trotzdem gegen Windpocken impfen lassen wollen, verbringen Sie die folgenden sechs Wochen am besten in Quarantäne, da Sie als möglicher Überträger des Virus „gemeingefährlich" sind! Denn laut Beipackzettel sind sie hoch infektiös und damit ein potenzieller Überträger. Das bedeutet, dass Sie weder eine Freundin, die vielleicht schwanger werden möchte oder ist, noch kranke oder kränkelnde Angehörige besuchen dürfen, da diese Personen mit schweren Komplikationen zu rechnen haben. Geben Sie bloß niemandem Ihre Hand, von einem Kuss ganz zu schweigen, da Sie nicht wissen können, ob die Person zu einer der immunschwachen Hochrisikogruppen gehört, für die eine Windpockenerkrankung fatal sein könnte (Schwangere, Stillende, Neugeborene und Babys unter 12 Monaten, Blutkranke, Bestrahlte, Chemotherapierte, Personen mit angeborener oder erworbener Immunschwäche). Auch der Besuch bei Oma und Opa ist nicht ratsam, denn sie könnten – wenn auch selten – an einer Gürtelrose oder an einer neurologischen Störung erkranken.

Nach einer Impfung ist die Wahrscheinlichkeit, dass Sie selbst krank werden mit bis zu zehn Prozent recht hoch. Sie können an Fieber, schmerzhaften Schwellungen der Injektionsstelle, Infektionen der Luftwege, Ausschlag und Reizbarkeit erkranken. Falls Sie zu dem einen Prozent aller Geimpften gehören, dürfen Sie auch noch mit Folgendem rechnen: Ohrenentzündung, Durchfall, Erbrechen, echter Windpockenausschlag, Husten, Störung des Schlafes oder Kopfschmerzen. Nach der Impfung dürfen Sie mindestens sechs Wochen lang kein Aspirin® und auch sonst kein acetylsalicylsäurehaltiges Präparat (ASS) einnehmen, da sonst die Gefahr einer möglichen schweren Komplikation (einer akuten Störung des Leberstoffwechsels mit Gehirnbeteiligung) besteht. Nicht zu vergessen: Ein Impfschutz ist übrigens trotzdem nicht garantiert![58]

Windpocken, verbunden mit Bläschenbildung der Haut, gelten als eine der harmlosesten Kinderkrankheiten. Nach wenigen Tagen ist die Krankheit spontan ausgeheilt. Es wird häufig beobachtet, dass nach einer bereits ausgestandenen Kinderkrankheit, zum Beispiel Masern, chronische Infektanfälligkeiten oder Asthma aufhören, und dass nach einem ausgestandenen Keuchhusten eine chronische Entzündung der Atemwege ausheilt.

Kinderkrankheiten sind nicht schädlich, sie sind für den späteren Gesundheitszustand eines Menschen sogar eher nützlich.[59] Aufmerksame Eltern, aber auch Ärzte beobachten, dass eine natürlich durchgestandene Infektionskrankheit einen deutlichen Entwicklungsschub bei Kindern auslöst.

Alle Kinderkrankheiten lassen sich mithilfe der Klassischen Homöopathie sehr gut behandeln. Klassisch arbeitende Homöopathen sind nicht zur Untätigkeit verurteilt, sondern können aufgrund des Simile-Prinzips* (vgl. Kapitel 9 zum Thema Homöopathie) aktiv in das Geschehen eingreifen. Der Verlauf der Krankheit kann gemildert und beschleunigt werden, wobei sich unerwünschte Komplikationen minimieren lassen, wie dies am Beispiel der Masernepidemie in Coburg aus den Jahren 2001 / 2002 aufgezeigt werden kann:

Der Statistik zufolge hätte es dort im Rahmen der Epidemie mehrere Todesfälle geben müssen. Durch unverantwortliche Panikmache seitens „impfsachverständiger" Personen wurde das Geschehen aufgebauscht, indem schwere Komplikationen, wie Gehirnentzündung mit bleibenden Schäden und sogar Todesfälle, als Horrorszenario dargestellt wurden. Glücklicherweise konnte dies durch den Einsatz mehrerer homöopathisch tätiger Ärzte verhindert werden. Nur vier Prozent der Erkrankten mussten stationär behandelt werden.[60-62] Bei *keinem* der von diesen Ärzten betreuten 385 Patienten *wurde eine Fiebersenkung* vorgenommen, sondern homöopathische Medikamente wie *Pulsatilla* und *Bryonia* verabreicht. Nur zwei der Masernpatienten mussten in die Klinik, das entspricht 0,5 Prozent. Alle übrigen Kranken wurden zu Hause gepflegt und ärztlich versorgt!

Mit 21 Mittelohrentzündungen und 12 Lungenentzündungen hatten die homöopathisch arbeitenden Ärzte im Vergleich zu den anderen Ärzten nur ein Viertel der aufgetretenen Komplikationen zu melden.

Dennoch waren die Homöopathen maßlosen Diffamierungen ausgesetzt, indem sie für den Ausbruch der Epidemie verantwortlich gemacht wurden. Nach Auffassung vieler trugen insbesondere die Kinderärzte die Schuld, weil sie ihre Patienten nur sehr individuell und im Einvernehmen mit den Eltern gegen Masern geimpft hatten.

Insgesamt 1 191 Menschen erkrankten bei dieser Epidemie in Coburg. Neun Prozent davon waren gegen Masern geimpft. Dieser Prozentsatz entspricht der auch sonst beobachteten Rate an Impfversagern, also Personen, die trotz Impfung erkranken.

Dieses Beispiel zeigt wieder einmal, dass jede Impfung eine fragwürdige, das Immunsystem manipulierende Maßnahme mit unabsehbaren Folgen darstellt.

Impfen oder nicht impfen?

Impfen, ja oder nein, das ist nun die Frage. In polemischen Diskussionen wird immer wieder auf die Gefährlichkeit von Kinderkrankheiten hingewiesen. Es ist nicht zu leugnen, dass Impfungen *scheinbar* den Ausbruch mancher Krankheiten statistisch reduzieren. Untersucht man die Sachlage aber etwas genauer, stellt man fest, dass Infektionskrankheiten besonders in Kriegszeiten oder infolge mangelnder Hygiene und Ernährung akut werden. Wieder einmal sind also nicht die Erreger, sondern die individuellen Lebensumstände maßgebend.

Impfungen bieten aber keinesfalls einen verlässlichen Schutz vor Krankheiten. Ein gutes Beispiel ist die Impfung gegen Tuberkulose: Bereits in den vierziger Jahren wurde in Indien nachgewiesen, dass die Impfung keinerlei Schutz vor TBC bietet. Es dauerte aber noch bis März 1998, bis sie endgültig nicht mehr von der STIKO empfohlen wurde, also fast 50 Jahre später. Große Mühlen mahlen bekanntlich langsam.

Da in Deutschland keine Impfpflicht besteht, muss jeder Mensch selbst das Pro und Kontra abwägen. Lassen Sie sich nicht von niemandem unter Druck setzen! Die Entscheidung sollte in genauer Kenntnis der zu erwartenden Ergebnisse und der möglichen Nebenwirkungen beziehungsweise Impfkomplikationen getroffen werden. Deswegen kann ich nur raten, sich gründlich zu informieren. Hierzu finden sich im Anhang einige Bücher, die für eine Impfentscheidung hilfreich sind.

Viele Komplikationen könnten verhindert werden, indem man Impfungen entweder ganz meidet oder sie zumindest deutlich später durchführt.

Meine Empfehlungen, falls Sie sich doch für eine Impfung entschließen sollten – auch wenn es mir schwer fällt –, sind die folgenden:

- Nicht vor dem zwölften Lebensmonat, am besten erst nach dem 24. Lebensmonat impfen, nachdem die Hirnreifung (fast) abgeschlossen ist.
- Nur in einem sehr guten Gesundheitszustand impfen, aber auch nur dann, wenn in der Familie keine vererbten Krankheiten vorhanden sind (z.B. Allergien, neurologische oder immunologische Störungen).
- Es sollten nur quecksilberfreie Mono-Impfstoffe in vier- bis achtwöchigem Abstand verwendet werden.

Keinesfalls sollte geimpft werden:
- während der Inkubationszeit einer Erkrankung (während Epidemien)
- bei einer akuten, fieberhaften Erkrankung
- bei chronischen Infekten
- bei vorangegangenen Impfreaktionen
- bei einer bestehenden oder womöglich vererbten, neurologischen Erkrankung
- bei Frühgeburten
- bei Entwicklungsverzögerungen
- während der Schwangerschaft
- nach Operationen
- nach schweren, psychischen Traumata
- bei einer Störung des Immunsystems, unter Cortison- oder Immuntherapie
- während und nach einer Chemo- oder Strahlentherapie

Jeder impfende Arzt, aber auch jede Person, die sich impfen lässt, sollte sich im Klaren darüber sein, dass unser Tun unerforscht ist, dass wir nicht genau wissen, was wir tun! In guter Absicht werden Impfungen ausgeführt, die oft wirkungslos, manchmal sogar mit katastrophalen Folgen verbunden sind. Ein gesundes Kind zu impfen, ist eine willkürliche Handlung. Die von der STIKO ausgegebenen Empfehlungen müssen grundlegend überprüft und neu formuliert werden.

Die Forderung an die Verantwortlichen muss daher lauten, weitere zuverlässige Daten zu sammeln, um die Gesamtsituation besser einschätzen zu können:

- Durch Sammlung und Veröffentlichung (!) von Impfnebenwirkungen.
- Durch Langzeitstudien über die langfristigen Auswirkungen von Impfungen, wobei auch Krankheiten mit langsamer Entwicklung Rechnung getragen wird (Allergien, Autoimmunkrankheiten, z.B. Multiple Sklerose).
- Durch vergleichende Studien zwischen geimpften und nicht geimpften Personengruppen, ausgeführt von unabhängigen, integren, das heißt von Pharmafirmen unabhängigen, Personen, die sich dieser Aufgabe stellen können, ohne sich in einem Interessenskonflikt zu befinden.
- Durch ein Meldesystem, das Eltern und Ärzte gleichermaßen einbezieht und das sowohl von Ärzten als auch von Eltern beansprucht werden kann (Vereinfachung und Transparenz).

Solange diese Forderungen nicht erfüllt sind, hat die folgende Aussage von Peter Aabys Mitarbeiter H. Jensen weiterhin Gültigkeit (Studie Guinea-Bissau). Sie zeigt, dass wir seit 1790 – seit Edward Jenner – nicht weit vorangekommen sind:

„Beim Impfen sind immer noch eine Menge Glauben und Hoffnung mit dabei. Zu gesichertem Wissen zu gelangen, ist gar nicht so einfach!“

(H. Jensen)

» Die medizinische Forschung hat so enorme Fortschritte gemacht, dass es praktisch überhaupt keinen gesunden Menschen mehr gibt.«

(Aldous Huxley, 1894-1963)

Kapitel 7

Allergie, das (traurige) Ergebnis all dieser Eingriffe

Allergie

Schätzungen eines Symposiums zufolge, das am 11. Februar 2004 in Potsdam tagte, sei jeder dritte Deutsche Allergiker, Tendenz steigend!

Die Zahl der an Heuschnupfen leidenden Patienten stieg von 1990 bis 1998 um 70 Prozent. Man schätzt, dass 75 Prozent dieser Menschen überhaupt nicht wissen, dass ihre Beschwerden allergiebedingt sind. Nach Auffassung von Prof. Ring, München, sind nur etwa 10 Prozent der allergiekranken Menschen adäquat versorgt.[1]

Nach seiner Definition handelt es sich bei Allergien „um eine krank machende Überempfindlichkeitsreaktion auf dem Boden einer immunologischen Sensibilisierung". Den Begriff „Allergie" bildete der österreichische Kinderarzt Pirquet aus dem griechischen Wort „állos" (= anderer) und „ergon" (= Werk, Tätigkeit, Fremdwirkung). Es bedeutet eine vom normalen Verhalten abweichende, krankhaft veränderte Reaktion des Organismus auf Fremdeinwirkung. Alternativ bezeichnet man Allergien auch als atopisches Syndrom (atopos = am falschen, außergewöhnlichen Ort).

Die meisten Allergiker sind allerdings weniger an der Herkunft des Wortes Allergie interessiert. Sie wollen vielmehr die juckende Hautrötung, die tropfende Nase, das unaufhörliche Augenbrennen, den ständigen Tränenfluss oder die bedrohliche Enge im Brustkorb loswerden, wenn sie einen Arzt aufsuchen. Sicher haben die Ärzte auch bereits erkannt, dass es sich bei der Hautrötung um Nesselsucht oder Neurodermitis, bei den Nasenbeschwerden um Heuschnupfen und bei der Atemenge um Asthma handelt. Allerdings ist es in den meisten Fällen nicht einfach, die Ursache der Allergie zu erkennen. Zum Teil liegt es an den komplexen Zusammenhängen oder den unzureichenden Diagnoseverfahren. Häufig bereitet auch das Erkennen des zeitlichen Faktors Schwierigkeiten.

Zeit und Maskierung

Der Zeitraum, bis eine körperliche Veränderung auftritt, beziehungsweise bis der betreffende Patient selbst eine Veränderung bemerkt, ist besonders interessant. Ein Symptom kann innerhalb weniger Sekunden auftreten. Es kann aber auch einige Tage auf sich warten lassen.

Die Symptomatik kann hoch akut, sogar lebensbedrohlich sein. Denken Sie zum Beispiel an einen Insekten-Allergiker. Wird eine solche Person von einer Biene gestochen, setzt die allergische Reaktion innerhalb weniger Minuten ein und muss sofort behandelt werden, da dies absolut lebensgefährlich sein kann. Bei einem Lebensmittel-Allergiker kann es dagegen Jahre oder Jahrzehnte dauern, bis die Allergie offensichtlich als solche zu erkennen ist. Lebensmittel können nämlich eine verzögerte Reaktion verursachen.

Die Symptomatik ist in der überwiegenden Zahl der Fälle nicht eindeutig! Der Zusammenhang zwischen Symptomen und möglichen Ursachen bleibt zeitlich verschleiert, denn die Allergene sind stets maskiert, also versteckt! Es ist sehr schwierig, aufgrund des zeitlichen Abstandes vom Einwirken des Allergens auf den Körper bis zum Erscheinen des Symptoms, auf eine Allergie zu schließen. Somit bleibt die eigentliche Ursache im Dunkeln. Oft ist es auch so, dass sich ein direkter Zusammenhang nur schwer erkennen lässt, selbst bei unmittelbarem zeitlichem Verlauf. Im Sommer beispielsweise würde man bei einer laufenden Nase eher an Heuschnupfen denken, als an ein Nahrungsmittelallergen, das primär im Darm aufgenommen wird.

Manche der beklagten Symptome werden von Allergologen „nur" als Unverträglichkeit oder Pseudoallergie bezeichnet. Im Gegensatz zur Allergie bedeutet Unverträglichkeit, dass geringe Mengen eines Stoffes vertragen werden, größere Mengen aber allergieähnliche Reaktionen hervorrufen und somit nicht vertragen werden. Das Problem ist, dass nach Ansicht der „Eisbergmediziner" eine Unverträglichkeit als nicht behandelbar gilt und der Patient nur durch Vermeidung des problematischen Stoffes therapiert werden kann. Es gibt aber auch noch andere Wege, die allerdings nicht an medizinischen Fakultäten oder sonstigen Ausbildungsstätten und Kliniken unterrichtet werden.

Wir Ärzte sind gut beraten, die wissenschaftlich getünchte Arroganz abzulegen und dem Patienten schlicht und ergreifend zuzugestehen, dass es sich auch dann um ein immunologisches Phänomen handeln kann, wenn wir als Behandelnde noch nicht in der Lage sind, ein „immunologisches Korrelat" (immunologischer Zusammenhang) zu finden. Der Patient leidet an seinen Beschwerden. Und die Aufgabe des Arztes ist es, den Beschwerdekomplex des Patienten als Ganzes wahrzunehmen. Der Kranke darf nicht in eine diagnostische Schublade gesteckt werden! Diagnosen sind lediglich Namen und Überbegriffe für Symptome, sagen aber nichts über die Hintergründe einer Krankheit aus. Diese Aufgabe ist auch für uns Ärzte nicht einfach zu lösen. Es gilt, das Erscheinungsbild des Patienten im Zusammenhang zu erfassen und seine Probleme ganzheitlich zu behandeln. Leider sind die meisten Ärzte damit überfordert, weil sie nur symptomatisch reagierende, kurzfristig lindernde Maßnahmen, wie Juckreiz stillende Salben, Antihistaminika oder Kortison in verschiedenen Formen (Salben, Augen- und Nasentropfen, Sprays, Tabletten oder Spritzen) kennen – sie behandeln mit ihrer „Eisbergmedizin" also nur besagte Spitze.

Symptome – die Sprache des Körpers

Leider wird auch nicht berücksichtigt, dass die geschilderten Symptome eine Sprache des Körpers sind. Die Symptome sollen etwas mitteilen, das oftmals nicht verstanden oder auch fehlinterpretiert wird. Unser Organismus zeigt damit an, dass er mit einem für ihn unverträglichen Stoff konfrontiert worden ist. Zum Beispiel reizen Staub, Pollen oder sonstige Bestandteile der Atemluft die Schleimhäute, worauf der Körper mit vermehrter Sekretbildung (Tränenfluss, Nasenfluss) reagiert – ein Versuch, den schädigenden Stoff auszuspülen. Oder er versucht, den Stoff durch heftiges Niesen aus den Atemwegen zu entfernen. Gelingt das nicht schnell genug, folgt der nächste Schritt, um das tiefere Eindringen des unverträglichen Reizstoffes abzuwenden: die Bronchien verengen sich. Dadurch soll weniger Luft mit den schädlichen Stoffen in die Lunge gelangen. Auf diese Weise entsteht ein pfeifendes Atmen: Asthma! Es handelt sich um eine völlig übertriebene Reaktion des Körpers.

Auch Durchfall, nach dem Verzehr verdorbener oder schädlicher Nahrungsmittel, ist nichts anderes als der Versuch, etwas Unverträgliches wieder „loszuwerden" oder „auszuwaschen." Versuchen wir diese Abwehrmechanismen zu unterbinden, werden wir zwar für eine Beruhigung der Symptomatik sorgen, dem Kranken aber nur vorübergehend helfen.

Wenn es in einem akuten, lebensbedrohlichen Zustand um Leben und Tod geht, weil die Selbstregulationskräfte versagt haben, ist eine akute Unterdrückung *selbstverständlich* das einzig Richtige (Bienen-Allergiker). Wenn es sich dagegen um ein chronisches, immer wiederkehrendes Krankheitsbild handelt, sind solche Maßnahmen höchst schädlich!

Die bisherigen „wissenschaftlichen" Erkenntnisse haben nur wenig Aussagekraft, sie sollen hier kurz zusammengefasst werden:

Bei einer allergischen Reaktion handelt es sich um eine immunglobulinvermittelte Reaktion (IgE* oder IgG*), die dem Patienten nicht bekommt, ihn krank macht! Im ersten Fall (IgE) ist der Zusammenhang offensichtlich, da die Reaktion sofort erfolgt (beispielsweise eine baldige Schwellung nach einem Bienenstich). Bei der Immunreaktion nach einer Nahrungsaufnahme (meist IgG), ist alles verschleiert: Die Symptome lassen sich nur schwer als allergische Reaktion ausmachen, da diese erst oft nach 24 bis 48 Stunden, seltener auch noch später, auftritt.

Die Antigen-Antikörper-Reaktionen kosten viel Kraft und äußern sich in Form von Müdigkeit, Abgeschlagenheit, Erschöpfung, aber auch Gereiztheit, Stimmungsschwankungen, auffälliger Labilität oder Hypermotorik und Aggressivität! Auch das Zappelphilipp- oder die Aufmerksamkeitsdefizit-Hyperaktivitätsstörung (ADHS und ADS) kann häufig auf eine versteckte Allergie zurückgeführt werden. Eine Allergie muss sich nicht nur auf der Haut oder Schleimhaut abspielen, sie kann auch schweres Fehlverhalten verursachen.

Nach heute gültiger medizinischer Auffassung werden allergische Reaktionen in vier Gruppen eingeteilt.

Die verschiedenen Allergie-Typen

Typ	Zeit bis zum Auftreten	Vermittelt durch	Angriffs-punkt	Ablauf durch	Krankheits-beispiele
I	Minuten bis Stunden	IgE-Soforttyp	Endstrom-bahn	Histamin-freisetzung durch IgE	Nesselsucht, Heuschnupfen, Asthma, anaphylaktischer Schock, Gastroenteritis
II	Minuten	IgM, IgG Zellzer-störung Antikörper	Zellunter-gang	zytotoxische Antikörper: IgM, IgG	Transfusions-zwischenfälle, Rhesusunverträglichkeit, autoimm. hämol. Anämie
III	3-8 Stunden bis Tage	IgG	Gefäße der Organe	zirkulierende Immun-komplexe	Immunkomplexe Vasculitis, Nieren, Gelenke, Lunge, Dünn- u. Dickdarm
IV	1-3 Tage	empfind-liche Lym-phozyten Spättyp	Haut, trans-plantierte Organe	zelluläre Immun-reaktion	Kontaktekzem, Arzneimittelaus-schlag, Transplan-tationsabstoßung

Fallbeispiel Lena

Als wir uns kennen lernten, war Lena 39 Monate alt. Im Alter von neun Monaten entwickelte sie Neurodermitis. Anfänglich tauchten Ausschläge an den Handgelenken auf, später breiteten sich die Ekzeme auf Unterarme, Arme, Hals und Gesicht aus. Die Kinderärztin meinte, das sei nicht so schlimm. Der aufgesuchte Hautarzt behandelte mit Kortison.

Lena wurde bis zum vierten Monat gestillt, sie musste alle zwei Stunden etwas zu essen bekommen. Bemerkenswert war, dass beide Eltern Allergiker waren. Mit eineinhalb Jahren hatte sie Mundfäule. Sie konnte recht früh sprechen und war schon immer ein mutiges Kind. Lena schwitzte an den Armen und am Kopf, wobei der Schweiß eine Rötung hinterließ. Sie wollte immer ohne Decke schlafen.

Das Mädchen bekommt *Sulfur*, später *Silicea* mit dem Ergebnis, dass sich die Ausschläge langsam zurückbilden. Nach sieben Monaten sind nur noch kleine Reste des Ausschlags zu sehen.

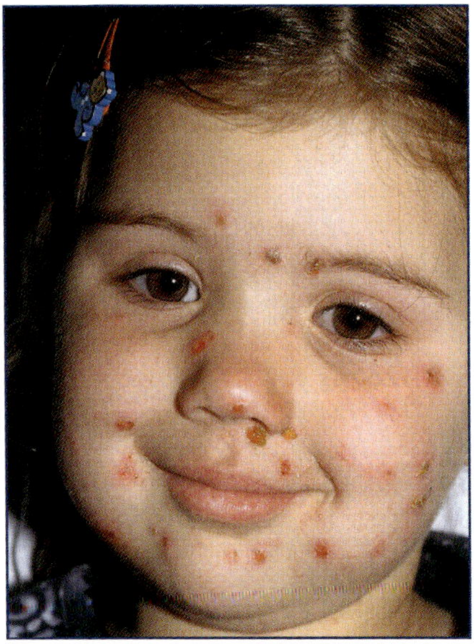

Lena am 21. Juni 2001

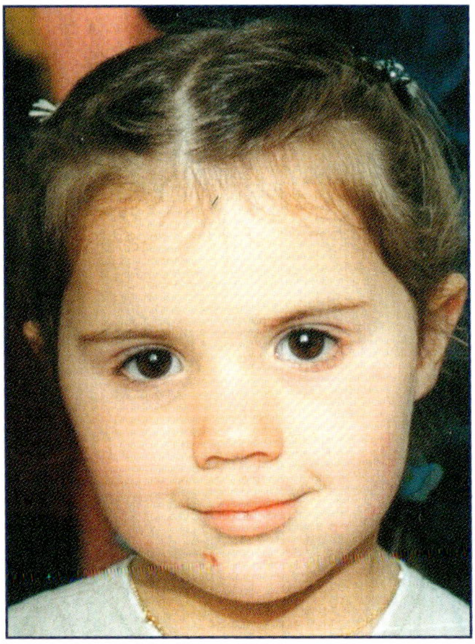

... und im Jan. 2002 nach der Behandlung

Die homöopathische Behandlung wird von einer milch- und weizenfreien Diät begleitet. Es werden auch Tomaten und Zitronensäure gemieden. Das verabreichte Homöopathikum wirkte auch in späteren Monaten ausgezeichnet bei Erkältungen. (Behandlungsdauer sieben Monate; Nachbeobachtungszeit drei Jahre und fünf Monate)

Allergietests und alltägliche Behandlungen

Die Methoden der klassischen Medizin – der „Eisbergmedizin" –, angefangen beim Allergietest selbst bis hin zur Behandlung, halte ich für sehr fragwürdig, da sie zu standardisiert und höchst veraltet sind. Üblicherweise werden zum Erkennen einer Allergie so genannte Prick- und Scratch-Testungen durchgeführt. Dabei wird die Haut mit einem Teststoff in Berührung gebracht, zum Beispiel durch einen kleinen Einstich. Die Reaktion wird an dieser Stelle nach einer gewissen Zeit abgelesen. Dieser Test ist allgemein praxisüblich, liefert allerdings auffallend häufig falsche oder nichts sagende Resultate.

Am Beispiel der Hausstaubmilben lässt sich dies sehr gut aufzeigen: Sehr häufig wird bei Allergietests dieses kleine Tierchen als Allergen identifiziert, obwohl der Patient überhaupt nicht an einer Hausstaubmilben-Allergie leidet. Bei einem Allergietest erzeugt es auf der Hautoberfläche oft eine *falsch-positive* Reaktion. Und das liegt schlicht und ergreifend daran, dass es ein von Natur aus aggressives Antigen ist, das generell sehr häufig und schnell zu Hautreizungen führt. Das bedeutet allerdings noch lange nicht, dass man dagegen auch allergisch ist. Ihnen als Patient wird aber fälschlicherweise mitgeteilt, dass Sie Hausstaub-Allergiker sind, eine Nachricht, die meist zu unnötigen Säuberungsmaßnahmen im Schlafzimmer und zu kostspieligen Neueinkäufen führt, die leicht hätten vermieden werden können!

Es gibt aber auch *falsch-negative* Reaktionen, das heißt, obwohl klinische Symptome vorhanden sind, tut sich an der Haut nichts. Es passiert sogar häufig, dass der Patient über eindeutige klinische Symptome klagt, zum Beispiel das Anschwellen der Schleimhäute nach dem Genuss von Apfel, Haselnuss oder Tomate, obschon der Allergietest keine Reaktion zeigt. Für den Allergologen ist aber leider der *Befund* meist wichtiger als das *Befinden*. Doch in diesem Fall sollten wir eher dem Patienten Glauben schenken und an unserer Testmethode zweifeln. Auf keinen Fall darf man den Patienten als Simulanten oder gar psychisch „Gestörten" abstempeln. Leider passiert das im medizinischen Testalltag jedoch recht häufig. Wie „gut" die Behandlung nach solch einem vorschnellen Urteil ausfallen wird, kann sich sicherlich jeder vorstellen ... Außerdem sind die Tests alles andere als risikolos, so kann beispielsweise eine lebensgefährliche Anaphylaxie (Allergieschock) auftreten.[2]

Interessant ist vor allem auch, was getestet wird. So manchem Allergologen fällt nicht einmal ein, auch Nahrungsmittel in die Testung mit einzubeziehen. Doch eine allergische oder unverträgliche Reaktion auf diverse Lebensmittel ist in der heutigen Zeit leider alles andere als selten. Nahrungsmittel sind nämlich die Grundallergene*, worauf später alles aufbaut. Der Wert dieser Testungen geht gegen null!

Auch die hoch gepriesenen Behandlungen, wie Hyposensibilisierung, Kortisongaben und Antihistaminika, sollten in einem anderen Licht betrachtet werden. Diese Behandlungsform ist nur kurzfristig wirksam und lässt die Entstehungsgeschichte völlig außer Acht. Sie ist lediglich symptomorientiert und blockierend (vgl. Kapitel 9 zum Thema Kortison).

Die Hyposensibilisierung ist nicht nur gefährlich, sondern kann sogar lebensgefährlich sein! Dabei wird versucht, durch Spritzen der Allergene das Immunsystem an den Stoff zu gewöhnen, man führt also die problematische Substanz in steigender Konzentration zu. Insbesondere hierbei besteht die Gefahr einen allergischen Schock zu erleiden – und das um den Preis einer nicht nachhaltigen und seltenen Heilungschance.

Solch sinnlose, kostspielige und größtenteils erfolglose Behandlungsmethoden sollten hintenangestellt werden, viel wichtiger ist es, die Entwicklung einer Allergie zu verstehen. Nur dann kann auch ein Vorbeuge- und Behandlungskonzept definiert werden.

Wie eine Allergie entsteht

In den Medien wird über die Entstehung von Allergien immer wieder diskutiert. Festzustellen ist, dass die Entstehung einer Allergie *multifaktoriell* bedingt ist, das heißt, sie hat mehrere Ursachen.

Sehr interessant sind Untersuchungen, deren Ergebnisse darauf hinweisen, dass bereits im Mutterleib die Weichen gestellt werden. Blutuntersuchungen der Nabelschnur und Untersuchungen des Blutes Neugeborener deuten darauf hin, dass bereits dort eine Sensibilisierung auf Allergene stattfindet. Prof. Dr. med. Urbanek, Wien, fand heraus, dass 50 bis 90 Prozent der Blutproben aus der Nabelschnur von Neugeborenen auf Milcheiweiß reagieren. Dagegen findet eine Reaktion nur bei etwa 40 Prozent auf Gräserpollen und bei 5 bis 8 Prozent auf Birkenpollen statt. Eine Erklärung dafür wäre, dass der Fötus häufig oder dauernd mit Milcheiweiß in Kontakt gekommen ist, mit Birkenpollen hingegen nur in einem beschränkten Zeitraum – unter Umständen überhaupt nicht. Dann nämlich nicht, wenn die Schwangerschaft außerhalb der Pollenzeit abläuft.[3]

Eine weitere Studie, die im Jahr 2000 abgeschlossen wurde, ergab, dass Säuglinge dann nicht allergisch reagierten, wenn sie in den ersten fünf Tagen nach der Geburt ausschließlich brusternährt wurden.[4] Stillen ist somit generell der Flaschennahrung vorzuziehen. Das bedeutet natürlich auch, dass die Mutter eine Allergiequelle darstellt. Alles, was eine werdende oder stillende Mutter isst oder trinkt, findet sich auch in der Muttermilch wieder. Wenn also ein Säugling Muttermilch scheinbar nicht verträgt oder erbricht, sollte die Mutter in erster Linie ihre eigene Ernährungsgewohnheiten überprüfen und nicht sofort an ein Abstillen denken. Die Erfahrungen aus der Praxis zeigen, dass insbesondere während der Schwangerschaft und Stillzeit der Verzehr von Milchprodukten als kritisch anzusehen ist, wenn die Eltern bereits unter Allergien leiden.

Die Empfehlung, mit „gesunder" Milch und Milchprodukten vorsichtiger umzugehen, insbesondere dann, wenn die Eltern bereits Allergiker sind, wurde allerdings von den Experten auf dem eingangs erwähnten Potsdamer Symposium zum Thema „Atopie bei Kindern" nicht ausgesprochen. Ich frage mich: warum nicht?[5]

Die Kuhmilch – ein kaum bekanntes Problem

Generell werden Kuhmilch und die daraus hergestellten Produkte als die gesündesten Lebensmittel schlechthin angepriesen. Dass aber Kuhmilch der häufigste Allergieauslöser bei Kindern ist, hat sich inzwischen auch bis zu den Allergologen herumgesprochen, so berichtete Frau Dr. S. Koletzko aus München bei einer Fortbildungsveranstaltung.[6] In der Bevölkerung ist diese Tatsache allerdings nicht bekannt. Eltern, aber auch Ärzte, die der Auffassung sind, dass Kuhmilch bei allergieveranlagten Kindern eher als nachteilig denn vorteilhaft anzusehen ist, werden milde belächelt oder gar wegen „törichter Aussagen" beschimpft.

Es gibt mehrere Gründe, mit Milch und Milchprodukten äußerst vorsichtig umzugehen:

- Milch ist die wichtigste Ursache für Eisenmangel bei Kleinkindern. Dies ist auch der Grund, warum die *American Academy of Pediatrics* (Gesellschaft für Kinderheilkunde) dringend empfiehlt, Kindern erst nach dem ersten Lebensjahr Kuhmilchprodukte zu verabreichen (Dr. Benjamin Spock, führende Autorität in der Kinderheilkunde).[7]
- Die bekannten und so genannten 3-Monatskoliken von Babys: Milch trinkende, stillende Mütter sollten nicht erstaunt sein, wenn sich der Nachwuchs vor Schmerzen krümmt, ständig schreit und die Nacht zum Tag macht oder sogar häufig erbricht. Aber auch für eine Verstopfung könnten die von der Mutter konsumierten Milchprodukte die Ursache sein.[8, 9]
- Es besteht ein Zusammenhang zwischen der Menge der verabreichten Milch und der Entstehung von jugendlichem Diabetes Typ I. Man vermutet, dass gewisse Eiweißkörper der Milch den Molekülen der β-Zellen aus der Bauchspeicheldrüse ähneln, wo Insulin produziert wird. Wenn gegen Milcheiweißmoleküle Antikörper entstehen, können sie sich gegen die Moleküle der Bauchspeicheldrüse richten und sie zerstören. Das führt dann zu einer Diabeteserkrankung.[10, 11]
- Chronische Infektanfälligkeit bei Kindern (Ohreninfekte, Nebenhöhlenprobleme, Durchfälle und Verstopfungen) wird auf die erwähnten Tatsachen zurückgeführt.[12]

Der Verzehr von Kuhmilchprodukten ist nicht immer gesundheitsfördernd und nicht immer vorteilhaft. Ein zu häufiger oder übermäßiger Milchkonsum kann durchaus auch gesundheitsschädigend sein.[13]

Ein weiteres Problem ist, dass Kühe in Mastbetrieben oft mit dem gentechnisch hergestellten Wachstumshormon rBST (rekombinantes Somatotropin) behandelt werden. Damit kann die Milchproduktion um 25 Prozent gesteigert werden. Wir nehmen mit der Milch Reste von rBST auf, das in unserem Körper den insulinähnlichen Wachstumsfaktor IgF1 aktiviert. IgF1 selbst erzeugt zwar keinen Krebs, stimuliert aber das Wachstum von Krebs und auch das der Tochtergeschwülste. Frauen mit Brustkrebs und Männer mit Prostatakrebs zeigen fast immer übereinstimmend einen erhöhten IgF1-Wert im Blutspiegel.[14-16]

Kühe, die mit diesem manipulierten Wachstumsfaktor behandelt werden, sind außerdem infektanfälliger und werden häufig zusätzlich noch mit Antibiotika behandelt, deren Reste wir dann auch wieder aufnehmen.

Das Argument, dass Milchkonsum gut für die Knochen sei und bei alternden Menschen eine Osteoporose verhindern könne, ist leider frei erfunden: Eine der größten Gesundheitsstudien der Harvard University, durchgeführt an 75 000 Frauen, die zwölf Jahre lang beobachtet wurden, zeigte, dass erhöhter Milchkonsum keinerlei Schutzwirkung gegen Knochenbrüche hat.[17] Unglaublich, aber wahr: Eine erhöhte Kalziumzufuhr aus Milchprodukten kann das Risiko sogar erhöhen.[18, 19]

Dr. Frank Oski, ehemaliger Direktor der Abteilung Kinderheilkunde der Johns Hopkins University in Baltimore, USA, sagte sogar: „Es gibt keinen Grund, jemals in Ihrem Leben Kuhmilch zu trinken. Sie ist für die Kälber gedacht, nicht für Menschen. Wir sollten noch heute aufhören, Milch zu trinken.“[20]

Fallbeispiel Felix

Der kleine Felix war neun Monate alt, als ich ihn zusammen mit seiner Mutter zum ersten Mal in meiner Sprechstunde gesehen habe.

Der Anblick des Kindes war erschreckend, das gesamte Gesicht und auch die Kniekehlen waren mit dickem, blutigem Schorf bedeckt. Er konnte seine Hände keine Minute ruhig halten, er rieb sich ständig im Gesicht herum, es juckte unerträglich.

Auf meine Fragen hin erfuhr ich, dass die Schwangerschaft recht problematisch gewesen war. In den letzten drei Monaten hatte die Mutter vorzeitige Wehen und musste medikamentös behandelt werden. Nach der Geburt wurde Felix drei Monate voll gestillt. Er weinte viel und schlief auffallend wenig. Sein Hautausschlag begann, als die Muttermilch durch Flaschennahrung ersetzt werden musste. Aus der Familiengeschichte erfuhr ich, dass der Vater als Kind starkes Asthma und Heuschnupfen hatte. Die Mutter berichtete weiterhin, dass Felix ein sehr sensibles Kind sei und schnell weine. Er habe immer eiskalte Füße und Hände. Außerdem sei er sehr blass, eher passiv, aber ausgesprochen zärtlich. Seine Haare wüchsen kaum und die Beschaffenheit seines Stuhles sei sehr wechselhaft.

Aufgrund der mitgeteilten und beobachteten Symptome wurde Felix mit *Silicea* versorgt, außerdem eine milch- und weizenfreie Diät empfohlen und drei Monate lang durchgeführt. Infolge dieser Maßnahmen trat eine sehr rasche und erfreuliche Veränderung des Hautzustandes ein, der Juckreiz verschwand, die Hautbeschaffenheit klärte sich.

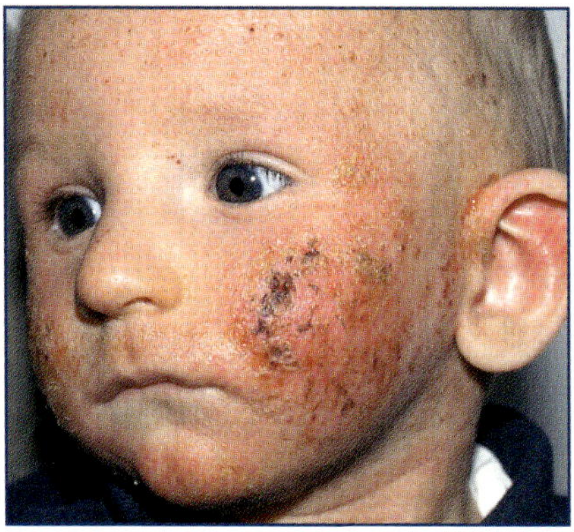

Felix am 11. März 1997

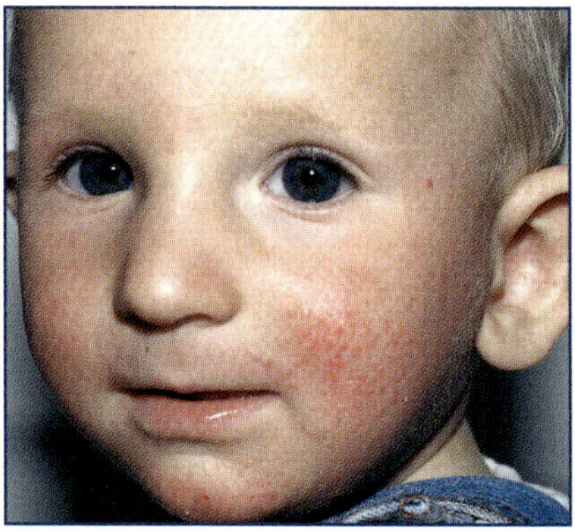

... und am 14. Mai 1997

Aufgrund der detaillierten Dokumentation und der positiven Entwicklung erstattete sogar die gesetzliche Krankenkasse sämtliche entstandenen Kosten.

Eine Anfrage im Juli 2004 ergab, dass es Felix von Jahr zu Jahr besser gegangen und er seither auch nicht mehr krank war – es geht ihm gut. (Behandlungsdauer vier Monate; Nachbeobachtungszeit sieben Jahre)

Die „Allergie-Karriere"

Es gilt als gravierender Gefahrenpunkt, wenn Babys zu früh Fremdeiweiß erhalten. Fremdeiweiße sind zum Beispiel Kuhmilch, Weizen und Hühnereiweiß und sie sind als Grundallergene zu bezeichnen, da fast täglicher Kontakt mit ihnen nicht auszuschließen ist. Während der Schwangerschaft sind aber nicht nur die Nahrungsmittel kritisch zu betrachten. Neben den bekannten gefährlichen Auswirkungen des Rauchens auf Mutter und Kind gilt es als nachgewiesen, dass Kinder von Müttern, die während der Schwangerschaft geraucht haben, besonders anfällig sind für Lungenerkrankungen und Asthma.

Die erste Reaktion des Kindes auf ein Grundallergen ist der auf dem Kopf befindliche Milchschorf. Eine Mehrfachimpfung im dritten bis fünften Lebensmonat wird das bereits vorbelastete Immunsystem nicht stärken, sondern eher schwächen. Es entsteht eine Fehlsteuerung des Immunsystems.

Die „Allergie-Karriere"

1. Ererbung der Veranlagung
2. Sensibilisierung durch Fremdeiweiß im Mutterleib
3. Aufnahme von Fremdeiweißkörpern durch die durchlässige Darmschleimhaut beim Säugling ➔ Sensibilisierung
4. Milchschorf am Kopf des Babys
5. Erste Impfung im 3. bis. 5. Lebensmonat ➔ Fehlsteuerung des Immunsystems
6. Folge: Infektanfälligkeit
7. Einsatz von Antibiotika ➔ weitere Schädigung des Darms und des Immunsystems
8. Neurodermitis kann sich entwickeln (meist im Alter von acht Wochen bis zwölf Monaten)
9. Maskierte Allergie, eingeleitete unterdrückende Therapien
10. Heuschnupfen zwischen dem 4. und 7. Lebensjahr ➔ *1. Etagenwechsel*
11. Asthma ab dem 10. bis 14. Lebensjahr ➔ *2. Etagenwechsel*
12. Chronische Verdauungsstörungen, 18. bis 28. Lebensjahr ➔ *3. Etagenwechsel*

Die Folge ist eine gewisse Infektanfälligkeit, die allerdings nicht sofort, sondern mit einiger Verzögerung (nach zwei bis sechs Wochen) eintritt. Das Kind bekommt Schnupfen, Bronchitis, Mittelohrentzündung oder Angina. Die fiebrige Krankheit wird von den meisten Ärzten sofort abgeblockt: Es werden chemische, Fieber senkende Substanzen und Antibiotika verabreicht, wodurch die Eigenregulierung des Immunsystems verhindert wird. Das Ergebnis ist, dass das Kind relativ bald wieder symptomfrei ist. Es wird allerdings nach einigen Wochen einen erneuten Infekt erleiden. Meistens führt das zu einer Wiederholung der vorherigen Behandlungsweise. Die Spirale dreht sich. Frühe Anzeichen von Neurodermitis können wir bereits im Alter von wenigen Wochen und Monaten beobachten. Wird in diesem Stadium die maskierte, ernährungsbedingte Allergie oder Unverträglichkeit nicht erkannt, dreht sich die Spirale weiter. Die Infekte häufen sich, genauso wie die antibiotischen Eingriffe. Die Folge ist ein krankes, „siechendes" Kind, das in seiner Entwicklung zurückbleibt. Es nimmt weder an Körpergröße noch an Gewicht zu. Unter Umständen wird es sogar in der psychischen Entwicklung zurückbleiben sowie im Erlernen der Sprache nachhängen. Wird im weiteren Verlauf der Faktor, der das Immunsystem belastet, also die Allergie, nicht erkannt und weiterhin unterdrückend behandelt, zum Beispiel mit Kortison, kann entweder Heuschnupfen (fünftes bis siebtes Lebensjahr) oder im weiteren Verlauf, meistens während des zehnten bis vierzehnten Lebensjahres, Asthma entstehen.

Der weitere „Karriereverlauf" ist ungewiss:

Steht eine Unverträglichkeit von Klebeeiweiß (Glutein oder Gliadin) im Vordergrund, kann die einheimische Sprue (Zöliakie) als Krankheitsbild vorherrschen. Diese Krankheit, ausgelöst durch die Unverträglichkeit des Klebeeiweißes im Getreide, tritt oft zusammen mit Durchfall auf, eventuell sogar begleitet von Minderwuchs und Unterentwicklung. Der beschriebene Verlauf und die Reihenfolge sind nicht zwingend gültig: Manche Heuschupfenpatienten hatten vorher keine Neurodermitis. Manche Asthmapatienten litten nach der Neurodermitis nicht an Heuschnupfen. Die erwähnten Krankheitsstadien können auch übersprungen werden und manche Krankheiten manifestieren sich erst in späteren Jahren. Zum Beispiel kann Heuschnupfen plötzlich nach einem durchgemachten Infekt auftreten, ohne dass sich vorher Neurodermitis oder Asthma bemerkbar gemacht hätten.

Um es mit den Worten von Prof. Ring zu sagen:

> „Fünfundsiebzig Prozent der Menschen wissen überhaupt nicht, dass ihre Beschwerden allergisch bedingt sind."

Betrachten wir zum Beispiel die Vorliebe für bestimmte Nahrungsmittel: Manche Menschen denken, eine „gesunde", auf Milch, Getreide und Gemüse basierende Kost wird sie gesund sein lassen und auch gesund erhalten. Dieser Trugschluss ist verheerend, denn gerade die heiß begehrten und geliebten Nahrungsmittel können sich als schädlich erweisen. Immer wieder fällt auf, dass Patienten, die auf eine Substanz allergisch reagieren, gerade diese ständig und inbrünstig verlangen. Das ist ein Zustand, den man durchaus als paradox bezeichnen könnte, die Erfahrung aber lehrt uns diesen Zusammenhang. Wir können von einer Abhängigkeit sprechen, wie dies, in Anlehnung an den Alkoholiker, zum Beispiel auch bei „Schokoholics" oder „Kaffeeholics" der Fall ist.

Es gibt höchst kuriose Fälle: Aus Kalifornien wird berichtet, dass sogar Nahrungsmittel in winzig kleinen Mengen hochgradige, lebensgefährliche Reaktionen auslösen können: 5 Prozent von 379 Befragten, die auf Nüsse allergisch reagieren, gaben an, spontan eine allergische Reaktion bemerkt zu haben, nachdem sie von jemandem auf die Wange oder auf die Lippen geküsst wurden, der gerade vorher Nüsse gegessen hatte. Wer hätte gedacht, dass ein harmloser Kuss für einen Nussallergiker gefährlich sein könnte![21]

Kreuzallergien

Auch das Thema Kreuzallergien sollte bekannt sein. Prof. Karl Christian Bergmann, Leiter der Asthmaklinik Bad Lippspringe, sagte 2001: „Vor 15 bis 20 Jahren litten etwa 17 Prozent der Heuschnupfenpatienten an einer Kreuzallergie. Jetzt sind es schon fast 60 Prozent. Die Ursache dafür ist eine immunologische Kreuzreaktion: Die Allergene aus Gräser-, Kräuter- oder Baumpollen gleichen in ihrer Struktur bestimmten Eiweißstoffen aus Früchten- oder Gemüsesorten. Ist das Immunsystem auf ein Pollenallergen sensibilisiert, spielt es auch beim Kontakt mit ähnlichen Strukturen aus anderen Pflanzen verrückt. Baumpollenallergiker vertragen oft keine Äpfel, Kirschen, Pflaumen oder auch keine Nüsse, Kiwi und Erdbeeren. Menschen mit einer Allergie auf Gräser und Getreide können Probleme beim Verzehr von Getreideprodukten und Hülsenfrüchten sowie Erdnüssen oder Soja bekommen."[22, 23] Diese Aussage von Prof. Bergmann, Vorstandsmitglied der *Deutschen Gesellschaft für Allergologie und klinische Immunologie* (DGAI), muss auch in umgekehrter Richtung gelten. Wenn also jemand eine Allergie auf bestimmte Nahrungsmittel entwickelt hat, weil diese zu früh oder im Übermaß zugeführt wurden, so entwickelt diese Person im späteren Leben eine Pollenallergie und leidet unter Heuschnupfen. Es gibt also nicht nur eine „pollenassoziierte Nahrungsmittelallergie", sondern auch eine nahrungsmittelassoziierte Pollenallergie! Diese Erkenntnis ist leider kaum oder gar nicht bekannt und wird in der Therapie auch nicht berücksichtigt.

Allergien können sich nicht nur auf der Haut (Neurodermitis, Ekzeme), auf der Schleimhaut (Heuschnupfen, Asthma) oder in Magen-Darm-Erkankungen (Zöliakie, Morbus Crohn, Colitis mucosa, Colitis ulcerosa) äußern, sondern auch andere Krankheitsbilder verursachen. Hierzu zählen zum Beispiel Migräne, Konzentrationsstörungen, Hyperaktivität, hoher oder niedriger Blutdruck, rheumatische Beschwerden und Übergewicht.

Immunsystem und Allergentoleranz

Jedes Glas hat ein bestimmtes Fassungsvermögen. Wenn wir mehr in ein Glas hineinschütten als es aufnehmen kann, läuft es über.

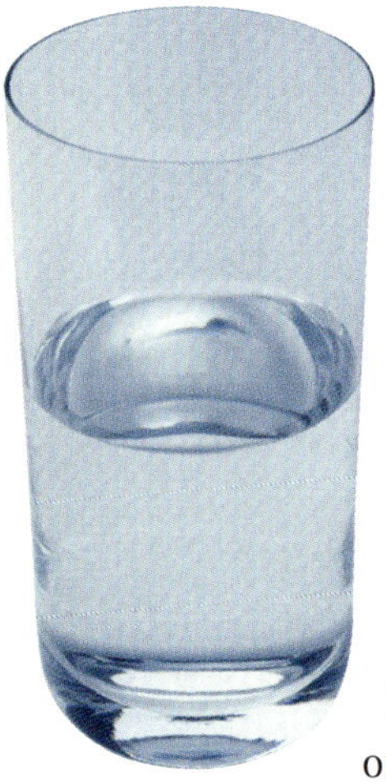

Auch unser Immunsystem hat nur ein bestimmtes Fassungsvermögen: Wir können unserem Immunsystem unterschiedlich viele Belastungen, zum Beispiel Allergene, zumuten. Die Menge ist natürlich von Person zu Person verschieden. Wird die Kapazität, die Toleranzschwelle, durch zu viele Allergene oder belastende Stoffe überschritten, läuft das „innere Glas" über und verschiedene Symptome treten auf. Symptome der Unverträglichkeit! Dabei spielt das Alter keine Rolle, wo und wann die Symptome entstehen, ist individuell verschieden. Es hängt lediglich von der persönlichen Veranlagung des Patienten ab. Die Symptome zeigen sich normalerweise am schwächsten Organsystem. Bei einer vererbten familiären Belastung der Haut kann zum Beispiel Neurodermitis auftreten. Sind die Atmungsorgane vorbelastet, ist Bronchialasthma wahrscheinlich.

Voraussetzung für das Entstehen von Symptomen ist eine Vorsensibilisierung mit Nahrungsmitteln. Deswegen ist es sinnlos, einen Heuschnupfenkranken gegen Pollen zu hyposensibilisieren (auch bekannt als dreijährige Spritzenkur), wenn vorher nicht erkannt worden ist, dass die Ursache seiner allergischen Entwicklung in der Nahrung, zum Beispiel bei Fremdeiweißen (Kuhmilch, Weizen, Hühnereiweiß) zu suchen ist. Eine Hyposensibilisierung ist nicht nur teuer, sondern auch gefährlich. Die Rückfallquote ist hoch. Führt sie zum Erfolg, so ist er meist nur von kurzer Dauer. Die Symptome kehren nach wenigen Jahren wieder zurück.

Es ist bekannt, dass allergische Reaktionen Zeit brauchen und keinesfalls in Minutenschnelle ablaufen. Besonders die Nahrungsmittelunverträglichkeiten werden nicht durch IgE, sondern durch IgG vermittelt. Es dauert unter Umständen 24 bis 48 Stunden, bis sich eine Reaktion, ein Symptom bemerkbar macht. Also ein bis zwei Tage bis zur Reaktion! Da unser Gedächtnis leider zu schlecht ist oder wir gar nicht erst darauf achten, wissen wir meist nicht mehr, was wir vor zwei Tagen gegessen oder getrunken haben. Aus diesem Grund ist für den Patienten das Erkennen eines Allergens außerordentlich schwierig und kann nur mühsam durch Ausschluss- oder Weglass-Diäten herausgefunden werden. Die heutzutage gängigen Testverfahren sind, wie bereits erwähnt, in höchstem Maße unzuverlässig. Es wird dabei nur die körperliche Ebene berücksichtigt, zum Beispiel eine Hautreaktion. Der energetischen, emotionalen Ebene der Allergisierung wird keineswegs Rechnung getragen!

Allergie und Psyche

Es gibt allerdings nicht nur physische und chemische Einflüsse, sondern auch psychische Faktoren, durch die Allergien begünstigt werden. Die *Deutsche Gesellschaft für Psycho-Allergologie e.V.* wurde 2003 gegründet und beschäftigt sich mit den psychosozialen Faktoren und deren Bedeutung in der Behandlung von Allergien.[24] Es gibt zahlreiche Veröffentlichungen, die den Zusammenhang zwischen Emotionen und Hautallergien beweisen.[25-27] Ein Beispiel: 1998 wurde in der Universitätsklinik Eppendorf in Hamburg eine vergleichende Untersuchung durchgeführt. Man wollte herausfinden, inwieweit eine mentale Allergiebehandlung (so genanntes „Hildesheimer Gesundheitstraining") Einfluss auf Birkenpollenallergiker hat. 73 Personen nahmen teil, sie wurden in vier Gruppen aufgeteilt. Die Teilnehmer der Interventionsgruppen (diese erhielten eine echte Behandlung) erlebten im Vergleich zu den Menschen in den Kontrollgruppen (ohne adäquate Behandlung) signifikante Verbesserungen in den psychologisch-diagnostischen Messparametern (subjektive Gesundheit, krankheitsbezogene Beeinträchtigung, Symptombelastung). Die Stärke der allergischen Reaktion (sowohl die Symptome als auch der Medikamentenverbrauch) verringerte sich signifikant im Vergleich zu den Kontrollgruppen. Die positiven Effekte scheinen sich zumindest aufgrund der Rückmeldungen einzelner Teilnehmer auch langfristig stabil zu halten.[28]

Beim Symposium zum Thema Atopie bei Kindern von Prof. Axel Fischer, Kinderklinik am Charité Virchow-Klinikum, wurde die These aufgestellt, dass Allergie reine Nervensache sei. Man führte dazu treffende Belege an: Werden Ratten gegen Fremdeiweiß sensibilisiert, reagieren sie auf wiederholte Gaben mit einer so genannten Mastzell-Degranulation (eine mikroskopisch feststellbare Zellreaktion), genauso wie ein „normaler" Allergiker auch. Werden diese Eiweißinjektionen mit akustischen oder optischen Signalen gekoppelt, genügt nach einer Reihe von Wiederholungen allein das Signal zur Auslösung einer Mastzell-Degranulation. Allergene sind daran überhaupt nicht mehr beteiligt. Fazit: Nerven und Immunzellen kontaktieren sich gegenseitig – sie kommunizieren miteinander![29]

In diesem Zusammenhang muss auch auf die neuesten Forschungen im Bereich Psycho-Neuro-Immunologie (PNI) hingewiesen werden.[30] „Die Psycho-Neuro-Immunologie befasst sich intensiv mit den Wechselbeziehungen zwischen dem Nerven-, Hormon- und dem Immunsystem. Obwohl viele Kommunikationswege zwischen diesen Systemen noch unerforscht sind, ist heute schon gut dokumentiert, dass das Immunsystem in der Lage ist, auf neurochemische Signale vom Nerven- und Hormonsystem zu reagieren. Andererseits ist bekannt, dass Funktionen des Nerven- und Hormonsystems von Produkten des aktivierten Immunsystems beeinflusst werden."[31]

Ich bin der festen Überzeugung, dass diese Ebene bei der Entstehung von Allergien eine weitaus größere Rolle spielt, als wir annehmen. Das gilt speziell für Allergiemanifestationen in der Pubertät, aber auch im frühen Erwachsenenalter. Die Rolle der Emotionen und der Gefühle wird allgemein unterschätzt und in jüngerer Vergangenheit erst durch die Arbeiten von Prof. Damasio und anderen Forschern wieder thematisiert.[32]

Vorbeugen ist besser als Heilen

Die Prävention sollte bereits in der Schwangerschaft beginnen! Es ist unbestritten, dass allergische Eltern eher allergische Kinder zur Welt bringen. Wenn ein Elternteil allergisch reagiert, ist die Wahrscheinlichkeit im Vergleich zu nicht allergischen Eltern doppelt so hoch, allergischen Nachwuchs zu bekommen. Sind beide Elternteile Allergiker, verdreifacht sich die Möglichkeit, ein allergisches Kind zu bekommen.[33]

Risiko einer Allergie-Entwicklung, wenn ...	
kein Elternteil allergisch ist	5-15 %
ein Elternteil allergisch ist	20-40 %
ein Geschwister allergisch ist	20-40 %
beide Elternteile allergisch sind	40-60 %
beide Elternteile stark allergisch sind	60-80 %

Aus diesem Grund kommt der Prävention eine entscheidende Rolle zu:

> Ein altes Sprichwort sagt: „Feuer zu vermeiden ist einfacher, als Feuer zu löschen!“

- Vor und auch während einer Schwangerschaft sollten das Immunsystem schädigende Störfaktoren ausgeschaltet werden! Weder sollten die Eltern rauchen noch sollte die Mutter chronisch gesundheitsschädigende Stoffe (Alkohol usw.) zu sich nehmen.
- Eine Sanierung der Zähne (Austausch von Amalgam durch Keramik) sollte mindestens ein halbes Jahr vor der Schwangerschaft abgeschlossen sein, um die Belastung mit Schwermetall möglichst gering zu halten.
- Während der Schwangerschaft dürfen keine Impfungen vorgenommen und in der Regel keine Antibiotika eingenommen werden.
- Bei allergischer Veranlagung sollte eine möglichst allergenfreie Ernährung eingeplant werden, zum Beispiel auf Kuhmilch und Weizen verzichten.
- Dagegen wäre bei Risikoschwangerschaften (beide Eltern sind Allergiker) eine probiotische Behandlung sehr empfehlenswert (zum Beispiel mit Lactobacillus GG – allerdings nicht in Kombination mit Molkereiprodukten wie Joghurt). Es ist nachweisbar, dass die Häufigkeit einer Allergieerkrankung bei solch einem Vorgehen deutlich niedriger ist.[34, 35]
- Nach der Entbindung ist unbedingt darauf zu achten, dass die Betreuung auf der Säuglingsstation auch im Hinblick auf die Ernährung mit größter Sorgfalt durchgeführt wird. Es sollten keine fremdeiweißhaltigen Nahrungsmittel (kuhmilchhaltige Babynahrung) gegeben werden.
- Stillen ist immer noch die beste Vorbeugung gegen alle Krankheiten, auch gegen Allergien![36]
- Wenn Eltern sich dazu entschließen, ihr Kind impfen zu lassen, sollte dies frühestens nach Abschluss des ersten Lebensjahres geschehen. Noch besser wäre es, erst nach der Hirnreife (nach Ablauf des zweiten Lebensjahres) damit zu beginnen.
- Von Antibiotikagebrauch ist in den ersten zwölf Lebensmonaten dringend abzuraten![37]

Epidemiologische Untersuchungen haben gezeigt, dass bei einem Kind, das in eine Großfamilie hineingeboren wird und dort als Säugling bereits kleinere Infekte durchgemacht hat, die Allergiebereitschaft deutlich niedriger liegt.

Auch bei Naturvölkern, die weniger hygienebewusst leben, liegen die Allergieraten deutlich niedriger als in der gesamten westlichen Welt. Man kann es mit der Hygiene also auch übertreiben. Permanente Attacken durch kleine Verschmutzungen in unserer Umgebung halten unser Immunsystem fit!

Behandlung von Allergien

Leider ist es nicht immer so, dass durch Prävention Allergien vermieden werden können. Unterdrückenden Maßnahmen, wie schon erwähnt, führen nur zu einem Etagenwechsel und zur Verschlimmerung des Zustandes des Patienten. Jeder Mensch ist einzigartig und hat somit auch eine individuelle Allergie. Nur eine gezielte Behandlung des Patienten in seiner Gesamtheit kann eine nachhaltige Heilung ermöglichen. Dabei werden alle seine persönlichen Umstände berücksichtigt. Aufgrund unserer Individualität ist es jedoch unmöglich, ein standardisiertes, alternatives Behandlungskonzept zu definieren. Jeder Fall muss für sich erfasst und behandelt werden.

Zur Darstellung einiger Behandlungsmöglichkeiten werden nachfolgend vier Fallbeispiele beschrieben.

Fallbeispiel Katharina

Als das Mädchen im Alter von knapp zweieinhalb Jahren in Begleitung ihrer Mutter in die Sprechstunde kam, hatte sie einen traurigen Gesichtsausdruck.

Das Gesicht war voll mit roten Flecken, nur um Mund und Kinn war die Haut normal. Der rechte Handrücken sah erschreckend aus, er war über und über mit blutigen Krusten bedeckt. Die Haut war an mehreren Stellen eingerissen, die Wunden sonderten eine gelblich-blutige Flüssigkeit ab. Die linke Hand sah nicht so schlimm aus. Die roten, juckenden Flecken waren typischerweise auch in den Kniekehlen und an der Innenseite der Ellenbogen zu sehen.

Bei der Besprechung und Untersuchung erzählte die Mutter, dass das Kind im Sommer 1997 eine Salmonelleninfektion hatte. Nach dieser Infektion setzte im Herbst 1997 ein schlimmer Juckreiz ein, der den kranken Zustand verursachte. Katharina sei ziemlich ruhelos. Wenn sie verärgert sei, schlage sie zu. Früher war sie sehr fröhlich, lieb und zutraulich. Jetzt wolle sie unbedingt ihren Kopf durchsetzen. Sie habe fast immer kalte, feuchte Füße und fröstele leicht, die Lippen seien häufig blau. Am Hinterkopf waren vergrößerte Lymphdrüsen tastbar.

Für Katharina wählte ich zuerst *Mercurius corrosivus*, danach *Mercurius sulfuricus* aus. Außerdem stellten wir die Ernährung um, ließen Milchprodukte, Weizen, Tomaten, Kakao und Zitronensäure weg. Das Ergebnis war, dass das Kind bereits nach zwei Monaten wesentlich besser, ja, fast gesund aussah und nach fünf Monaten die Haut so gut wie abgeheilt war. Das Medikament *Mercurius sulfuricus* wurde im Sommer 1998 noch einmal gegeben.

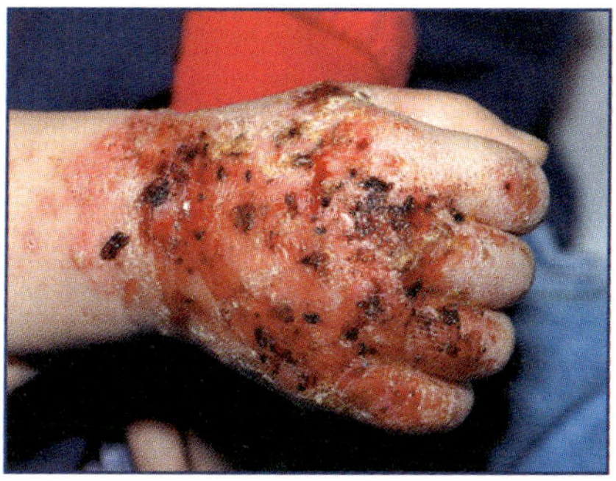

Katharinas rechte Hand am 9. Februar 1998

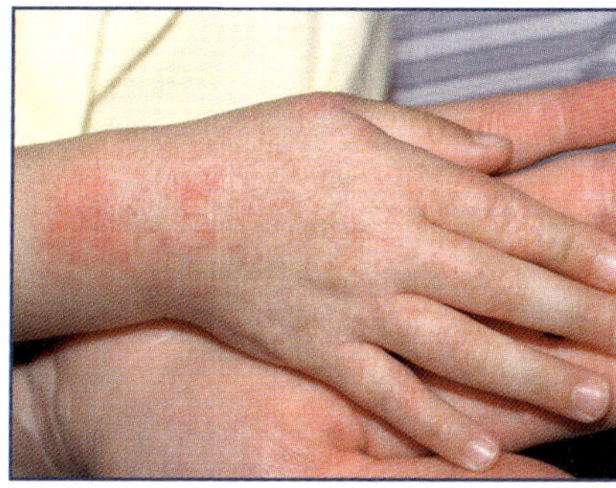

... und am 11. Mai 1998

Eine Rückfrage im Juli 2004 ergab, dass es Katharina immer noch wunderbar geht, sie hat eine schöne, glatte Haut. In der Schule zeigt sie sehr gute Leistungen, sie fühlt sich gesund. (Behandlungsdauer fünf Monate; Nachbeobachtungszeit sechs Jahre)

Fallbeispiel Melanie

Melanie war neun Jahre alt, als wir uns 1995 in der Sprechstunde kennen lernten. Ihre größte Sorge war, dass sie auf die Katze der Großeltern mit allergischen Ausschlägen reagierte. Sie war darüber sehr traurig, da sie Katzen über alles liebte.

In beiden Ellenbeugen hatte sie viele Dellwarzen, die gerötet waren und teilweise juckten oder nässten beziehungsweise einen weiß-gelblichen Belag aufwiesen. Die Dellwarzen waren im Februar 1995 aufgetaucht, also zwei Monate vor unserem Kennenlernen.

Die Mutter erzählte: „Bis zum fünften Lebensjahr war Melanie gesund. Dann bekam sie eine Bronchitis und eine Lungenentzündung mit Beteiligung des Rippenfells. Es dauerte trotz intensiver Behandlung sehr lange, bis sie wieder gesund wurde."

Melanie war sehr fürsorglich und mitfühlend. Sie sagte, dass sie Angst habe, wenn jemand krank sei, weil die betreffende Person vielleicht nicht mehr gesund werden würde. Sie hatte auch um sich selbst Angst. Was die Kleidung betraf, war Melanie recht eigenartig. Im Winter mochte sie Sommerkleider, im Sommer aber Winterkleider anziehen. Sie tanzte und lachte gerne und trug gerne etwas vor.

Als ich sie nach ihren Träumen befragte, erzählte sie, dass sie drei- bis viermal die Woche von Katzen träume. Melanie liebte die Natur, kletterte gerne auf Bäume, beobachtete die Frösche und die Vögel. Sie las gerne Abenteuerbücher oder Geschichten über Vampire. Sie war sehr direkt, sagte unumwunden ihre Meinung. Sie spielte außerordentlich gerne mit Stofftieren. Sie mochte gerne Fleisch, besonders Gulasch und Schnitzel. Auf die Frage, wo sie am liebsten wäre, kam prompt die Antwort: „Auf einem Bauernhof mit vielen Tieren."

Melanie erhielt *Lac felinum* (Katzenmilch). Sie hielt außerdem Diät: Milch und Haselnüsse mussten strengstens gemieden werden. Das Ergebnis war, dass sie ihre lästigen Dellwarzen verlor und keinerlei allergische Reaktion mehr auf die Katze ihrer Großeltern zeigte. Das Mädchen war überglücklich.

In den darauf folgenden Jahren musste Melanie nur sporadisch meine Hilfe in Anspruch nehmen. Sie erhielt immer wieder „ihr" Mittel, ob bei Husten oder einer Mittelohrentzündung: *Lac felinum*. Als sie sich 1999 nach vier Jahren wegen einer Bronchitis wieder einmal vorstellte, reagierte sie noch immer positiv auf ihr persönliches Mittel.

Im Dezember 2003 sah ich sie wieder, als sie von einer erneuten Katzenallergie berichtete. *Lac felinum* wirkte wiederum. Im Sommer 2004 fragte ich nach ihrem Befinden: Es ging ihr gut. (Behandlungszeit 1995 sechs Monate; Nachbeobachtung neun Jahre)

Fallbeispiel O. B.

Als die damals vierzigjährige, rundliche Frau im Oktober 1995 in die Sprechstunde kam, war sie ziemlich verzweifelt.

„Nachdem ich bei verschiedenen Ärzten und Hautärzten nicht weiter komme, versuche ich es jetzt bei Ihnen. Seit zwei Jahren habe ich Neurodermitis und seit zwei Monaten juckt nun auch noch meine Kopfhaut. Am Schädeldach links oben entstand ein kreisrunder Fleck – die Haare waren plötzlich weg. Mein Frauenarzt war der Meinung, dass es hormonell bedingt sei und gab mir eine Kortisonlösung zum Auftragen. Ebenfalls seit zwei Jahren ist meine Periode deutlich anders, stärker.

Merkwürdig erscheint mir auch noch, dass ich vor meiner Periode einen Heißhunger auf Süßigkeiten habe."

Auf die Frage, was der Auslöser für ihre gesundheitlichen Probleme gewesen sein könnte, antwortete sie: „Es begann nach einer beruflichen Überlastung und durch die Sorgen um meinen Schwiegervater, der überraschend erkrankte und behindert blieb."

Nach dem Verabreichen von *Saccharum officinale* (weißer Zucker) begann das Haar der Patientin wieder zu wachsen, die alte Haarpracht kam zurück. Auch die Neurodermitis verschwand.

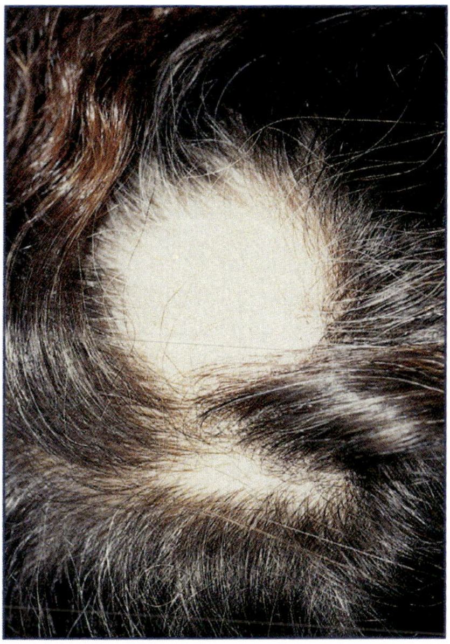

Die Patientin vor der Behandlung

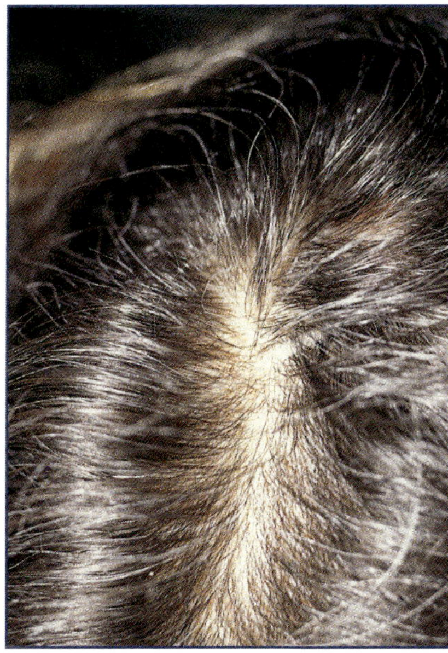

... und danach

Fallbeispiel C. F.

Wie es einer Frau ergehen mag, die bereits zweimal geschieden wurde und zwei halbwüchsige Söhne allein erziehen muss, möchte ich kurz schildern. Ihr gesundheitliches Problem war ein Blasen bildendes Gesichtsekzem. Die Fotos sprechen für sich.

Wir lernten uns im Mai 1996 kennen. Die Patientin war damals vierzig Jahre alt, ihre Gesichtshaut war in einem sehr auffälligen Zustand. Sie berichtete zuerst über die Beschaffenheit ihrer Haut, weswegen sie schon viele Arztbesuche auf sich genommen hatte und auch in einer Hautklinik ohne Erfolg behandelt wurde. Auf die Frage nach ihrer Lebensgeschichte berichtete sie über ihre zwei völlig enttäuschenden Ehen. Sie sagte wörtlich: „Ich kam mir in beiden Ehen wertlos und wie ein Diener vor, ich fühlte mich ungeliebt."

Aus diesem und noch aufgrund weiterer besonderer Merkmale, die nach klassisch homöopathischem Gesichtspunkten ausgewertet wurden, suchten wir ein Mittel aus, das körperlich keine Wirkung zeigte. Allerdings kamen in den Träumen der Patientin – der Spiegel unserer Seele, das Unterbewusstsein – nach der Einnahme Schlangen und sonstige Tiere vor. Daher wurde *Sepia* als ähnliches Mittel ausgewählt. Danach heilte die Haut rasch und völlig ab.

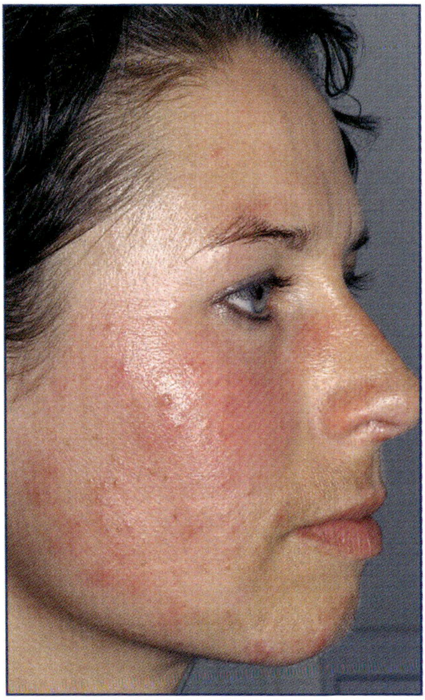

Die Patientin vor der Behandlung

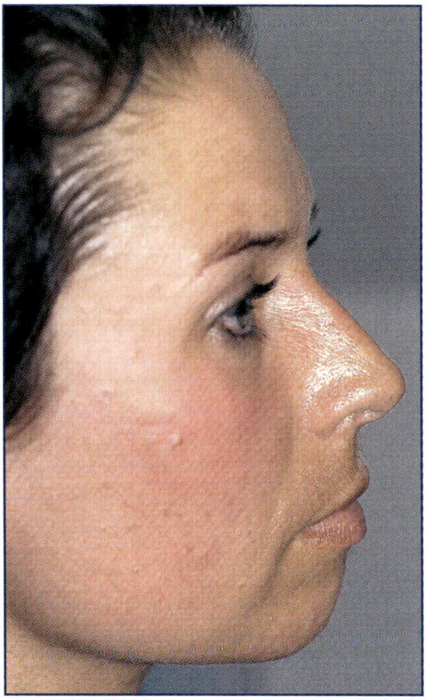

... und danach

Das Thema Allergie ist äußerst komplex und die Forschung ist erst dabei, die größeren Zusammenhänge zu entdecken. Es deutet aber vieles darauf hin, dass das Erscheinen einer Allergie nichts anderes ist als eine Überreaktion des Immunsystems. Die Ursachen hierfür sind Faktoren, die das Immunsystem fehlschalten oder über dessen Toleranzbreite hinaus belasten. Man kann sicherlich nicht alle dieser Faktoren verhindern oder meiden, aber doch zumindest jene, die in der heutigen medizinischen Behandlung üblich sind und kritiklos verwendet werden: schnell Fieber senkende Maßnahmen, unüberlegte Antibiose sowie ein Impfverhalten nach dem „Gießkannenprinzip".

Lassen Sie sich nicht von einem Arzt behandeln, der nur die Spitze des Eisbergs sieht, der nur Ihre Symptome vor Augen hat. Er wird Ihnen – wenn überhaupt – nur vorübergehend helfen können. Suchen Sie Rat und Hilfe bei einem Therapeuten, der Ihre Allergien einordnen und verstehen kann und Sie als Individuum auch individuell behandelt!

*» In der ersten Hälfte unseres Lebens opfern
wir die Gesundheit, um Geld zu erwerben;
in der zweiten Hälfte opfern wir Geld,
um die Gesundheit wieder zu erlangen.
Und während dieser Zeit gehen Gesundheit
und Leben von dannen.«*

(Voltaire, 1694-1778)

Kapitel 8

Die Kostenlawine

Lassen Sie mich Ihnen eine kleine Geschichte erzählen. Sie ist zwar frei erfunden, spiegelt aber die Erfahrungen vieler meiner Patienten wider. Vielleicht kommt Ihnen manches ja auch bekannt vor.

Die Odyssee

„Seit meiner Grippe komme ich nicht mehr so recht auf die Beine. Ich hatte vor zehn Tagen Schnupfen, etwas Husten und leicht erhöhte Temperatur. Ich bin nur zwei Tage zu Hause geblieben, weil ich wieder ins Büro musste. Die gröbsten Beschwerden, Halsweh, verstopfte Nase und Husten, waren inzwischen besser und zu lange wollte ich auch nicht zu Hause bleiben. Ich bin ja erst seit acht Monaten bei meinem neuen Arbeitgeber und will Einsatz zeigen. Gute Jobs sind heutzutage rar! Aber es wird und wird einfach nicht besser. Ich habe immer noch Schwindel und ein Druckgefühl im Kopf. Und diese Beschwerden verschlimmern sich, wenn ich meinen Kopf bewege. Es beginnt meistens am Hinterkopf und strahlt nach vorne in die Stirn aus, mein Kopf fühlt sich wie bandagiert an. Wenn ich ein bisschen Linderung will, muss ich mich hinlegen und mich ganz still verhalten. Die Augenlider sind so schwer, dass ich sie kaum öffnen kann.

Mein Hausarzt, dem ich diese Geschichte erzählte, hörte mir aufmerksam zu, griff zielsicher zu seinem Rezeptblock und kritzelte etwas Unleserliches darauf. Er meinte: 'Sie nehmen jetzt täglich zwei bis drei von diesen Tabletten. Die sind gegen die Schmerzen. Die Grippe vergeht von alleine. Sie werden sehen, es wird schon wieder.' Ziemlich schnell bin ich wieder draußen und aus dem übervollen Wartezimmer wird der nächste Patient aufgerufen.

Nach einer Woche saß ich wieder im Wartezimmer meines Arztes, da die von ihm verschriebenen Kopfschmerztabletten an meinem Zustand nichts geändert hatten. Ich konnte meine Augen im Büro kaum offen halten, abends war ich so müde und schwach, dass ich beim Fernsehen fast einschlief. Sobald ich mich aber ins Bett legte, war ich putzmunter und konnte trotz Entspannungstechniken nicht einschlafen. Morgens wachte ich wie erschlagen auf und war fix und fertig. Mein Arzt meinte, dass ich unbedingt ein paar Tage zu Hause bleiben sollte, damit ich mich erholen könne. Kurzum drückte er mir für diese Woche eine Arbeitsunfähigkeitsbescheinigung in die Hand und ich wurde aus der Praxis entlassen. Das Wartezimmer war schon wieder bis auf den letzten Platz besetzt."

Dies war die erste Woche nach dem ersten Arztbesuch.

„Am nächsten Montag tauchte ich wieder bei meinem Arzt auf, der Kopfschmerz, der Schwindel, die schweren Augenlider, der Schmerz im Nackenbereich – nichts hatte sich verändert. Dazu kam in den letzten Tagen eine fast unerträgliche Schwäche, ich sah manchmal Doppelbilder und hatte Schleier vor den Augen. Ich hatte das Gefühl, die Augen nicht richtig bewegen zu können ... Nun war es für den Arzt sofort klar, das Problem war eingegrenzt: die Augen. Nach ein paar Minuten hielt ich meine Überweisung zum Augenarzt in der Hand – er sollte alles überprüfen.

Die Praxis des Augenarztes war sehr gut ausgestattet, alle Geräte schienen auf dem neuesten Stand der medizinischen Forschung zu sein. Ich musste mit der Sprechstundenhilfe verschiedene Eingangstests absolvieren (bei Blinkzeichen drücken, Buchstaben und Zahlen unterscheiden usw.). Zum Schluss schaute der Doktor selbst ganz tief in meine Augen, stellte eine geringe Kurzsichtigkeit fest, verpasste mir eine Brille und meinte: 'Sonst ist alles in Ordnung. Ich schicke Ihrem Hausarzt einen Bericht'."

Und das war die zweite Woche nach dem ersten Arztbesuch.

„In der darauf folgenden Woche saß ich wieder bei meinem Hausarzt, da sich an meinen Beschwerden nichts geändert hatte, im Gegenteil. Zu allem anderen hatte sich noch Ohrensausen gesellt und wenn ich schluckte, spürte ich ein Stechen in meinem Ohr. Innerhalb kürzester Zeit bekam dieses Mal eine Überweisung zum Hals-Nasen-Ohren-Arzt. Auch diese Praxis gefiel mir gut: Die Einrichtung war modern, die Praxisdamen jung, freundlich und hübsch anzusehen. Ich hätte zu gerne gewusst, ob sie auch so gut dufteten, wie sie aussahen – nur leider hatte mein Geruchssinn in letzter Zeit stark nachgelassen. Meine Nase war morgens verstopft und sonderte etwas Gelbgrünes ab. Ich absolvierte einen Gehörtest, anschließend testete man mich wegen der Schwindelgefühle. In alle Öffnungen meines Kopfes wurde geleuchtet. Der Arzt murmelte leise vor sich hin, seine Mitarbeiterin hielt sein Gemurmel auf der Karteikarte fest. Auf mein Nachfragen meinte der HNO-Arzt: 'Ich finde nichts Auffälliges, das Ihre Kopfschmerzen und den Schwindel erklären könnte, aber Ihre Mandeln scheinen chronisch vereitert zu sein und die Nasenscheidewand ist auch krumm. Das könnte auch der Grund für Ihre Schmerzen sein. Ich würde Ihnen eine Operation empfehlen. Die Nasenscheidewand müsste begradigt werden und die Mandeln gehören unbedingt entfernt. Wenn Sie möchten, können Sie draußen an der Rezeption gleich einen Operationstermin ausmachen. Ich schicke Ihrem Hausarzt einen Befundbericht zu.'

Da ich mich so schnell nicht operieren lassen wollte, saß ich bald darauf wieder einmal bei meinem Hausarzt und flehte ihn an, etwas zu unternehmen, da jetzt die Schmerzen im Hinterkopf nicht nur nach vorne, sondern auch in den Nacken nach unten strahlten ... Ich hatte meinen Satz noch nicht zu Ende gesprochen, als ich auch schon die Überweisung zu einem bekannten Orthopäden in der Hand hielt."

So viel zur dritten Woche nach dem ersten Arztkontakt.

„Der Orthopäde war nicht mehr ganz so jung und auch die Einrichtung hatte schon einige Patienten kommen und gehen sehen. Das Wartezimmer war völlig überfüllt, nach zweieinhalb Stunden Wartezeit war ich endlich an der Reihe. 'Ja, Herr Doktor, ich habe Kopfschmerzen im Hinterkopf mit Schwindel. Der Schmerz strahlt in die Stirn, aber auch in den Rücken. Angefangen hat alles mit einer Grippe ...'

Viel weiter kam ich nicht, denn schon stand ich wieder draußen, hatte einen Röntgenschein in der Hand und wurde zur Röntgenkabine geführt. Nach weiteren fünfzig Minuten saß ich mit meinen Röntgenbildern wieder dem Arzt gegenüber. Er tastete meine Halswirbelsäule ab, drehte meinen Kopf hin und her, drückte ihn nach vorn und hinten und zog ihn dann mit sanfter Gewalt leicht nach oben. Es ruckte, ich hörte ein Knacken und war froh, dass mein Kopf noch an Ort und Stelle saß. Anschließend zog er mit einer mittelgroßen Spritze Flüssigkeit aus einer Ampulle auf. Bevor ich sagen konnte, dass ich eigentlich keine Spritzen haben wollte, spürte ich an meiner Halswirbelsäule mehrere Einstiche.

Dann meinte der Arzt: 'So, die Blockade ist gelöst. Jetzt machen wir noch sechs bis zehn Akupunktur-Sitzungen. Außerdem bekommen sie ein paar Massagen, Fango und Krankengymnastik verschrieben. Sie müssen ein bisschen Geduld haben, so etwas braucht Zeit, aber wir kriegen das schon in den Griff.' Ich bekam noch ein Rezept für ein muskelentspannendes Mittel sowie für ein Schmerzmittel.

Die Fango-Packungen und die Massagen taten unglaublich gut, ich ließ mich dreimal pro Woche beim Physiotherapeuten behandeln. Da ich krankgeschrieben war, konnte ich mir den Zeitaufwand leisten. Abends, nach der Behandlung, fühlte ich mich richtig wohl, doch am nächsten Morgen war alles wieder da."

Weitere zwei Wochen sind vorbei, insgesamt fünf Wochen sind vergangen – und es hat sich noch keine Besserung eingestellt.

„Mein letzter Versuch bei meinem Hausarzt – inzwischen bin ich seit fünf Wochen im Krankenstand – verlief genauso schnell wie die anderen. Ich hatte den Namen eines Neurologen und Psychiaters mit auf den Weg bekommen, der sicherlich einen Rat für mein hartnäckiges Problem wüsste. Letztendlich musste noch ein Tumor im Kopf ausgeschlossen werden.

Die Untersuchung beim Neurologen nahm fast einen ganzen Tag in Anspruch. Ich wurde gründlich untersucht, musste mich mit geschlossenen und offenen Augen hinstellen und seltsame Bewegungen mit Armen und Beinen machen. In einem anderen Raum wurden unzählige Kabel an meinem Kopf befestigt, um meine Gehirnströme zu messen – ein EEG (Elektroenzephalogramm) wurde geschrieben. Als dies alles erledigt war, sagte mir die Ärztin, dass von ihrer Warte aus alles in Ordnung sei, aber eine Kernspintomografie wäre sicherheitshalber noch erforderlich. Nur mit einer solchen Detailaufnahme des Kopfes könne ein Tumor mit großer Sicherheit ausgeschlossen werden. Diese Nachricht verunsicherte mich. Ob ich wirklich einen Tumor im Kopf hatte? Musste ich möglicherweise bald operiert werden? Was würde dann mit meinem Job, mit meiner Familie?

Einen Termin für diese Untersuchung bekam ich erst in vier Tagen. Das Wochenende lag dazwischen und ich trug die Angst in mir, unheilbar krank zu sein. Vielleicht würde ich behindert sein, vielleicht müsste ich bald sterben? In der Röhre des Kernspintomografen wurde ich fast verrückt, weil es sehr eng und laut war. Ich musste ständig an meine Frau denken und versuchte, mich an etwas Schönes zu erinnern. Nur so war es möglich, das ganze Prozedere zu ertragen. Als ich nach etwa 20 Minuten endlich befreit wurde, war ich wie benommen. Ich war sehr nervös und erwartete mit Angst das Resultat der Untersuchung.

Der Radiologe meinte: 'Junger Mann, Ihr Kopf ist völlig in Ordnung, der Bericht geht an Ihren Neurologen, bitte melden Sie sich wieder bei ihm.'

Mir fiel ein Stein vom Herzen! Gleichzeitig machte sich aber eine tiefe Frustration breit. Mir reichte es! Ich wusste zwischenzeitlich, was ich alles *nicht* hatte, aber ich wusste immer noch nicht, was ich gegen meine heftigen Beschwerden tun sollte. Meine Frau, die mich begleitet hatte, freute sich über die gute Nachricht."

Noch immer keine Besserung nach sechs Wochen!

„Auf den Rat meiner Frau suchte ich jetzt einen Arzt auf, der andere, 'alternative' Therapien anbot. So kam ich zu einer Ärztin, die auf ihrem Schild die Zusatzbezeichnung 'Homöopathie' führte. Bei meiner Anmeldung wurde mir ein Termin für eine volle Stunde gegeben. Ich war sehr erstaunt, da ich bisher immer nur höchstens fünf Minuten mit einem Arzt gesprochen hatte, und hoffte nun, dass ich die Stunde nicht, wie schon so oft, in einem überfüllten Wartezimmer verbringen würde.

Die Untersuchung und Besprechung verliefen völlig anders als das, was ich bisher erlebt hatte. Die Ärztin wollte den gesamten Verlauf meiner Probleme ganz genau geschildert haben, es reichte ihr nicht, dass ich meine Beschwerden mit ein paar Sätzen erzählte. Sie wollte auch noch wissen, wann oder zu welchen Anlässen es mir schlechter ging und welche Maßnahmen mir Erleichterung verschafft hätten. Sie fragte auch, ob beispielsweise das Wetter Einfluss auf meine Beschwerden hätte. Ob ich bei bestimmten Nahrungsmitteln und Getränken eine Reaktion verspüren würde und und und ... Sie fragte mich nach allem Möglichen. Ich war völlig irritiert. Ich konnte überhaupt nicht verstehen, was meine Essgewohnheiten, mein Stuhlgang, mein Urinabgang und der Leistenbruch aus meiner Kindheit oder meine Blinddarmoperation mit meinen Beschwerden von heute zu tun haben sollten.

Die Ärztin, sie war etwa 45 Jahre alt, blätterte während des Gesprächs immer wieder in mehreren Büchern. Dazwischen aber notierte sie aufmerksam meine Aussagen. Und sie stellte ständig neue Fragen. Die Stunde war bald überzogen, so lange war ich noch nie bei einem Arzt gewesen. Zum Schluss bekam ich – wieder einmal – ein Rezept: Gelsemium. In der Apotheke erhielt ich ein kleines Fläschchen, das mit unzähligen, kleinen, weißen Kügelchen gefüllt war. Ich sollte zunächst zweimal, später nur noch einmal täglich fünf Kügelchen nehmen. Nach der ersten Einnahme verschlechterte sich mein Zustand. Das konnte ja heiter werden! Ich hatte zwar kein Vertrauen mehr, auch nicht in die Homöopathie, aber in meiner Verzweiflung entschloss ich mich, das Medikament noch ein paar Tage weiter zu nehmen. Der Schwindel und die schweren Augenlider wurden langsam erträglicher, doch die Schmerzen kamen unangenehm wieder. Eine halbe Nacht lang hatte ich Kopfschmerzen, aber am nächsten Morgen fühlte ich mich irgendwie anders. Danach ging es mir jeden Tag besser, sodass ich nach vier Tagen die Kügelchen nur noch einmal täglich auf der Zunge zergehen lassen musste. Nach einer weiteren Woche war ich wieder ganz der Alte! Ich war überglücklich und konnte es kaum fassen!

Endlich ein Erfolg – sieben Wochen nach dem ersten Arztbesuch.

Diese Geschichte steht stellvertretend für den Leidensweg vieler Patienten, ist aber leider auch ein typisches Beispiel dafür, wie schnell von Haus- und Fachärzten unnötige Kosten verursacht werden. Das vorschnelle, unbesonnene Überweisen an einen Spezialisten ist nämlich nicht nur aufwändig und langwierig für den Patienten, sondern verursacht auch beeindruckend hohe Kosten. Ein Blick auf die Tabelle zeigt die angesammelten Kosten durch die beschriebene Odyssee, sowohl für einen Kassen- als auch für einen Privatpatienten.

Facharzt	EBM	GOÄ
Augenarzt	68,21 €	220,64 €
HNO-Arzt	118,14 €	255,74 €
Orthopäde	243,02 €	459,88 €
Physiotherapie	216,00 €	270,60 €
Neurologe	145,91 €	327,94 €
Röntgen / MRT des Schädels	334,64 €	956,92€
Summe	*1125,92 €*	*2491,72 €*

EBM: Einheitlicher Bewertungsmaßstab, Abrechnung für Kassenpatienten; GOÄ: Gebührenordnung für Ärzte, Abrechnung für Privatpatienten (Stand: Dezember 2004)

In dieser Tabelle sind jeweils nur die summierten Kosten pro Untersuchung angegeben (weitere Details zur Berechnung finden Sie im Anhang). Hieraus geht hervor, dass für eine sehr langwierige, den Patienten in mehrfacher Hinsicht belastende und nicht zielführende Untersuchung Kosten von rund 1 126,- Euro bei einem Kassen-, beziehungsweise 2 492,- Euro bei einem Privatpatienten erzeugt wurden!

Im Unterschied zu dieser klassischen Handhabung versucht die Homöopathie den gesamten Patienten zu erfassen, um so die Ursache der Beschwerden zu ergründen. Die Kosten unterscheiden sich maßgeblich (eine Abrechnung ist leider nur gemäß GOÄ, also auf eigene Rechnung, möglich):

Die Ziffer oder Abrechnungsnummer (2. Spalte) steht für die ausgeführte Leistung gemäß der Gebührenordnung für Ärzte (GOÄ).

Untersuchung / Maßnahmen	Ziffer (Multipl. 2,3)	einfach	multipliziert
Untersuchung	7	9,33 €	21,46 €
Homöopathische Anamnese	30	52,46 €	120,66 €
Summe	–	–	*142,12€*

Zugegeben, es ist nicht immer so, dass bereits bei der ersten Konsultation beim Homöopathen das richtige Medikament gefunden wird und somit Folgetermine nötig werden. Auch diese verursachen weitere Kosten. Allerdings ist es in den meisten Fällen so, dass die Kosten einer homöopathischen Behandlung weit unter denen einer schulmedizinischen Behandlung liegen.

Die Homöopathie wird, im Gegensatz zu Privatversicherungen und Beihilfestellen, leider von den gesetzlichen Krankenkassen nicht erstattet. Ausnahmen bilden seit Juni 2005 die Deutsche BKK und Securvita. Das ist sehr schade ... sowohl für den Patienten als auch für unser Gesundheitswesen.

Kostentreiber

Die Kosten für die medizinische Versorgung sind sehr vielschichtig. Hierzu gehören Medikamente, Untersuchungs- und Behandlungskosten inklusive Arzthonorare, Hilfs- und Heilmittelkosten, Verwaltungskosten der Krankenkassen und Versicherungen, Transportkosten, Lohnfortzahlungskosten, Kosten für kassenärztliche Vereinigungen, die Ärztehonorare verteilen usw.

Es ist ein außergewöhnlich komplexes Thema. Hinzu kommt, dass die Struktur der Kosten äußerst undurchsichtig ist. Und was am schlimmsten ist: Es gibt so gut wie keine Kontrollmechanismen – oder haben Sie, zum Beispiel als Kassenpatient, schon jemals gesehen, was ihr Arzt der Krankenkasse in Rechnung gestellt hat? Wissen Sie, wie viel ihr Medikament kostet, einmal abgesehen von Ihrer Zuzahlung?

Diese fehlende Kontrolle führt natürlich zu Fehlern und öffnet auch betrügerischen Absichten Tür und Tor. Hierzu ein paar Beispiele:

Wenn wir den Bundeshaushalt 2005 in Höhe von 258,3 Milliarden Euro ins Visier nehmen, entfällt der weitaus größte Etat, nämlich 84,7 Milliarden Euro, auf den Bereich Gesundheit und Soziales. Das entspricht also ziemlich genau einem Drittel des Gesamthaushaltes.[1] Gesundheit hat ihren Preis!

Einer der größten Brocken, also das, was die Gesundheit so teuer macht, ist eindeutig die Verwaltung der Krankenkassen. Sie schluckt einen wesentlichen Anteil der Versicherungsbeiträge, nämlich 5,6 Prozent, das sind mehr als 8 Milliarden Euro jährlich!

Pro Mitglied werden im Durchschnitt 200 Euro pro Jahr als Verwaltungskosten verbucht. An der Spitze liegt die LKK mit 222,50 Euro, am günstigsten die BKK mit 160,81 Euro. Die AOK bewegt sich mit 206,80 Euro im oberen Mittelfeld.[2]

Auch die Funktionäre der kassenärztlichen Vereinigungen (KV, Verwaltung der Ärzte), die eigentlich ehrenamtlich arbeiten, kosten enorme Beträge. Sie erhalten eine jährliche Aufwandsentschädigung, die zwischen 51 000 und 170 000 Euro liegt.

Zu diesen Aufwandsentschädigungen kommen meistens Sitzungsgelder und Kostenerstattungen für Praxisvertreter beziehungsweise eine Entschädigung für Verdienstausfälle hinzu. Der Honorar-Dschungel bei diesen Ausgleichszahlungen ist kaum zu durchschauen. Selbst für findige Statistiker bleiben viele Fragen offen.

Auch die öffentlichen Zahlen im Hinblick auf die Verdienste der KV-Chefs variieren. Beispielsweise wurde der Chef der KV Brandenburg, Dr. Hans Joachim Helming, laut Bekanntmachung der Kassenärztlichen Bundesvereinigung nur mit umgerechnet 33 600 Euro für das Jahr 2001 entschädigt. Dagegen lag in einer Aufstellung des Brandenburger Gesundheitsministeriums die Entschädigung für Dr. Helming im Jahr 2001 bei 209 030 DM plus weitere 16 000 DM für Reisekosten. Zwei verschiedene Quellen machen also zur selben Entschädigungszahlung völlig unterschiedliche Angaben. Wie hoch die Entschädigung wirklich ist, weiß niemand. Fest steht allerdings, dass die so genannten „Ehrenämter" fürstlich entlohnt werden.[3]

Glaubt man den letzten Nachrichten, so liegen die Vorstandsgehälter der Kassenärztlichen Bundesvereinigung pro Jahr brutto bei 260 000 Euro. Die Landesvorsitzenden werden mit etwa 230 000 bis 250 000 Euro entlohnt. In manchen Fällen wird dieses Gehalt noch „ergänzt" um einen Dienstwagen und eine Zusatzversicherung für die Rente. Daneben dürfen die Vorstände noch einen Tag pro Woche in ihrer Praxis arbeiten.[4, 5] Beneidenswert, oder?

Auch bei den Krankenkassen ist es nicht viel besser. Sicherlich erinnern Sie sich noch an die Reform der Gesetzlichen Krankenversicherung im Jahr 2004? Die Praxisgebühr wurde eingeführt, Kostenlimits für Medikamente festgelegt und diverse andere Zuzahlungen wurden dem Patienten zugemutet. Und das alles, um die Kosten für die Versicherten transparenter, aber auch insbesondere die Versicherungsbeiträge billiger zu machen. Was ist daraus geworden? Nichts, mit Ausnahme des permanenten Gejammers der Krankenkassen! Obwohl – so ganz stimmt das wohl nicht. Die Reform hat nämlich durchaus gewirkt. Wie in den Tagesmedien berichtet wurde, erwirtschafteten die Kassen 4 Milliarden Euro Überschüsse![6] Wie viel spürten Sie davon in Ihrem Geldbeutel? Wahrscheinlich nicht viel, denn die Überschüsse wurden vielerorts leider auch dazu verwendet, die Vorstandsgehälter bei den Krankenkassen kräftig zu erhöhen.

Um diesen Missstand transparenter zu machen, wurde eine Offenlegung der Vorstandsgehälter diskutiert und sie soll auch gesetzlich verankert werden. Der Widerstand dagegen ist so groß, dass sogar eine Klage der Krankenkassen vor dem Bundesverfassungsgericht eingereicht werden sollte. Warum wohl?

Schwarze Schafe unter den Halbgöttern in Weiß: die Spitze des Eisbergs

Der Bund der Steuerzahler prangerte in seinem Schwarzbuch 2004 im September des gleichen Jahres die Missstände an den Universitätskliniken an. Eine Million Euro hätten die Universitätskliniken des Saarlandes zwischen 1996 und 2002 sparen können, hätten man verschiedene Labore zusammengelegt.

Noch „schöner“ ging es in Regensburg zu, wo ein Professor der Mund-, Kiefer- und Gesichtschirurgie seinen Vorleseverpflichtungen nicht nachkam. Er wurde zuletzt im Wintersemester 1996/97 in einem Hörsaal gesehen. Seine Studenten nannten ihn nur das „Phantom“, sein Professorengehalt (Gehaltsgruppe C4) strich er aber ein. Als ein Disziplinarverfahren in der Luft hing, ließ sich das „Phantom“ in den Ruhestand versetzten.[7] Gar nicht so ungeschickt, oder?

Peer Steinbrück, ehemaliger Ministerpräsident von Nordrhein-Westfahlen, sagte der *Berliner Zeitung* Ende September 2004: „Fachleute schätzen den Abrechnungsbetrug von Ärzten auf einige Milliarden Euro pro Jahr.“[8]

Auf nahezu 20 Milliarden Euro jährlich beziffern *Transparency International* (TI, Koalition gegen Korruption) und der Bundesverband der Verbraucherzentralen die Korruptionsschäden im deutschen Gesundheitswesen. TI-Vorstandsmitglied Dr. Anke Martiny sagte im November 2004: „Es ist genügend Geld im System, um alle in Deutschland lebenden Menschen ohne Beitragserhöhung zu versorgen – vorausgesetzt, man stellt die Missstände ab.“[9, 10]

Im Oktober 2004 deckte das *Bielefelder Westfalen-Blatt* einen Bestechungsskandal auf, wonach rund 500 Mediziner Geld und geldwerte Vorteile von einem Medizinprodukthersteller eingesteckt hatten. Langjährige Ermittlungen legten den dringenden Verdacht nahe, dass sich die Beschuldigten die Kosten für Kongressbesuche (Reisekosten, Übernachtungen, anschließende Urlaubsaufenthalte in luxuriösen Hotels) von einem südhessischen Medizinproduktehersteller bezahlen ließen. Darüber hinaus floss auch reichlich „Bares“, bis zu 20 000 Euro pro Arzt. Dafür erwartete man, dass sich die Ärzte für die Produkte dieser Firma stark machten. Die Staatsanwaltschaft ermittelt in mehreren Richtungen. Es wird noch gegen 350 Mediziner ermittelt, da die restlichen Fälle bereits verjährt sind.[11]

Schmiergelder flossen auch in Bayern: Staatsanwalt Anton Winkler bestätigte die Ermittlungen gegenüber den Pharmafirmen Fujisawa und Bristol-Myers Squibb. Alle diese „absatzfördernden“ Ausgaben bezahlt letzten Endes immer nur der Endverbraucher, nämlich Sie!

Es vergeht kaum eine Woche, in der nicht in den Medien über ärztlichen Betrug berichtet wird. Der Spitzenplatz in der Betrügerliste der Ärzte dürfte einem 43-jährigen Nuklearmediziner gewiss sein, der seine KV (Kassenärztliche Vereinigung) um 20,8 Millionen Euro betrogen haben soll und deswegen von der Staatsanwaltschaft ins Visier genommen wurde. Er soll in 18 Quartalsabrechnungen, im Zeitraum von 1995 bis 1999, unter falschem

Vorwand Leistungen abgerechnet und dadurch ungerechtfertigt Honorare in genannter Höhe bezogen haben. Die genaue Summe steht noch nicht fest, die Beweisaufnahme läuft seit dem 7. Oktober 2004 in Mainz.[12]

Die Korrumpierbarkeit von Ärzten kennt leider keine Grenzen. Egal, ob es um bestimmte Operationshilfen, Herzklappen oder finanzielle Beteiligungen an Verordnungen geht, es finden sich immer welche, die gerne die Hände aufhalten, getreu dem Motto: „Wo es etwas zu holen gibt, sahnen wir gerne ab!" Sogar sinnlose Untersuchungen ergeben dann einen Sinn: Sie bringen nämlich Geld.

Der folgende Bericht ist ein weiteres Beispiel für die „Eisbergmedizin":

Fallbeispiel Lisa

Eine Patientin, die gerne anonym bleiben möchte, nennen wir sie daher Lisa, beschreibt ihre Erfahrungen wie folgt:

„Im Juni 2002 hatte sich an meinen Fingern das Nagelbett entzündet und die Nägel wuchsen deformiert nach. Auch eine, bis dahin unbekannte starke Kopfschuppenbildung trat auf. Ich hatte Angst und wandte mich zunächst an den personalärztlichen Dienst meines Arbeitgebers. Da ich immerzu an meiner Haut herumzupfte, wurde mir eine Salbe mitgegeben und zu einer hautärztlichen Weiterbehandlung bei einem Professor der Dermatologie geraten. Der Professor bestätigte die Diagnose Nagelbettentzündung und verordnete eine Kortisonsalbe und Fingerbäder. Des Weiteren wurde noch ein Allergietest gemacht, ohne Resultat.

Meine Odyssee führte mich infolge zunehmender Panik zu einer niedergelassenen Hautärztin, die mir eine Schuppenflechte der Nägel diagnostizierte. Ihr Kommentar war: „Diese Krankheit ist besser als Krebs und außerdem sind sie gut versichert." (Nämlich privat, Anmerkung des Autors.) Abschließend meinte sie, sie sei auch nicht „schlauer als der vorgenannte Professor", aber ich solle mich doch zur Sicherheit an die nächstgelegene Universitätsklinik wenden.

Ich erhielt sofort einen Termin bei dem dortigen Professor, er schaute mich kummervoll an, ohne eine Diagnose zu nennen. Es wurden unzählige Laboruntersuchungen, Röntgen der Lunge, Computertomografie des Schädels, Ultraschall des Bauches und der Schilddrüse, EKG usw. angeordnet und durchgeführt.

Jedoch war alles ohne Befund. Regelmäßige Termine erfolgten bei diesem Professor in den nächsten sechs Monaten. Eine Diagnose gab es noch immer nicht. Um sämtliche Arzttermine wahrnehmen zu können, nahm ich jedes Mal Urlaub. Keiner der Ärzte befragte mich nach meinem Befinden, obwohl meine psychische

Angeschlagenheit nicht zu übersehen war. Der Professor verordnete für die Finger eine Tinktur und Salbe, die über Nacht auf die in Plastikhandschuhe gesteckten Finger wirken sollte. Später kam eine Kortisonbehandlung hinzu. Alles war vergebens. Das Nachwachsen der deformierten Nägel wurde fotografisch festgehalten. Irgendwann teilte mir ein Oberarzt der Klinik auf mein Drängen hin mit, dass ich „wahrscheinlich eine Schuppenflechte" hätte, und in manchen Fällen auch die Schulmedizin nicht greife!

Zwischenzeitlich machte sich Rheuma am linken Großzeh bemerkbar, was eindeutig mit der Schuppenflechte zusammenhing. Die Hautärzte zeigten wenig Interesse, also suchte ich einen Rheumatologen auf. Der ließ sofort Röntgenbilder anfertigen und verordnete mir Azulfidine® (ein Entzündungshemmer, der vor allem bei Dickdarmentzündungen eingesetzt wird). Das Rezept und eine Infoschrift gab man mir mit, mit der Bitte um zukünftige Terminabsprachen. Das war die gesamte Aufklärung – ich verzichtete. Ein halbes Jahr später wandte ich mich an ein Rheumazentrum. Kurzes Gespräch, Röntgen, Labor, EKG und Aushändigung eines Rezeptes für Methotrexat (ein Zytostatikum und gängiges Krebsmittel, wird aber auch bei Rheuma eingesetzt), sämtliche Nebenwirkungen wurden verneint und eine Erfolgsquote gab es auch nicht. Ich lehnte erneut ab.

Im Sommer 2003 wurde mir dann eine Rehabilitationsmaßnahme bewilligt. Die Beschwerden gingen zurück und die Nägel wuchsen wieder normal. Der Erfolg hielt sechs Monate! Danach erhielt ich in einer Hautarztpraxis eine Nagelpunktbestrahlung, die wenig brachte. Als mir dann eine Strahlentherapie vorgeschlagen wurde, nahm ich Reißaus.

Ende 2003, nach langem Überlegen, wandte ich mich an einen homöopathischen Arzt. Er war der erste Arzt, der sich nach eingehender körperlicher Untersuchung nach meiner Psyche erkundigte und immer wieder nachfragte. Seither sind wir auf der Suche nach einer Hilfe gegen die Nagelbettentzündung, wobei das lästige Rheuma und die starken Kopfschuppen durch homöopathische Mittelgaben sehr rasch verschwanden.

Mein Resümee: Sämtliche kostspieligen Untersuchungen waren vergebens. Mein Gefühl als Patient: Ich war der reinste Selbstbedienungsladen für jeden beteiligten Arzt, ohne dass sich auch nur ein einziger größere Gedanken um mich gemacht hätte."

Die Kosten für diese Ansammlung von sinnlosen Untersuchungen sind enorm. Für Medikamente und Untersuchungen von Juli 2002 bis Februar 2004 fielen 3 567,01 Euro an. Für die Reha-Maßnahme (drei Wochen in Bad

Bentheim) ohne Chefarztbehandlung waren nochmals 3 255 Euro fällig. Das Krankenhaustagegeld wurde in Höhe von 500,– Euro geleistet. Gesamtkosten: 7 322,01 Euro. Die Versicherung zahlte anstandslos![13]

Heilmittel und Hilfsmittel

Der gesetzlichen Krankenversicherung drohte der Kollaps. Die Reform 2004 half, das Ansteigen der Kosten (zumindest vorübergehend) einzudämmen. Aber nach wie vor sind Heil- und Hilfsmittel ein sehr hoher Kostenfaktor.

Der Anstieg der Hilfsmittel (z.B. Hörgeräte, Prothesen usw.) belief sich 2003 im Vergleich zu 2002 in den alten Bundesländern auf 3,8 Prozent, in den neuen Ländern auf 7,7 Prozent. Der Anstieg der Heilmittel (z.B. Massagen, Ergotherapie usw.) betrug in den alten Bundesländern 4,5 Prozent, in den neuen 6,4 Prozent.[14] Dieser Anstieg wäre noch nicht so alarmierend, wenn nicht bereits im Vorjahr die Ausgaben in diesen beiden Bereiche schon erheblich gestiegen wären (Heilmittel: + 14,3 Prozent in den alten, + 22,0 Prozent in den neuen Bundesländern; Hilfsmittel: + 4,1 Prozent in den alten und neuen Bundesländern).[15] Betrachtet man diese zwei Jahre und addiert die Zahlen, kommt man in einen Schwindel erregenden Bereich. Diese Entwicklung veranlasste Prof. Gerd Glaeske, Chef und Studienleiter der GEK (Gmünder Ersatzkasse), zu folgender Aussage: „Viele Ärzte wissen nicht genau über die Effekte der Heilmittel Bescheid.“ Stichproben zeigten, dass bei etwa einem Drittel der ausgestellten Rezepte weder die Indikation noch die Diagnose für das notwendige Heilmittel aufgeführt worden waren. So wundert es nicht, dass Heilmittel im Ausgabenblock der Gmünder Ersatzkasse an vierter Stelle stehen. Auffällig ist auch eine durch das Angebot indizierte Nachfrage, das heißt, wo viele Leistungserbringer (Krankengymnasten, Physiotherapeuten) niedergelassen sind, wird auch ausgiebiger verschrieben.[16]

Die GEK publiziert regelmäßig Ergebnisse zur Kostentransparenz. So zum Beispiel die Hitliste der Heil- und Hilfsmittel:

142 Millionen Euro hat die GEK in 2003 für Heil- und Hilfsmittel ausgegeben. Am häufigsten riefen GEK-Versicherte Leistungen von Krankengymnasten und Physiotherapeuten ab (46 Millionen Euro). Dahinter rangieren Leistungen von Ergotherapeuten (8,7 Millionen Euro). Allein auf diese beiden Leistungserbringer-Gruppen entfallen 90 Prozent der GEK-Ausgaben für Heil- und Hilfsmittel.

Arzneimittelkosten

Aber nicht nur die Heil- und Hilfsmittelkosten, auch die Kosten für Medikamente schnellen in die Höhe, da Ärzte die von geschäftstüchtigen Pharmavertretern empfohlenen Neuentwicklungen verschreiben. Meistens sind diese Präparate auch die teuersten. Die Neuentwicklungen halten allerdings oft nicht das, was sie versprechen: Sie haben häufig mehr Nebenwirkungen und sind oft fünf bis sechs Mal so teuer wie die Vorläufermedikamente.

Ein Beispiel hierfür ist die ALLHAT-Studie.[17, 18] Laut Prof. Dr. Karl W. Lauterbach vom *Institut für Gesundheitsökonomie* in Köln ist sie die wichtigste Studie der letzten zehn Jahre über die Behandlung von Bluthochdruck. Gleichzeitig ist sie auch eine der wenigen, die überhaupt Präparate miteinander verglichen hat. Und zwar keine Vergleiche mit einem Plazebo, sondern es wurde tatsächlich ein reguläres Präparat mit einem anderen Präparat verglichen. An der Studie nahmen 40 000 Patienten über eine Laufzeit von fast acht Jahren teil. Das erstaunliche Ergebnis: Die neuen Medikamente, mit hohen Kosten entwickelt, schnitten schlechter ab als erwartet. Die bewährten „alten" Diuretika (entwässernde Medikamente) sind den neuen Medikamenten überlegen. Alle Präparate senken zwar den Blutdruck, aber bei den Nebenwirkungen schneiden die neuen Medikamente deutlich schlechter ab. Überträgt man die Ergebnisse der amerikanischen Studie auf Deutschland, so darf man davon ausgehen, dass mehrere tausend Herz- und Schwächeanfälle, Schlaganfälle und andere Herzerkrankungen auf die Nebenwirkungen neuer Blutdrucksenker zurückzuführen sind. Das bedeutet konkret: fast 20 000 Komplikationen jährlich, die durch diese neuen Präparate verursacht werden.[19]

Im Auftrag der Barmer Ersatzkasse hat das Institut für Gesundheitsökonomie festgestellt, dass heute nur noch knapp 10 Prozent aller Patienten die wirksameren und deutlich günstigeren Diuretika verordnet bekommen. Nur durch diese Mehrkosten beläuft sich der ökonomische Schaden allein für die Barmer Ersatzkasse auf etwa 80 Millionen Euro pro Jahr.

Ein Beispiel: Die Tagesdosis** eines bewährten Diuretikums kostet etwa 10 Cent. Im Vergleich dazu kostet ein innovatives Präparat – ein Kalzium-Antagonist – pro Tag ungefähr 61 Cent. Demnach kostet das Diuretikum pro Jahr

** Es ist natürlich aufgrund von Packungsgröße und Konzentration der Mittel sehr schwierig, die Kosten zu vergleichen. Deswegen spricht man im medizinischen Bereich immer von Tageskosten, also die Kosten, die anfallen, wenn der Patient das Medikament einen Tag lang einnimmt.

etwa 35,50 Euro, der Kalzium-Antagonist kommt auf 222,65 Euro pro Jahr und ist damit mehr als sechs Mal so teuer. Zu diesem Thema äußerte sich Prof. Gerd Glaeske: „Einen erheblichen Anteil könnte ich einsparen, wenn ich nur in diesem Bereich auf die nicht notwendigen Schein-Innovationen verzichte, die keinen Deut mehr an Nutzen für die Patientinnen oder Patienten bringen. Wir haben bisher interessengebundene Entscheidungen, ob beeinflusst durch die pharmazeutischen Hersteller, auch durch die Krankenkassen und auch durch die Ärzteverbände. Wir brauchen unabhängige Entscheidungen solcher Interessen und müssen nur auf den Wert des Arzneimittels schauen können. Das kann nur durch ein staatsfernes, unabhängiges Institut mit unabhängigen Experten hergestellt werden."[19]

In einem anderem Interview sagte Prof. Glaeske noch: „Um eine bessere Qualitätssicherung machen zu können, brauchen wir auch mehr Transparenz: Die Versorgung und die Behandlungsabläufe müssen besser analysiert werden können. Und wir brauchen die Einbeziehung von Patienten: Sie sollen besser informiert werden über Möglichkeiten, aber auch über Grenzen in der medizinischen Versorgung, damit sie gestärkt ihr Mitsprache- und Mitentscheidungsrecht wahrnehmen können."[20]

Ganz ähnlich ist die Situation bei der Neuentwicklung von Präparaten für Neurodermitiker: Äußerlich anzuwendende, immununterdrückende Salben mit einer Krebsentwicklung als mögliche Nebenwirkung sind auf dem Markt. Diese Salben enthalten die Stoffe Tacrolimus (Protopic®) und Pimecrolimus (Elidel®), eine 30-Gramm-Packung kostet 44,36 Euro. Hundert Gramm kosten 125,65 Euro. Eine herkömmliche Kortisonsalbe, hundert Gramm, kostet zwischen 28,95 und 34,12 Euro. Das heißt, dass Kortisonsalben durchschnittlich nur etwa ein Viertel dessen kosten, was man für die neuen Produkte bezahlen muss.[21]

Berücksichtigen wir noch, dass eine Neurodermitis niemals mit einer Salbe heilbar ist und dass Salben, Cremes, Lotionen oder sonstige äußerliche Anwendungen lediglich zu einer Linderung beitragen können, so ist der finanzielle Aufwand enorm.

Juckreiz stillende, pflegende Salben mit Harnstoff sind bereits für 12,13 Euro (100 Gramm) erhältlich. Für Salben mit einer guten Wirksamkeit und mit dem pflanzlichem Wirkstoff *Cardiospermum* bezahlt man 12,93 Euro. Nimmt man ein Präparat mit dem Inhaltsstoff Johanniskraut, das in einer Studie der Hautklinik der Universität Freiburg eindeutig und positiv aufgefallen war, bezahlt man (oder die Kasse, falls diese bereit ist, das Geld zu erstatten) „nur" 9,95 Euro (50 ml) oder 16,95 (150 ml).[22]

Bei Rheuma oder beim rheumatoiden Beschwerdekomplex, aber auch bei anderen schmerzhaften Zuständen des Bewegungsapparates, ist es sehr verbreitet, so genannte nicht-steroidale Entzündungshemmer (Prostaglandin-Hemmer) einzusetzen. Diese Medikamente, zum Beispiel Diclofenac, Ibuprofen oder Piroxicam, zeichnen sich durch eine gute schmerzstillende Wirkung aus, haben aber auch relativ viele Nebenwirkungen. Hierzu gehören zum Beispiel Beschwerden, die den Magen-Darm-Trakt betreffen: Sie können recht häufig Übelkeit, Durchfall und auch nicht selten Magen-Darm-Geschwüre entstehen lassen, die unter Umständen sogar lebensbedrohliche Blutungen verursachen. Auch die Wechselwirkungen mit anderen Arzneimitteln, wie Herzmittel, Diuretika (harntreibende Mittel), andere blutdrucksenkende Mittel, Kortison, Acetylsalicylsäure und Blut verdünnende Medikamente, sind bekannt. Dennoch fällt immer wieder auf, wie wenig die Wechselwirkungen bei den Verordnungen berücksichtigt werden. Die Folgen können zum Teil verheerend sein: Schwellungen, Blutdruckabfall bis hin zum Schock, allergische Reaktionen wie Hautausschläge oder asthmatoide Atemstörungen, Blutgerinnungsstörungen mit der Gefahr einer unstillbaren Magen-Darm-Blutung.

Aus diesem Grund wurden andere Antirheumatika, die so genannten Cox-2-Hemmer entwickelt, die weniger Nebenwirkungen verursachen und besser verträglich sein sollten. Das hat natürlich seinen Preis: Diese Medikamente sind deutlich teurer, der Preis liegt vier Mal so hoch. Allerdings wurde nur eines der gesetzten Ziele erreicht, nämlich der Preis. Einer der renommiertesten Vertreter dieser neuen Generation von Antirheumatika, Rofecoxib – besser bekannt unter dem Namen Vioxx® –, musste Anfang Oktober 2004 vom Hersteller MSD wegen der unübersehbaren und massiven Nebenwirkungen vom Markt genommen werden. Auch Valdecoxib (Bextra®) der Firma Pfizer musste im April 2005 wegen schweren, lebensbedrohlichen Hautreaktionen zurückgezogen werden (vgl. Kapitel 9).

Dabei gilt es als bewiesen, dass Pflanzenauszüge aus der Teufelskralle oder aus Weidenrinde eine ebenso gute Wirkung zeigen, meist besser verträglich und außerdem wesentlich billiger sind. Dr. Sigrun Chrubasik aus Freiburg stellte in einer eindrucksvollen Studie bei Patienten mit Schmerzen im Lendenbereich fest, dass die Wirkung der Weidenrinde im Vergleich zu der von Cox-2-Hemmern (Rofecoxib) gleichwertig ist, einziger feststellbarer Unterschied waren die Kosten: Weidenrinde ist 40 Prozent günstiger! Die Tageskosten für die Teufelskralle liegen bei 0,60 Euro, bei Rofecoxib muss man, je nach Packungsgröße, mit Tageskosten von 1,42 Euro (90 Tabletten) und 2,23 Euro (10 Tabletten) rechnen. Hier ließen sich sogar 60 Prozent einsparen.[23, 24]

Es ist erschütternd, dass solche Untersuchungen in der Schmerzambulanz und in Arztpraxen entweder nicht bekannt sind – oder ignoriert werden.

Cholesterinsenker sind der „Renner" bei den Pharmafirmen. Ob das Einsetzen dieser Medikamente sinnvoll oder sinnlos ist, wird im folgenden Kapitel thematisiert. Betrachten wir alleine die Kosten, so müssen wir beim gleichen Wirkstoff und bei gleicher Packungsgröße erhebliche Preisunterschiede feststellen.

Cholesterinsenker: Wirkstoff Simvastatin

	Min.	Durch.	Max.	Min.	Durch.	Max.	Min.	Durch.	Max.
Tabl. pro Packung	30	30	30	50	50	50	100	100	100
10 mg / Tabl.	12,45	17,43	38,22	14,74	23,97	56,98	18,80	35,25	104,68
20 mg / Tabl.	14,89	24,72	55,15	17,60	30,81	83,76	24,99	53,14	154,21
30 mg / Tabl.	17,40	30,47	63,21	22,46	44,43	98,72	35,61	81,91	183,51

(Preise: Rote Liste 2004; Preiswert: CT, Ratiopharm; Durchschnitt: Sandoz, Stade, Wolf, Merck, Wörwag usw.; Teuer: Varipharm, Dieckmann)

Bei einer mittleren Tagesdosis von 20 mg variieren die Tageskosten zwischen 0,25 und 1,54 Euro. Der Preis des teuersten Präparats liegt mehr als sechsmal höher als beim günstigsten. Auf diese Mittel wird in ganzseitigen, sogar in doppelseitigen Inseraten in Zeitschriften aufmerksam gemacht, zum Beispiel in der *Ärztezeitung*. Und das drei Mal pro Woche. Ein doppelseitiges Inserat kostet etwa 17 000 Euro und schlägt bei dreimaligem Erscheinen mit 51 000 Euro pro Woche zu Buche. Das doppelseitige Inserat erschien in besagter Zeitung zwischen Frühjahr und Herbst 2003 viele Wochen lang. Ein ähnliches Inserat, für das gleiche Präparat, finden wir in vielen, kostenlos zugesandten Zeitschriften. Diese Kosten müssen natürlich auf den Medikamentenpreis umgerechnet werden. Das Budget für Werbung scheint enorm zu sein. Es muss sich allerdings lohnen, denn sonst würden die Pharmafirmen darauf verzichten. Verschreibungswütige Ärzte, die, getrieben von ausgeklügelten Marketingstrategien, nur darauf fixiert sind, Cholesterinwerte zu senken, anstatt den Patienten zu behandeln, merken leider gar nicht, dass die gesamte Animation für eine Verordnung sehr geschickt eingefädelt und inszeniert ist. Man hat sie als Zugpferde für den Verkauf von Cholesterinsenkern eingespannt.

Dass Pharmafirmen nichts unversucht lassen, um ihre Umsätze mit allen Mitteln zu steigern, zeigt das jüngste Beispiel, das Mitte September 2004 in der Presse für Furore sorgte und zu folgenden Schlagzeilen führte: „Bestechendes Konzept" (*Süddeutsche Zeitung*, 11. September), „Provision vom Pillendreher" (*Der Spiegel*, 13. September), „Pharmariese zieht die Notbremse" (*Frankfurter Rundschau*, 16. September). Der Grund für den Aufruhr: Die Firma Sandoz hatte sowohl einzelnen Ärzten, aber auch so genannten regionalen Ärztenetzen eine Provision von 5 bis 10 Prozent angeboten, um „den Absatz der Produkte von Sandoz zu fördern", so heißt es im Mustervertrag, der den Zeitungen vorlag. Dieses Vorgehen ist aus vielen Gründen mehr als problematisch: Der fünf Seiten lange Vertrag, den die Firma seit zwei Jahren anbietet, verstößt gegen das Berufsrecht der Ärzte – und auch gegen das Strafrecht.[25-27]

Bestechungsversuche solcher und anderer Art stellen in der Branche keinen Einzelfall dar. Über Machenschaften der Pharmafirmen und über die Bestechlichkeiten von Ärzten könnte man Bände schreiben, ein Kapitel trauriger als das andere.

Auch der Einsatz von Antibiotika gehört zu den Kostentreibern. Bei leichten bis mittelgradigen Entzündungsprozessen der oberen Luftwege, wie Rachenentzündungen, Nasen- und Nebenhöhlenentzündungen und leichtem Husten, bekommt der Hilfe suchende Patient oft ein Antibiotikum verschrieben. Die Tageskosten für eine solche Behandlung liegen zwischen 2,54 und 8,95 Euro. Die kostengünstigsten Antibiotika sind Amoxicillin und Erythromycin. Sie verursachen Kosten in Höhe von 2,54 und 2,99 Euro pro Tag. Die Preise für Antibiotika der neueren Generation liegen alle bei über 4,– Euro pro Tag.

Würde man dagegen bei diesen Infekten ein pflanzliches Präparat, zum Beispiel eine Mischung aus Kapuzinerkresse und Meerrettichwurzel (Angocin®) oder *Pelargonium sidoides* (Umckaloabo®) verordnen, so käme man auf Tageskosten von 2,61 beziehungsweise 2,72 Euro. Berücksichtigen wir dazu noch die Folgekosten der systemischen Antibiose (Allergien, Pilzbefall der weiblichen Genitalorgane, Durchfallerkrankungen, lang andauernde Müdigkeit usw.), kommt man mit den pflanzlichen Präparaten deutlich günstiger weg, da hier in der Regel keine Kosten für Folgebehandlungen entstehen.

Nicht nur die Kosten für alternative Medikamente, sondern auch die Kosten innerhalb derselben Arzneigruppe sind äußerst unterschiedlich. Die folgende Tabelle illustriert dies am Beispiel von Antibiotika. Ergänzt wurde sie um zwei pflanzliche Medikamente mit antibiotikumähnlichen Eigenschaften. Auch in diesem Fall sind die Kostenunterschiede mehr als beeindruckend.

Antibiotika

Generika	Preis	Menge und Milligramm	Tagesdosis in Tagen	Behandlungsdauer in Euro	Tageskosten
Azithromycin	26,25 €	6 Tabl. à 250 mg	2-mal 1	3	8,95
Ceftibuten	35,61 €	5 Kapseln à 400 mg	1-mal 1	5	7,32
Cefixim	41,48 €	7 Tabl. à 400 mg	1-mal 1	7	5,93
Clarthromycin	29,24 €	12 Filmt. à 250 mg	2-mal 1**	5	5,84
Cefaclor	36,11 €	20 Tabl. à 500 mg	3-mal 1	6,66	5,42
Cefuroximaxetil	31,89 €	12 Tabl. à 250 mg	2-mal 1	6	5,32
Norfloxacin	13,07 €	6 Tabl. à 400 mg	2-mal 1	3	4,35
Ofloxacin	21,00 €	10 Tabl. à 200 mg	2-mal 1	5	4,20
Clindamycin	31,26 €	30 Kapseln à 300 mg	4-mal 1	7,5	4,17
Ciprofloxacin	19,28 €	10 Tabl. à 250 mg	2-mal 1	5	3,86
Roxithromycin	16,73 €	10 Tabl. à 150 mg	2-mal 1	5	3,35
Erythromycin	14,96 €	20 Tabl. à 500 mg	4-mal 1	5	2,99
Amoxicillin	16,97 €	20 Tabl. à 750 mg	3-mal 1	7	2,54
Angocin®	8,50 €	50 Tabletten	4-mal 4	3	2,72
Umckaloabo®	9,30 €	20 ml (Tropfen)	4-mal 30 Tropfen	3,5	2,61

Quelle: Rote Liste 2004

Die Verordnung von Antibiotika muss nach den Erfordernissen erfolgen. Und das wird in der täglichen Praxis sehr unterschiedlich gehandhabt. Diese enormen Preisunterschiede sind wahrscheinlich nicht bekannt (und Vergleiche auch sehr aufwändig), wodurch jeder Arzt oft sein „Lieblings-Antibiotikum“ einsetzt.

Ein weiteres Beispiel hierfür sind Migränemittel. Die neuen Triptane sind zwar hoch effektiv, aber unglaublich teuer. Daher stellt sich die Frage, ob es sinnvoll ist, Migränepatienten ausschließlich mit Triptanen zu versorgen oder ob nicht besser andere, vorbeugende Maßnahmen getroffen werden sollten.

** am ersten Tag 2-mal 2

Triptane (Generika)	3 Tabl.	6 Tabl.
Frovatriptan	23,63 €	37,76 €
Almotriptan	31,17 €	51,63 €
Zolmatriptan	32,43 €	54,49 €
Rizatriptan	34,56 €	58,29 €

Quelle: Rote Liste 2004

Natürlich sind diese Medikamente ein Segen für von Kopfschmerzen geplagte Patienten, da die Tabletten aber pro Stück zwischen 6,– und 9,50 Euro kosten, rechtfertigt dies die Gedanken über eine günstigere Lösung.

Kopfschmerzen oder Migräne haben viele Ursachen. Nur den Anfall zu behandeln, ist im Moment hilfreich, schützt aber vor Rückfällen nicht. Deswegen ist es klüger, vorbeugende, patientenorientierte, individuelle Möglichkeiten zu suchen. Hilfe bieten können zum Beispiel Akupunktur, Neuraltherapie oder Klassische Homöopathie.

Die Unterschiede in den Tageskosten von Medikamenten beziehungsweise die Aufwendungen für Hilfs- und Heilmittel sind sehr hoch. Oft ist es Unwissenheit über Behandlungsalternativen, die Ärzte in eine Art „Verschreibungsphlegma" versetzt und so die Kosten unnötig in die Höhe treibt. Der Effekt liegt auf der Hand – Sie zahlen!

Wenn die ärztliche Behandlungssystematik nicht besser wird, können wir die Kosten der Gesundheitsversorgung unmöglich in den Griff bekommen. Dann bleiben nur zwei Alternativen: weniger Behandlung oder höhere Kosten. Die Bevölkerung hat bereits ein Urteil gefällt: Gesundheit ist teuerer geworden – die Versorgung aber nicht besser![28]

Eine Studie in Bayern belegt: „Fast zwei Drittel der Deutschen setzen auf die Heilkräfte der Natur." Die *Augsburger Zeitung* schreibt über den „Wunsch an die Ärzte: mehr alternative Medizin" zu verordnen![29]

Doch diese in Bayern durchgeführte Studie formuliert nur das allgemeine Bedürfnis nach alternativer Versorgung. Zur tatsächlichen Realisierung wurde die IGeL-Bewegung ins Leben gerufen.

Die Sache mit dem IGeL

Das neueste medizinische Zauberwort, das in keiner medizinischen oder sonstigen Zeitschrift fehlen darf, heißt IGeL. Dies hat weniger mit dem Stacheltier zu tun, sondern steht für „Individuelle Gesundheitsleistungen" eines Arztes, der diese Leistungen auf Ihren Wunsch hin zur Erhaltung oder Wiederherstellung Ihrer Gesundheit erbringt. IGeL-Leistungen werden allerdings von den gesetzlichen Krankenversicherungen, aber auch von den Privatversicherungen, nicht oder nur teilweise bezahlt. Es sind also Leistungen, die Sie in der Regel aus eigener Tasche finanzieren.

Neuerdings entdecken Ärzte bestimmte Behandlungsmethoden, wie Akupunktur, Eigenblutbehandlung, Homöopathie, Mehrschritt-Sauerstoff- und Ozontherapie, Biofeedback, Magnetresonanztherapie usw. Diese Methoden wurden früher meist von Heilpraktikern angewandt, deren Patientenklientel sie zu schätzen wusste und gerne annahm. Die Erfahrung lehrte, dass ein Heilpraktiker besser zuhörte, sich mehr Zeit nahm und meistens mit Medikamenten behandelte, die weniger Nebenwirkungen zeigten. Laut Umfragen wünscht der Großteil der Bevölkerung sich jedoch solche Behandlungsformen, die von der Schulmedizin mit dem Prädikat „alternativ" versehen wurden. Die Mehrzahl der Menschen ist von der Wirkung solcher Therapien entweder überzeugt oder hat bereits positive Erfahrungen damit gemacht. Dafür waren sie auch bereit, Bares auf den Tisch zu legen. Eine Befragung im Sebastian-Kneipp-Institut in Bad Wörishofen zeigte, dass 62 Prozent der Befragten eine naturheilkundliche Behandlung wünschen; 70 Prozent der Frauen und 54 Prozent der Männer ließen sich in den vergangenen zwölf Monaten mit Naturheilverfahren behandeln. 20 Prozent der Frauen und 10 Prozent der Männer erhielten homöopathische Medikamente. Der Grund für die Beliebtheit der natürlichen Heilmethoden ist sehr einfach: Diese Verfahren sind (beinahe) frei von Nebenwirkungen und führen trotzdem zum Erfolg.[29]

Nun hat die IGeL-Industrie diese Marktlücke erkannt und preist sie den umsatzgebeutelten Medizinern als Zubrot an. Der Markt ist tatsächlich riesig, nach einer entsprechenden Marktanalyse gaben die Patienten im Jahr 2003 etwa 145 Milliarden Euro für gesundheitsfördernde oder gesundheitserhaltende Maßnahmen aus (Tendenz steigend). Bei einem Monatseinkommen von bis zu 1 000 Euro sind 65,2 Prozent der Befragten bereit, Zuzahlungen zu leisten. Bei einem Einkommen zwischen 1 500 und 2 000 Euro monatlich sind es 80,6 Prozent und bei einem Gehalt von mehr als 2 500 Euro würden sogar 86,2 Prozent der Befragten für ihre Gesundheit einiges aus dem eigenen Geldbeutel beisteuern.[30]

Nach dem Gesundheitssystem-Modernisierungsgesetz (GMG) werden immer mehr Zuzahlungen vonseiten der Patienten gefordert. Viele pflanzliche, anthroposophische und homöopathische Arzneien können nicht mehr auf Kosten der Krankenkassen verschrieben werden, obwohl sie im Verhältnis zur teureren Chemie ähnlich wirkungsvoll, aber im Preisvergleich deutlich günstiger sind. Im Zuge dieses Gesetzes sind vielerorts im fachärztlichen Bereich die Umsätze in den Arztpraxen massiv zurückgegangen. Was bis jetzt unvorstellbar war: Ärzte mussten und müssen Konkurs anmelden.

Das war die Initialzündung der IGeL-Bewegung für den „zweiten Gesundheitsmarkt". Mit Slogans wie „Integrieren Sie Ihre medizinischen Leistungen und Ihr individuelles Angebot von Selbstzahler-Leistungen in ein ganzheitlichen Konzept!"[31] und „Sichern Sie sich Ihre Zukunft durch langfristige Patientenanbindung und zusätzliche Honorareinnahmen!" wurde das Ganze beworben. In Arztzeitschriften las ich häufig: „Mit IGeL auf Erfolgskurs!"[31] oder „Bei Infektanfälligkeit bringt IGeL 110 Euro pro Patient!"[32] Sogar eigens hierfür konzipierte Zeitschriften bieten Lesestoff und erklären, wie der Arzt viele heimtückische Symptome, zum Beispiel Burn-out-Syndrom, chronische Erschöpfung, diverse Anfälligkeiten wie Migräne oder wiederkehrende Infektneigung, mithilfe der „natürlichen Heilweisen und Immunstimulationen" behandeln kann. Nicht nur Check-ups für das Herz-Kreislauf-System oder Hormone für Osteoporose werden angeboten, sondern auch Informationen über Anti-Aging- oder Lifestyle-Produkte, Beauty, Ernährungs- und Vitalstoffe. Die Grenze zwischen seriös und unseriös ist fließend.

Im IGeL-Katalog finden sich noch weitere vorbeugende Maßnahmen. Im Herbst 2003 und 2004 fanden in München sogar ganze IGeL-Kongresse unter dem Motto „Die Zukunft heißt IGeL" statt. Pharmafirmen und Trittbrettfahrer organisieren außerdem regelmäßig IGeL-Workshops.

Diese Entwicklung beobachte ich – als überzeugter naturheilkundlich und homöopathisch tätiger Mediziner – mit einem lachenden und einem weinenden Auge. Ich freue mich einerseits, weil damit den schon tausendfach totgesagten Methoden der Naturheilkunde und der Homöopathie zu enormer Aufmerksamkeit und Anerkennung verholfen wird. Viele Ärzte und Patienten erfahren, dass diese Methoden, selbst wenn der wissenschaftliche Nachweis mancherorts noch fehlen mag, wirksam sind und werden sie deshalb befürworten. Damit entsteht die einmalige Chance, Methoden wie Akupunktur, Neuraltherapie und Homöopathie als Lehrfächer an den Universitäten zu etablieren und dadurch die Volksgesundheit beträchtlich zu fördern. Denn diese sind, bei fachgerechter Anwendung, nebenwirkungsarm und trotzdem sehr effektiv.

Andererseits ist die Entwicklung auch sehr betrüblich, da der Großteil der Ärzte diese Therapiemöglichkeiten nicht aus fundierter Überzeugung und mit fundiertem Wissen, sondern aus reiner Geldnot oder Geldgier anbieten wird. Die Folgen solcher Anwendungen, Erfolglosigkeit und gravierende Fehlleistungen, werden einmal mehr zu Spannungen zwischen Patienten, Ärzten, Juristen und Politikern führen. Erst in einigen Jahren wird sich letztlich herausstellen, ob meine Erwartung oder meine Befürchtung Recht behalten wird.

Allen Medizinern sei der Ratschlag gegeben, nur die Methoden anzuwenden, von denen sie auch überzeugt sind und die ihrem Wissens- und Ausbildungsstand entsprechen. Denn auch die IGeL-Methoden erfordern ein vorsichtiges „Herantasten“, da auch hier „Nebenwirkungen“ nicht ganz auszuschließen sind, die dem Patienten Schaden zufügen können.

Homöopathie – eine echte Alternative

Es gibt noch weitere, hochinteressante Kostenvergleiche, die aber leider nur wenig oder kaum Beachtung finden. Als Beispiel angeführt sei hier die Studie von Prof. I. Gerhard, Universität Heidelberg, aus dem Jahre 1993: Bei dieser Studie wurden Frauen untersucht, die an einer hormonell bedingten idiopathischen Sterilität (ungeklärten Ursprungs) litten. 21 Patientinnen wurden mit Hormonen, Sameneinspritzung und künstlicher Befruchtung (im Labor) behandelt, die anderen 21 Patientinnen nur mit Klassischer Homöopathie versorgt. Das Ergebnis: In beiden Therapiegruppen entstanden sechs Schwangerschaften. In der Hormon-Gruppe kam es zu zwei Geburten und vier Fehlgeburten. Bei den Frauen, die mit Klassischer Homöopathie behandelt wurden, kam es ebenfalls zu sechs Schwangerschaften, die jedoch alle ausgetragen wurden, sechs gesunde Kinder kamen zur Welt. Die Gesamtkosten für die sechs Schwangerschaften in der Homöopathie-Gruppe betrugen 2 010 DM, pro Kind bedeutet dies eine Ausgabe von 335 DM. In der Hormon-Gruppe beliefen sich die Kosten auf 23 323 DM. Legt man diese Summe auf die zwei geborenen Kinder um, bedeutet es einen finanziellen Aufwand von 11 661,50 DM pro Kind.[33] In Bezug auf unsere Kinder wollen wir zwar nicht nur von Geld sprechen, aber was die Kosten und Nachhaltigkeit der Behandlungen betrifft, so sollte einem die obige Studie doch zu denken geben.

Seit 1994 besteht die Vermutung, dass die Klassische Homöopathie einen wesentlichen Beitrag zur Kostendämpfung leisten kann. Eine Kostenanalyse der Quartale 1/85 bis 2/92 ergab, dass die homöopathisch behandelnden und naturheilkundlich tätigen Ärzte deutlich geringere Kosten verursachten, als ihre konventionell arbeitenden Kollegen.[34]

In Deutschland ist es (derzeit) leider nicht möglich, Vergleichszahlen zwischen konventionell tätigen und homöopathisch arbeitenden Ärzten zu bekommen. Weder die kassenärztliche Bundesvereinigung noch der Bundesverband der Privatversicherer ist in der Lage, Vergleiche zu erstellen, obwohl sie im Besitz der notwendigen Daten sind. Vielleicht wird es in der Zukunft gelingen?

Eine belgische Studie an 782 behandelten Patienten zeigte, dass nicht nur die Behandlungen sehr effektiv waren (vgl. hierzu Kapitel 9), sondern auch, dass eine erhebliche Kostenersparnis erreicht wurde. Die Kosten von 370 Euro für jährliche Arztkonsultationen vor Anwendung der Homöopathie konnten auf 287 Euro durch die homöopathische Therapie gesenkt werden. Patienten mit kleineren gesundheitlichen Problemen erlebten eine jährliche Ersparnis von etwa 61 Euro pro Jahr, Patienten mit größeren Problemen kamen sogar auf eine Ersparnis von 137 Euro jährlich.

Die Ausgaben für die sonst üblichen Medikamente beliefen sich bei den 47 homöopathischen tätigen Ärzten auf lediglich ein Drittel der Summe, die ihre konventionell arbeitenden Kollegen ausgaben. Die Verordnung von Antibiotika betrug bei den Homöopathen lediglich ein Fünftel dessen, was nach schulmedizinischen Gepflogenheiten verschrieben wurde. Angenommen, rein theoretisch, alle 14 000 Ärzte des belgischen Gesundheitswesens änderten ihre Verordnungspraxis solchermaßen, würde dies eine Einsparung von 775 Millionen (!) Euro jährlich bedeuten. Mit dieser Summe ließen sich zwei Drittel des gesamten belgischen Arzneimittelbudgets abdecken.[35]

Die Engländerin Asha Jain stellte am Ende einer Untersuchung bei 100 Patienten fest, dass bei den homöopathisch behandelten Patienten jeweils ein Einspareffekt von 60,40 Pfund (annähernd 100,– Euro) möglich wäre. In der Diskussion um ihre Arbeit drückt sie sich wie folgt aus: „Wenn mehr Allgemeinärzte in der Lage wären, Homöopathie einzusetzen, wären deutliche Einsparungen möglich."[36]

Im Interesse der Gemeinschaft aller Versicherten müssten die gesamten Kosten viel transparenter werden. Jeder Patient sollte Einblick in die Rechnung über die für ihn nötigen Aufwendungen erhalten (wie dies bei privaten Versicherungen bereits üblich ist). Nur so kann ein Bewusstsein für die Kosten des Gesundheitswesens geschaffen werden.

Auch die Anwendung alternativer, kostengünstigerer Methoden müsste verstärkt zum Zuge kommen. Warum gibt es hierzu keine Vergleichsstudien?

Diese kosten zwar Geld, aber der Untersuchungsaufwand, wie in anderen Ländern bereits bewiesen, wäre minimal im Vergleich zu der daraus resultierenden Kostenersparnis.

Auch die ärztliche Aus- und Weiterbildung lässt einiges zu wünschen übrig. Natürliche, kostengünstige Behandlungsmethoden werden an den Universitäten ausgeklammert, ja, nicht einmal als Alternativen erwähnt. Einem Medizinstudenten wird immer die Wirksamkeit chemischer Präparate eingetrichtert und er erfährt nicht, dass für die Behandlung derselben Krankheit auch natürliche und günstigere Medikamente und Methoden mit gleicher Wirkung existieren. Somit verwundert es nicht, dass das blinde Vertrauen der Ärzte in die Auskünfte von Pharmavertretern stärker ist, als das Interesse, alternative Heilmethoden zu erlernen oder anzuwenden.

Es ist ebenfalls in höchstem Maße bedenklich, dass gerade die Krankenkassen, die gegenüber den Patienten eine Kostenverantwortung tragen, dieses Thema nicht wesentlich stärker forcieren.

Sie, als Patient und Versicherungsnehmer, können am schnellsten zu einer umfangreichen und effektiven Kostendämpfung beitragen. Gehen Sie bewusst mit Ihrer Erkrankung und mit der Auswahl des Therapeuten um, und Sie werden erstaunt sein, was mit natürlichen Heilmethoden erreicht werden kann. Prüfen Sie die Methoden der „Eisbergmedizin" kritisch! Akzeptieren Sie nicht jede Verordnung, Spritze, Operation oder sonstige gut gemeinte Maßnahmen Ihres Arztes.

Holen Sie weitere Informationen oder eine zweite Meinung ein, es geht nämlich einzig und allein um das Kostbarste, was Sie haben: um die Wiederherstellung Ihrer Gesundheit!

Treten Sie an Ihre Krankenversicherung heran, legen Sie Ihre Arztrechnungen über eine erfolgreiche Behandlung vor und verlangen Sie nach einer Kostenübernahme oder zumindest einer Beteiligung Ihrer Kasse. Weisen Sie auf bereits erfolgte, nutzlose Behandlungsversuche hin und sprechen Sie die Einsparungsmöglichkeiten deutlich an! Je öfter solche Anträge bei Ihrer Krankenversicherung bearbeitet werden, umso höher ist die Chance, ein überfälliges Umdenken bei der Erstattung ärztlicher Leistungen zu erreichen.

*» Ärzte schütten Medikamente,
von denen sie wenig wissen,
zur Heilung von Krankheiten,
von denen sie weniger wissen,
in Menschen,
von denen sie nichts wissen. «*

(Voltaire, 1694-1778)

Kapitel 9

Die Behandler: Medizin und energetische, homöopathische Medizin

Kettenreaktion – oder: ein Beispiel für die „Eisbergmedizin"

Nehmen wir einmal an, Sie sind über 60 Jahre alt und nicht mehr ganz so taufrisch. Jeden Tag zwickt es an einer anderen Stelle: Heute schmerzt vielleicht der Nacken ein wenig, am nächsten Tag tut die Lendenwirbelsäule weh oder die Hüfte oder das Knie oder die Schulter oder ...

Manchmal spüren Sie aber nicht nur die Gelenke, sondern es zieht in der Muskulatur, einem Muskelkater nicht unähnlich, obwohl Sie gar keinen Sport getrieben haben. Sie suchen den Arzt Ihres Vertrauens auf und nach der Schilderung Ihrer Beschwerden werden Sie zur Blutentnahme bestellt. Das Ergebnis ist „nichts", im Blut sind keinerlei Auffälligkeiten festzustellen. Ihr Arzt verschreibt Ihnen ein Antirheumatikum.

Sie sind begeistert von dem Mittel, da Sie bereits nach wenigen Tagen eine deutliche Erleichterung Ihrer Beschwerden feststellen. Ihr Arzt ermutigt Sie, das Mittel auch weiterhin täglich ein bis zwei Mal einzunehmen. Nachdem Sie den Beipackzettel etwas genauer studiert haben, sind Sie, gelinde gesagt, etwas besorgt. Sie rufen in der Praxis an, um nach den Nebenwirkungen zu befragen: „Ist dieses Medikament wirklich so gefährlich und ernst einzustufen?" Sie erfahren von Ihrem Arzt, dass dieses Mittel „zu einer neuen Generation von Rheumamitteln gehört, den so genannten Cox-2-Hemmern, die weniger aggressiv als die bekannten Rheumamittel sind und kaum Nebenwirkungen haben".

„Sie können das Medikament unbesorgt weiterhin einnehmen", lautet die Auskunft Ihres Arztes. Sie erwähnen noch, dass Sie bisher zur Vorbeugung gegen Thrombose täglich eine kleine Tablette Acetylsalicylsäure einnehmen *(1. Medikament)*. Ihr Arzt beruhigt Sie und meint (im Gegensatz zu den Angaben auf dem Beipackzettel), dass diese geringe Menge nichts bedeute.

Was Ihre Schmerzen betrifft, geht es Ihnen prima. Sie sind von Ihrem Arzt und dem Antirheumatikum, das er Ihnen verschrieben hat, begeistert *(2. Medikament)*. Einige Tage später tritt ein völlig neuartiges Symptom auf. Sie fühlen sich etwas benommen, der dumpfe Kopfschmerz ist lästig, ein leichter Schwindel macht Ihren Gang unsicher und die Schwellungen Ihrer Beine sind ebenfalls außergewöhnlich. Sie gehen wieder zu Ihrem Arzt. Sie loben ihn nochmals für das Mittel, das er Ihnen gegeben hat, die alten Probleme seien insgesamt verschwunden – und dann erzählen Sie von Ihren neuen Beschwerden. Durch eine Blutdruckmessung stellt sich prompt heraus, dass

Ihr Blutdruck zu hoch ist. Der Arzt ist davon überzeugt, die Ursache für Ihre geschwollenen Beine und Ihre Kopfschmerzen damit erkannt zu haben. Er verschreibt Ihnen ein Blutdruckmittel und weil Sie ein „braver" Patient sind, nehmen Sie nun täglich Ihr Antirheumatikum gegen die Gelenk- und Muskelschmerzen, Acetylsalicylsäure zur Blutverdünnung und Ihr neues Blutdruckmittel ein *(3. Medikament)*.

In der zweiten Nacht stolpern Sie unerklärlicherweise auf dem Weg zur Toilette, fallen hin und sind nicht mehr in der Lage, alleine aufzustehen. Mithilfe Ihrer Angehörigen legen Sie sich wieder ins Bett. Die gesamte linke Körperseite, der Arm und das Bein schmerzen, Sie haben ein bisschen Atemnot, aber Gott sei Dank scheint nichts gebrochen. Sie wundern sich außerdem über eine leichte, neu aufgetretene Atemnot. Telefonisch verordnet Ihnen der Arzt Bettruhe und eine Heparinsalbe.

Am dritten Tag nach dem Sturz verspüren Sie erneut Atemnot, zudem entwickeln Sie plötzlich Fieber. Ihr Arzt macht bei Ihnen einen Hausbesuch, untersucht Sie gründlich und stellt eine linksseitige Lungenentzündung fest. Aus diesem Grund verordnet er zusätzlich ein Antibiotikum *(4. Medikament)* und einen Schleimlöser *(5. Medikament)*. Dank der Bettruhe verschwindet das Fieber bald und auch die Atmung bessert sich wieder. Allerdings rebellieren nun Ihr Magen und Ihr Darm, Übelkeit mit auffallender Abneigung gegen Essen und Trinken sowie dunkelfarbige Durchfälle treten auf. Ein weiteres Mittel *(6. Medikament)* wird verabreicht, das den Durchfall stoppen soll.

Aufgrund der zunehmend schwierigen Pflege und der Verschlechterung Ihres Allgemeinzustandes erfolgt die Einweisung in ein Krankenhaus. Bei der Untersuchung dort stellt sich heraus, dass Sie reichlich Flüssigkeit verloren haben und daher eine Infusion benötigen. Nach der zweiten und dritten Infusionsflasche fällt Ihnen das Atmen während der Nacht besonders schwer. Die Luftnot macht Sie natürlich unruhig, Sie erhalten ein Beruhigungsmittel *(7. Medikament)*.

Immer noch haben Sie dunkle, fast schwarze, glänzende Durchfälle. Als Sie in den Spiegel sehen, bemerken Sie, dass Ihr Gesicht blass und Ihre Wangen eingefallen aussehen. Ihre Nase scheint ein wenig spitzer zu sein, Ihre Augen liegen tiefer als sonst, auf Ihrer Stirn steht Schweiß. Sie rufen die Schwester, die den Dienst habenden Arzt informiert. Die Lage ist ernst und Sie werden augenblicklich auf die Intensivstation verlegt, wo eine hochgradige Blutarmut als Folge des Blutverlustes durch die schwarzen, blutigen Stühle diagnostiziert wird. Sie erhalten daraufhin Bluttransfusionen, alle Medikamente werden sofort abgesetzt.

Am dritten Tag sind Sie wieder auf den Beinen und können das Krankenhaus wenig später verlassen. Sie hatten wirklich großes Glück oder einen guten Schutzengel!

Was war eigentlich geschehen? Die Nebenwirkungen der Acetylsalicylsäure und des Antirheumatikums hatten nicht nur eine Erhöhung des Blutdrucks, sondern auch eine langsame Schleimhautblutung ausgelöst. Das Blutdruckmittel senkte den Blutdruck dann so stark, dass Sie in der Nacht auf dem Weg zur Toilette kurz das Bewusstsein verloren. Durch die Prellung der linken Körperseite wurden Sie bettlägerig und bekamen Fieber. Der Verdacht auf eine Lungenentzündung führte zur Verabreichung des Antibiotikums. Dieses wiederum löste Übelkeit und Durchfall aus, beides sollte mit einem Durchfallmittel bekämpft werden. Nach der Krankenhauseinweisung wurde das Herz durch die vielen Infusionen sehr stark belastet. Wegen der Atemnot und des damit verbundenen Unruhegefühls erhielten Sie in der Nacht ein Beruhigungsmittel. Nur durch die Verlegung auf die Intensivstation und das kompetente Handeln der dortigen Ärzte (Bluttransfusion und sofortiges Absetzen aller Medikamente) konnte der Tod verhindert werden.

Diese Geschichte ist ein Musterbeispiel für die heutzutage vielfach anzutreffende „Eisbergmedizin". Es bleibt zu hoffen, dass Sie nicht zu den „braven" Patienten gehören, die jeden verordneten Medikamenten-Mix ohne zu zögern schlucken.

Ärztliches Handeln (auch „Behandeln" genannt) kann gefährlich, unter Umständen sogar lebensgefährlich sein!

Wussten Sie beispielsweise, dass Napoleon an den von seinen Ärzten wiederholt verordneten Einläufen und nicht an seinem Magenkrebs verstorben ist? Steven Karch, Gerichtsmediziner aus San Francisco, behauptet in dem Magazin *New Scientist*, dass Napoleon in den letzten Tagen seines Lebens auf der Insel St. Helena tägliche Einläufe von seinen Ärzten erhalten hat. Zusätzlich kam wiederholt ein Brechmittel zur Anwendung. Diese massiven Maßnahmen seiner Ärzte haben ihn so geschwächt, dass er daran verstarb.[1]

Ein etwas älterer Zeitgenosse, der berühmte Arzt des Mittelalters, Philipp Aureolus Theophrast Bombast von Hohenheim, auch Paracelsus genannt (1494–1541), erkannte schon damals die Gefahr, die von seinen Kollegen ausging. Wegen der damals praktizierten Behandlungsmethoden beschimpfte er sie als „Bescheißer, Hundemetzger und Friedhofsfüller".[2]

Seit dem Mittelalter haben die ärztliche Versorgung und die Behandlungsmethoden sich jedoch in vielen Bereichen geändert.

Lob für die Notfall- und Akutmedizin

An dieser Stelle muss die Entwicklung im Bereich der Notfall- und Akutmedizin als besonders lobenswert erwähnt werden. Denn der Notarzt greift mit seinen Erstmaßnahmen schnell am Unfallort oder am Ort des Geschehens ein. Er ist hervorragend dafür ausgebildet und in der Lage, schwer Erkrankte oder schwer Verletzte im schlimmsten Fall sogar wiederzubeleben oder deren Zustand so zu stabilisieren, dass eine stationäre Intensivbehandlung oder eine lebensrettende Operation überhaupt erst möglich wird.

Die Intensivstationen sind ein wahrer Segen für alle Patienten mit akuten Erkrankungen wie Herzinfarkt, Lungenembolie, Schlaganfall, Kreislaufschock, Vergiftungen und Verbrennungen, aber auch für frisch Operierte und Unfallverletzte, die noch nicht atmungs- und kreislaufstabil sind. Hier kümmern sich rund um die Uhr Pfleger und Intensivmediziner um den Zustand der Patienten. Unzählige Menschen verdanken ihr Leben diesen Einrichtungen und den dort tätigen Menschen, die eine spezielle Ausbildung in der so genannten „Apparatemedizin" absolviert haben. Hierzu zählen meines Erachtens auch die künstliche Niere, die Herz-Lungen-Maschine oder die Herzschrittmacher, um nur einige wenige Errungenschaften der „modernen Medizin" zu erwähnen.

Ein weiteres Feld, in dem die Medizin dem Menschen wahrlich dient, ist die Chirurgie, gleichgültig, ob es sich hier um Unfallchirurgie, Transplantationschirurgie, endoskopische Bauchchirurgie oder wiederherstellende plastische Chirurgie handelt. Die Ergebnisse in dieser Sparte sind unbestritten positiv. Wir müssen den vielen Spezialisten dankbar sein, die manchmal sogar Unmögliches noch möglich machen.

Der chronisch Kranke – oder: Irren ist menschlich ...

Im Gegensatz zur Notfall- oder Akutmedizin hapert es – und das ist noch milde ausgedrückt – bei der Versorgung chronisch Kranker. Hier hat sich seit Paracelsus leider nicht viel verändert.

„Irren ist menschlich", schreibt die hochkarätige interdisziplinäre IOM-Wissenschaftsgruppe (IOM, *Institute of Medicine*) der nationalen Akademie der

USA. In einem Bericht wurden die Komplikationen bei Krankenhausbehandlungen in den USA untersucht und zusammengefasst. Demnach sterben mindestens zwischen 44 000 und 98 000 Patienten an den Folgen von Behandlungsfehlern in amerikanischen Kliniken. Der Faktor „medizinischer Fehler" rangiert damit auf Platz acht der Todesursachen in der Statistik, weit vor den tödlichen Autounfällen. Die Kosten für die vermeidbaren, unerwünschten Ereignisse belaufen sich zwischen 17 und 29 Milliarden Dollar.[3]

In Deutschland wirbelte im Sommer 2003 ein Bericht von Prof. Jürgen Frölich von der Medizinischen Hochschule Hannover ziemlich viel Staub auf und war wochenlang ein heiß diskutiertes Thema in den Medien.[4, 5] Auf Basis einer norwegischen Studie[6] rechnete Prof. Frölich hoch, dass allein in Deutschland jährlich 57 000 Menschen auf internistischen Stationen an „unerwünschten Arzneimittelereignissen" (UAE) sterben. Die Studie aus Norwegen soll nach Frölich „von bisher nie erreichter Qualität" sein. Das Expertengremium ermittelte, dass die Häufigkeit tödlicher UAE 0,95 Prozent beträgt. Das bedeutet, dass von 100 Patienten etwa eine Person auf einer internistischen Station an den multiplen Verordnungen der Ärzte stirbt! Zu den häufigsten Behandlungsfehlern zählen nämlich sowohl Überdosierung von Medikamenten als auch fehlende Dosisanpassung bei Patienten mit Niereninsuffizienz. Häufig wird auch das Gewicht eines Patienten nicht genügend berücksichtigt. Weitere Gründe für die Todesfälle lagen in der Nichtbeachtung einer Arzneimittelallergie oder in der falschen Verabreichungsform von Medikamenten, zum Beispiel intravenös statt intramuskulär.

Auch nach meiner – mehr als zehnjährigen – Erfahrung in internistischen Kliniken ist die Polypragmasie, die Behandlung einer Krankheit mit zahlreichen unterschiedlichen Mitteln, in deutschen Krankenhäusern allgemein üblich. In der Schweiz oder in Österreich wird dies nicht anders gehandhabt. Für jedes Symptom oder für jede „Diagnose" werden nacheinander verschiedene Medikamente verordnet. Wieder einmal wird „Eisbergmedizin" betrieben, und zwar auf eine besonders sinnlose und darüber hinaus auch noch schädliche Art und Weise.

Ich erinnere mich noch fast zu gut an einen Vorfall aus meiner Assistentenzeit, als einer Patientin mit Unterschenkelthrombose ein Blut verdünnendes Medikament verabreicht wurde. Noch keine 24 Stunden waren vergangen, als die Patientin aufgrund der Nebenwirkungen so stark aus dem Darm blutete, dass sie nur dank massiver Bluttransfusionen überlebte. Dieser Schock wirkte sehr lange bei mir nach.

Jede neu auftretende Störung führt zur Verordnung eines neuen Medikaments: eine Pille gegen den hohen Blutdruck und eine gegen den erhöhten Cholesterinspiegel, eine weitere Tablette gegen die Rhythmusstörungen, eine gegen die erhöhte Harnsäure, eine zur Blutverdünnung usw. Bei älteren Patienten kommen häufig noch weitere Verordnungen hinzu, zum Beispiel von Präparaten zur Unterstützung der Herztätigkeit oder von Medikamenten gegen rheumatische, asthmatische oder Verdauungsprobleme. Viele Ärzte glauben offensichtlich, dass sie Patienten, die an mehreren Krankheiten leiden und energetisch bereits geschwächt sind, etwas Gutes tun, wenn sie ihnen *viele* unterschiedliche Mittel verschreiben.

Dieses Handeln lässt sich mit dem Bild einer voll beladenen Kutsche vergleichen, die von einem einzigen Pferd gezogen wird. Das arme Tier ist bereits geschwächt, muss aber noch einen Hügel bewältigen. Da der Kutscher seinen Weg fortsetzen möchte, wird er sich hüten, weitere Lasten auf die Kutsche zu laden, denn er würde sonst den Zusammenbruch seines Pferdes riskieren! Im Gegenteil, als verantwortungsvoller und kluger Kutscher wird er eher absteigen, um die Last der Kutsche zu reduzieren und damit seinem Tier die Fahrt bergauf zu erleichtern.

Wenn ärztliches Verhalten nicht entlastet, sondern belastet ...

Eigentlich ist es nicht verwunderlich, dass bei der Vielzahl von Medikamenten unerwartete, manchmal sehr ernst zu nehmende Wirkungen auftreten, die durchaus zu tödlichen Komplikationen führen können. Das Problem liegt wohl hauptsächlich darin, dass sich die meisten Fachärzte nur für ihr Gebiet, nur für einen Teil ihres Patienten verantwortlich fühlen. Jeder kümmert sich um sein eigenes Fach – aber nicht um „Lateralschäden“. Die Wechselwirkungen der einzelnen Medikamente müssen zum Wohl des Patienten jedoch viel stärker berücksichtigt werden.

Neben der medizinischen „Fachbetrachtung“ des Kranken als ein mechanisches, reparaturbedürftiges „Etwas“, sollten Ärzte niemals vergessen, dass sie es mit einem wundersamen, hoch komplizierten Lebewesen – dem Menschen – in all seinen Facetten zu tun haben.

Kortison: Fluch oder Segen?

Selbst die wirksamsten Medikamente, zum Segen der Menschheit entwickelt, können schnell zu einem Fluch werden. Die Rede ist vom „Lieblingsmedikament" vieler Ärzte, dem Kortison. Es gibt in der Medizin kein einziges Fachgebiet, in welches Kortison nicht Eingang gefunden hätte. Mit großer Begeisterung wird es von Hautärzten, HNO- und Lungenfachärzten aber auch von Rheumatologen und Gastroenterologen verschrieben. Sogar Kinderärzte vergreifen sich oft an dem Stoff. Die Wirkung tritt schnell ein, lästige Symptome wie Hautausschlag, Juckreiz, verstopfte Nase oder Atemnot verschwinden wie von Zauberhand. Doch der auf den ersten Blick beeindruckende Erfolg trügt ...

Kortison ist ein notwendiges, körpereigenes Hormon, das in der Nebenniere gebildet wird. Es ist lebenswichtig und übernimmt vielerlei Funktionen. Als Medikament besitzt Kortison unzählige, gute Wirkungen und erfährt dadurch ein sehr breites Anwendungsgebiet. Bei einem *akuten, lebensbedrohlichen* Zustand kann es lebensrettend sein. Kortison existiert in jeder erdenklichen Form: als Injektion, in Tablettenform, als Salbe, als Augen- oder Ohrentropfen, als Nasen- und Inhalationsspray und sogar als Einlauf für rektale Anwendungen. Am häufigsten genutzt wird die entzündungshemmende Wirkung, die einen raschen Rückgang von Schmerzen und Schwellungen zur Folge hat. Das Medikament wirkt auch kreislaufstabilisierend und antiallergisch.

Wird Kortison allerdings *chronisch* verabreicht, also ständig oder immer wieder angewendet, kann es erhebliche, sogar bleibende Gesundheitsschäden wie Diabetes, Bluthochdruck, Knochenentkalkung und Magengeschwüre verursachen. Bei Kindern kann ein erheblicher Entwicklungsrückstand auf körperlicher Ebene mit Minderwuchs auftreten. Auch grauer und grüner Star am Auge oder eine übermäßige Infektanfälligkeit können auf die chronische Verabreichung von Kortison zurückzuführen sein. Eine erhebliche Gewichtszunahme sowie Nebenwirkungen am zentralen Nervensystem, wie Schlaflosigkeit, Schwindel, Nervosität und Stimmungsschwankungen, kommen ebenso vor.

Wird Kortison mit anderen Medikamenten kombiniert, kann es deren Wirkung entweder steigern oder mindern. So wird zum Beispiel die Wirkung von Rheumamitteln, von Medikamenten, die das Immunsystem unterdrücken, von Makroliden (Antibiotika), von Hormonen (Östrogene oder die Antibabypille) durch die gleichzeitige Gabe von Kortison verstärkt. Auf den

Stoffwechsel wirkt Kortison negativ: Ein so genanntes Vorzuckerstadium (Prädiabetes) kann in eine wirkliche Zuckerkrankheit übergehen, Blutdruckerhöhung, belastende Gewichtszunahme, Vollmondgesicht und Behaarung an unerwünschten Körperstellen treten häufig auf. Sogar die Achillessehne kann degenerieren und reißen.

„Steroidpflichtig" - wirklich?

Bei vielen Ärzten beliebt ist das Unwort „steroidpflichtig". Manche Krankheiten werden als steroidpflichtig eingestuft, das heißt, dass eine Behandlung mit Kortison unbedingt und zwingend erforderlich ist! Zu diesen Krankheiten zählten Asthma, chronische Dickdarmentzündung oder Autoimmunkrankheiten wie Multiple Sklerose (MS), um nur einige zu nennen.

Im Rahmen einer *lebensbedrohlichen Akutsituation* oder bei einem akuten Schub einer chronischen Erkrankung kann der Einsatz von Kortison gerechtfertigt sein oder sich manchmal sogar als unerlässlich erweisen. Es sollte aber keinesfalls als Dauermedikation über Monate oder vielleicht Jahre hinweg angewendet werden.

Es ist gang und gäbe, dass Kinder- oder Lungenärzte kleinen Kindern mit Asthma Kortison per Inhalation über einen längeren Zeitraum verschreiben. Was sonst sollen die „Eisbergmediziner" denn auch verabreichen? Weder an der Universität noch während ihrer Facharztausbildung im Krankenhaus haben sie jemals etwas anderes gelernt! Sie haben sich mit keinerlei anderen Behandlungsmethoden auseinander gesetzt. Die Langzeitnebenwirkungen werden verniedlicht, man hofft auf einen glimpflichen Verlauf.

Eine Dauerverordnung von Kortison ist besonders bei Kindern, die sich noch in der Wachstumsphase befinden, sehr bedenklich und könnte als Körperverletzung gewertet werden. Eine mit dem Patienten nicht abgesprochene Erhöhung der Kortisondosis ist ein Straftatbestand, der mehr als 12 000 Euro Geldstrafe kosten kann - von den möglichen gefährlichen Folgen für den Patienten einmal abgesehen.[7] Solches Handeln ist sicherlich nicht mit dem Eid des Hippokrates vereinbar.

Dass selbst Ärzte - wider besseres Wissen - nicht davor gefeit sind, die horriblen Nebenwirkungen von Kortison am eigenen Leibe zu erleben, zeigt der Fall einer 54-jährigen Allgemeinärztin:

Wegen eines Hörsturzes spritzte sie sich zehn Tage lang intravenös 100 Milligramm eines Kortisonpräparates. Anschließend setzte sie in absteigender Dosierung die Eigentherapie mit Kortisontabletten fort. 20 Tage nach Beginn der Selbstbehandlung fiel sie durch ein distanzloses, erregtes Verhalten, außerdem durch auffallenden Redefluss und enorme Gereiztheit auf, sodass sie mit paranoidem Größenwahn stationär in die Psychiatrie aufgenommen werden musste. In der Klinik zeigten sich erhebliche Defizite in der Aufmerksamkeit, des Gedächtnisses und der Fähigkeit zur Problemlösung. Während des fünfmonatigen stationären Aufenthaltes blieb die sinnlose Gesprächigkeit und Vergesslichkeit bestehen. Entsprechende Tests zeigten eine erhebliche Lern- und Gedächtnisstörung.[8]

Die Verantwortung des Arztes

Die Verordnung eines Medikamentes zählt zu den Aufgaben des Arztes und unterliegt seiner Verantwortung. Er ist verpflichtet, Nutzen und Risiken sorgsam abzuwägen.

Ein anderes Medikament, in seinen Nebenwirkungen mindestens ebenso abschreckend wie Kortison, war Lipobay®.

Lipobay®

Ärzte, die wegen eines zu hohen Cholesterinspiegels großzügig Cholesterinsynthese-Hemmer, womöglich zusammen mit einem Fibrat (einem blutfettsenkenden Mittel) verordneten, verletzen ihre Sorgfaltspflicht gegenüber ihren Patienten. Seit Jahren ist bekannt und so im Beipackzettel von Lipobay® auch deutlich vermerkt, dass eine gemeinsame Verabreichung dieser beiden Medikamente zu Muskelzerstörung oder Muskelzerfall führen kann. Aufgrund dieses Hinweises hätten die Ärzte in den ersten Wochen und Monaten nach Verordnung der Medikamente bestimmte Blutwerte zur Überprüfung der Leberfunktion und des Muskelstatus bestimmen müssen. Dadurch wäre eine eventuelle Unverträglichkeit rechtzeitig erkannt worden. Offenbar sind mehrere der Lipobay® verordnenden Ärzte ihrer Pflicht nicht nachgekommen, sodass leider viele Todesfälle zu beklagen waren. Aus genau diesem Grund wurde Lipobay®, einer der umsatzstärksten Cholesterinsenker, im August 2001 endlich vom Markt genommen.

Der Amerikaner Hollis Haltom, ein 80-jähriger Mann, beschrieb im ARD-Magazin *Monitor* seinen Muskelzerfall wie folgt (Sendung vom 13. März 2003): „Innerhalb von zehn Tagen bekam ich einen Stock, dann eine Gehhilfe und schließlich einen Rollstuhl. Meine Arme wurden mehr und mehr gelähmt, ich kam nicht mehr an mein Gesicht, konnte nicht essen." Seine Klage auf Schadensersatz und auch die weiteren Folgeklagen wurden von US-Gerichten abgeschmettert. Der Anwalt Haltoms präsentierte dem Richter eindrucksvolle Belege dafür, dass Lipobay® bereits in der Erprobungsphase alarmierende Ergebnisse gezeigt hatte. Bei Hunden und Ratten haben Pharmakologen muskelschädigende Wirkungen beobachtet. In der letzten Testphase in Japan traten so starke Nebenwirkungen auf, dass der leitende Arzt der Studie, Dr. Yamamoto, für einen Abbruch der Testphase plädierte. Es zeigte sich ein *sechsfach* erhöhtes Muskelauflösungsrisiko.

Unbeeindruckt von diesen Ergebnissen wurde das Medikament mit einer Dosis von 0,8 Milligramm in den USA und 0,4 Milligramm in Europa eingeführt und vertrieben. Die Geschworenen des amerikanischen Gerichts gaben der Schadensersatzklage nicht statt, da der Anwalt der Firma Bayer glaubhaft machen konnte, dass es zwischen der Einnahme des Medikamentes und der entstandenen Krankheit keine „exakten, wissenschaftlichen Nachweise" gebe.[9]

In der Zwischenzeit (bis Sommer 2004) hat die Firma Bayer 2 771 Vergleiche ohne Haftungszugeständnisse geschlossen und dafür 1,1 Milliarden Dollar aufgewendet. 8 048 Klagen waren zu diesem Zeitpunkt noch anhängig. Nach Meinung von Experten ist die Firma damit noch relativ billig davon gekommen.

Doch die Ärzteschaft scheint unbelehrbar! Obgleich andere Statine (Cholesterinsenker) das gleiche Gesundheitsrisiko bergen, werden diese weiterhin gerne verschrieben. Für viele Ärzte stellt die Senkung des erhöhten Cholesterinwertes einen Behandlungserfolg dar, obwohl dies lediglich eine numerische Spielerei und bewiesenermaßen völliger Unsinn ist.

Ein Wort zur Cholesterinsenkung: standardisierte „Eisbergmedizin"

In den meisten Fällen erweist sich die medikamentöse Senkung des Cholesterinspiegels im Blut als völlig überflüssig. Die bewusst ausgelöste Hysterie dient lediglich als Verkaufsoffensive für Cholesterinsenker und wurde 1953 an der Universität von Minnesota inszeniert. Anhand einiger Kurven zeigten die Forscher damals auf, dass ein Zusammenhang zwischen dem Fettgehalt der Nahrung und der Entwicklung einer koronaren Herzkrankheit bestehe. Wie sich erst später herausstellte, war diese Präsentation nichts anderes als glatter Betrug. Obwohl entsprechende Zahlen aus 22 Staaten vorlagen, wurden lediglich die Ergebnisse aus sechs Staaten zusammengestellt und demonstriert. Im Ergebnis wurde postuliert, dass Cholesterin Gefäßveränderungen und -verkalkungen, letztendlich sogar den Tod verursachen kann und daher als sehr gefährlich einzustufen ist. Diese Behauptung wurde zu einem Dogma.

Dabei ist Cholesterin ein überaus wichtiger körpereigener Stoff, aus dem lebenswichtige Hormone wie Kortisol (ein Nebennierenhormon), männliche und weibliche Sexualhormone sowie Aldosteron, ein Hormon, das den Mineralhaushalt reguliert, gebildet werden. Cholesterin fungiert außerdem als Grundsubstanz für Vitamin D, das eine wichtige Funktion im Aufbau von Knochen und Gelenken innehat. Aber auch für die Bildung der Gallensäuren, die der Fettverdauung im Magen-Darm-Trakt dienen, ist das Cholesterin unerlässlich. Es stellt nicht zuletzt eine wichtige Grundsubstanz für die Mitochondrien (verantwortlich für die Energieproduktion) und die Zellmembrane der menschlichen Zellen dar.

Wird der Cholesterinwert also gesenkt, entsteht ein Defizit bei der Herstellung all dieser lebensnotwendigen Substanzen, das in der Folge zu weiteren Fehlentwicklungen, Mangelerscheinungen und Verdauungsstörungen führen kann. Es birgt sogar ein erhöhtes Krebsrisiko, wenn zu wenig Cholesterin im Körper vorhanden ist.[10]

Deswegen sollten Patienten sich nicht verängstigen lassen. Ein Cholesterinwert von bis zu 300 mg/dl oder sogar noch leicht darüber bedeutet keine Gefahr. Ein erhöhter Cholesterinspiegel und eine Gefäßverkalkung haben nichts miteinander zu tun, denn bei der Arteriosklerose handelt es sich in erster Linie um eine Verhärtung des Bindegewebes der Gefäßwand. Die Cholesterineinlagerungen betragen dabei lediglich 1 Prozent! Untersuchungen zeigen, dass Menschen über 70 Jahre eher einen höheren Cholesterinspiegel aufweisen und damit sogar einen Überlebensvorteil gegenüber den Menschen mit niedrigen Cholesterinwerten besitzen. Menschen, bei denen niedrige Cholesterinwerte aufgrund der Einnahme von Cholesterinsynthese-Hemmern vorhanden sind, haben ein dreifach erhöhtes Herzinfarktrisiko!

Um es mit den Worten von Prof. T. B. Newman aus San Francisco auszudrücken: „Der Nutzen einer Cholesterinsenkung ist ein theoretisches Modell, das von der Praxis nicht bestätigt wird!“[11] Die Cholesterinhysterie ist demnach die Täuschung des letzten Jahrhunderts schlechthin. Ärzte beteiligen sich daran, weil sie von der Margarine- und Pharmaindustrie fehlinformiert und mit millionenschweren Studien geködert werden, um noch mehr Statine zu verschreiben. Es ist ein Geschäft mit der Angst – ein Riesengeschäft! Die Hersteller von Cholesterinsynthese-Hemmern sind begierig, noch mehr Medikamente zu verkaufen. Wie man das schafft? Indem man die Normen der Normalwerte senkt! Als ich meine medizinische Laufbahn vor 35 Jahren begann, galten für das Cholesterin noch Blutwerte von 260-280 mg/dl als normal. Heutzutage ist aufgrund der Initiative der Cholesterin-Päpste die Obergrenze bei 200 mg/dl festgelegt. Ich schätze, dass dadurch über 50 Prozent mehr Patienten in den Bereich der angeblichen „Therapienotwendigkeit“ fallen.

Absturz eines Stars: Vioxx®

Ähnlich gelagert ist der Fall des Schmerzmittels Vioxx® der Firma Merck. Der Verkaufsschlager, mit einem Umsatz von 2,5 Milliarden US-Dollar pro Jahr, musste Ende September 2004 vom Markt genommen werden, da damit behandelte Patienten ein deutlich erhöhtes Risiko für Herzinfarkte, Schlaganfälle und Thrombosen zeigten. Nach Darstellung des Herstellers war jedoch nur ein „geringes Risiko vorhanden“ und der Rückruf wurde als „reine Vorsichtsmaßnahme“ verkauft. Hochrechnungen zufolge wurden allein in Deutschland 125 Millionen Tagesdosen für 430 000 Patienten verabreicht. Bei 2 700 dieser Patienten könnten gravierende Nebenwirkungen wie Herzinfarkte und Schlaganfälle aufgetreten sein.

„Ein Teil der Patienten ist sicher daran gestorben“, sagte Peter Sawicki, Leiter des *Neuen Institutes für Qualität in der Medizin*, als er am 12. Oktober 2004 im *Morgenmagazin* von ARD und ZDF interviewt wurde.[12] Die Hochrechnungen für die USA belaufen sich auf 27 785 Todesfälle zwischen 1999 und 2003. Komplikationen seien durch die Firma Merck nicht an die Ärzte weitergegeben worden. Die kritische, unabhängige Zeitschrift *Arzneitelegramm* warnte bereits seit Längerem davor, dass dieses Medikament die Entstehung von Blutpfropfen (Thromben) in den Gefäßen begünstigen kann. Bereits 1999 hatten die FDA und die US-Zulassungsbehörde der Firma Merck untersagt, das Medikament mit der Aussage zu bewerben, dass Vioxx®

besser verträglich sei als Konkurrenzpräparate. In der Tat war es so, dass dieses Mittel gegenüber den Vorgängerpräparaten, wie Diclofenac und Ibuprofen, eine bessere Magen-Darm-Verträglichkeit aufwies. Der Vorteil wurde, zumindest in Deutschland, voll ausgeschlachtet und mit diesem Argument das vielfach überteuerte Mittel Ärzten zur Verschreibung angepriesen. Vioxx® wurde als Superstar gegen Gelenkschmerzen und Rheuma empfohlen. Noch vor gar nicht allzu langer Zeit waren in den Ärztezeitschriften unübersehbare Überschriften in Zusammenhang mit Vioxx® zu lesen:

„Cox-II-Hemmer setzen neue Maßstäbe“[13]

„Schmerzen besser mit Coxiben therapieren“

„Stark wirksam, anhaltend, Schmerz lindernd“[14]

Gut honorierte, namhafte Dozenten, möglichst mit Professorentitel, berichteten in zahlreichen Veranstaltungen über die wahre Wunderwirkung dieses Medikamentes. Ob bei einer Weisheitszahnentfernung, einer Hüftgelenks-Endoprothese oder ganz allgemein bei postoperativen Schmerzen, die außergewöhnlichen Wirkungen wurden immer wieder betont. Sogar bei Migränepatienten soll es innerhalb von zwei Stunden „signifikant“ die Schmerzen gelindert haben. Selbst bei juveniler rheumatoider Arthritis (Gelenkrheuma), also auch bei Kindern und Jugendlichen, wurde das Präparat „mit Erfolg“ eingesetzt, obwohl im Beipackzettel zu lesen ist: Bei Kindern *nicht* angezeigt.

Vioxx® war ein „Alleskönner“ und stand vor einer einmaligen Karriere als Schmerzmittel für jeglichen Bedarf. Wie also konnte es zum Absturz kommen? Das Ganze war schlicht und einfach ein Eigentor! Die Firma Merck wollte ein weiteres Einsatzgebiet für Vioxx® prüfen und ließ eine klinische Studie an 2 600 Patienten über drei Jahre erstellen. Die Fragestellung war, ob das Medikament auch ein erneutes Auftreten von Darmpolypen bei solchen Patienten verhindern könne, die bereits eine Polypenbildung hinter sich hatten. Während dieser Studie stellte sich in der Vioxx®-Gruppe heraus, dass sich das Risiko von Thrombosen, Herzinfarkten oder Schlaganfällen bei den Probanden um das Doppelte erhöhte, wenn sie das Medikament länger als 18 Monate eingenommen hatten.

Daraufhin meldeten sich in den Medien Anfang Oktober 2004 hohe verantwortliche Personen aus verschiedenen Bundesbehörden zu Wort, die schwere Vorwürfe gegen die Firma Merck und deren Tochter MSD erhoben. Unter Beschuss gerieten nicht nur die Zulassungsbehörden, sondern auch die Ärzte mit ihrer Verschreibungspraxis. Der Aufruhr war groß, von Profitsucht der

Pharmaindustrie sowie Fahrlässigkeit von Zulassungsbehörden und Ärzten wurde gesprochen. Der Bremer Pharmakologe Gerhard Gläske sagte: „Alle haben gewusst, dass es irgendwann mal knallt.“[15]

Am Vormittag des 2. Oktobers 2004 wurde meine Praxis von einer fünfseitigen Faxnachricht der Firma MSD beehrt. Zusammen mit zusätzlichen Informationen für Patienten erhielt ich dieselbe Mitteilung zwei Tage später als Brief, mit einer warnenden, roten Hand gekennzeichnet. MSD erklärte in diesen Schriftstücken die Entstehung des Eigentores, wies aber gleichzeitig ausführlich auf ein *Folgepräparat* hin, das bis dahin noch relativ neu auf dem Markt, wenig bekannt und noch viel weniger in der Praxis erprobt war.

Noch am gleichen Tag erreichte mich ein Werbebrief der Firma MSD mit dem Aufruf zur erneuten Verschreibung eines anderen Cox-II-Hemmers, Etoricoxib, dem eine schnelle und lang anhaltende Wirkung von bis zu 24 Stunden bescheinigt wurde. In der Unternehmensphilosophie versteht man darunter Marketing nach dem sportlichen Motto: „Angriff ist die beste Verteidigung!“ Dieses Verhalten ist nicht nur menschenverachtend, sondern regelrecht pervers.

Binnen nicht einmal einer Woche beteuerten die anderen Hersteller von Cox-II-Hemmern, dass ihre Präparate viel sicherer seien und sich deshalb als Ersatz für den Marktführer Vioxx® bestens eigneten. Wie heißt es so schön: „Wenn der Löwe satt oder tot ist, streiten sich die Hyänen um die restliche Beute.“

Das Fernsehmagazin *Kontraste* berichtete am 10. Februar 2005 ausführlich über die Erfahrungen, die Prof. Hansjörg Seyberth, Chefarzt der Kinderklinik Marburg, mit dem Pharmaunternehmen MSD/Merck machen musste. Bereits in der klinischen Erprobungsphase von Vioxx®, also schon 1999, äußerte Prof. Seyberth Bedenken wegen der ausgeprägten Prostaglandin-Hemmung* des Medikamentes und bot der Firma MSD/Merck zusätzliche, kostenlose Untersuchungen an. Dieses seriöse Angebot schlug das Unternehmen aus, da angeblich „... der wissenschaftliche Wert der Zusatzuntersuchungen zweifelhaft“ sei und fügte hinzu: „Wir möchten Sie deshalb bitten, von Ihren Untersuchungen abzusehen, um die Daten der Hauptstudie nicht zu gefährden.“ Als Prof. Seyberth erkannte, dass MSD/Merck damit legale Grenzen überschritt, beschloss er, nach erfolglosem Schrift- und Telefonverkehr mit der Firma, an die Öffentlichkeit zu gehen. Daraufhin wurde er sogar bedroht.

Es ist offensichtlich, dass die gefälligen Daten der Studie und die Zulassung des Medikamentes für den Pharmahersteller wichtiger waren als die Gesund-

Alle Cox-II-Hemmer folgen den gleichen oder zumindest ähnlichen Wirkungsmechanismen wie Vioxx®, deswegen ist bei Folgepräparaten starkes Misstrauen geboten. Wenn Sie ein „neues" Mittel angeboten bekommen, heißt es: Vorsicht, dieses Präparat birgt neue Risiken! Fragen Sie bei Bedarf lieber nach älteren, bewährten Präparaten, da Sie dort seltener Gefahr laufen, von Nebenwirkungen wie Muskelzerfall oder Gefäßtod betroffen zu sein.

heit tausender Menschen. Nach einer Hochrechnung von David Graham, leitender Mitarbeiter der amerikanischen Kontrollbehörde FDA und innerhalb der Behörde für die Medikamentensicherheit zuständig, gab es allein in den USA 140 000 zusätzliche Herzinfarkte in der Vioxx®-Zeit. 60 000 Patienten dürften daran gestorben sein. Mit der couragierten Initiative von Prof. Seyberth wäre dieses Risiko vermeidbar gewesen.

„Evidence-based" oder „Patient-based"?

Die Krankenkassen haben es längst erkannt: Viele Ärzte sind die Büttel der Pharmaindustrie und gehen deren Vermarktungsstrategien auf den Leim.[16] Ihnen scheint weniger am Wohlergehen ihrer Patienten als vielmehr an Zahlenkosmetik zu liegen, was neuerdings „evidence-based medicine" (auf Belegen basierende Medizin) genannt wird. Hier werden Zahlenkorrekturen angestrebt, ohne zu hinterfragen, ob und in welchem Maße es dem Patienten damit besser geht. Wäre es nicht sinnvoller, eine „patient-based medicine" (am Patienten orientierte Medizin) zu betreiben und den Patienten als Individuum in die Mitte unserer Bemühungen zu stellen, anstatt die ermittelten Zahlen als erstrebenswertes Ziel zu betrachten? Am folgenden Beispiel der Hormontherapie soll dies erläutert werden.

Hormontherapie

Dass manche Ärzte leider unbelehrbar sind und von eingefahrenen Therapien nicht lassen wollen, zeigt sich in der Behandlung von Frauen in den Wechseljahren (Menopause). Gravierende klimakterische Beschwerden können das Leben sehr beschwerlich machen: Schweißausbrüche oder trockene

Schleimhäute, schwere Schlafstörungen, massive Stimmungsschwankungen bis hin zu Depressionen können auftreten. Die Patientinnen fühlen sich gereizt, weinerlich oder auch völlig erschöpft, sie sind überfordert und den täglichen Anforderungen nicht mehr gewachsen.

Bis ins Jahr 2002 haben Frauenärzte den betroffenen Frauen, ohne zu zögern Hormone verschrieben. Dabei beteuerten sie ihren Patientinnen gegenüber, dass die Hormonbehandlung nicht nur die Beschwerden lindere, sondern gleichzeitig auch auf Herz, Haut und Kreislauf positiv wirke sowie einer Entkalkung der Knochen vorbeuge. Ärzte für Naturheilverfahren und Homöopathie beobachteten diese Verordnungsweise immer schon sehr kritisch. Wann immer möglich und nötig, sollte eine pflanzliche Ersatztherapie zum Zuge kommen, die auf homöopathische Medikamente abgestimmt ist.

Seit 2002 weiß man, dass diese Vorsicht gegenüber den Hormontherapien auch begründet war. Zuerst wurde in den USA die WHI-Studie *(Women's Health Initiative Study)* veröffentlicht.[17] Bei dieser Studie wurden 16 608 Frauen zwischen 50 und 79 Jahren in zwei Gruppen aufgeteilt. 8 506 Personen erhielten eine Hormonkombination (Östrogen und Progesteron), den anderen 8 102 Probandinnen verabreichte man Plazebos. Die Studie war zunächst auf achteinhalb Jahre ausgelegt, musste aber bereits nach fünf Jahren vorzeitig beendet werden, da sowohl die Brustkrebsrate als auch das Risiko für Herzinfarkte und Schlaganfälle in der Hormongruppe immens angestiegen waren. Auch der zweite Teil dieser Studie, konzipiert für acht Jahre und durchgeführt an 10 739 Frauen, die nach einer Gebärmutterentfernung Östrogene einnehmen sollten, war enttäuschend.[18] Die Untersuchung musste ebenfalls frühzeitig abgebrochen werden, da die Zwischenergebnisse zeigten, dass die Schlaganfallrate in der Hormongruppe um 39 Prozent höher lag als in der Kontrollgruppe.

Eine zweite große Studie in England, die *Millions Women Study*, brachte ebenfalls die Gefährlichkeit der Hormonersatztherapie ans Licht und ergab, dass in den letzten zehn Jahren 20 000 zusätzliche Brustkrebsfälle darauf zurückzuführen waren.[19] Unter dieser Beweislast fühlten sich die Hersteller von Hormonpräparaten gezwungen, am 9. Dezember 2003 einen Warnbrief an die Ärzteschaft zu versenden, in dem es hieß, dass „bei der Behandlung von Frauen mit klimakterischen Beschwerden nur die niedrig wirksamste Dosis über einen möglichst kurzen Zeitraum anzuwenden" sei. Außerdem wurde die Empfehlung für eine langfristige Osteoporoseprophylaxe gestrichen.

Unter diesen Umständen ist es mir einfach unerklärlich, warum viele Frauenärzte *weiterhin* Hormone verschreiben und die Sachlage zu verniedlichen versuchen.

So bleibt nur der Appell direkt an die Patientinnen: Fragen Sie bei klimakterischen Beschwerden nach alternativen Behandlungsmöglichkeiten, denn davon gibt es genügend: zum Beispiel pflanzliche Präparate, Akupunktur und Klassische Homöopathie.

Dr. med. Dogma

Das heutzutage gängige ärztliche Handeln ist oft dogmatisch und lässt die Bedürfnisse des Patienten außer Acht. „Die Schulmedizin nutzt viele Verfahren, die wissenschaftlich ungesichert sind.“[20]

In der Praxis ist es üblich, die Mandeln bei wiederholter Entzündung oder bei Vergrößerung operativ zu entfernen. Eine holländische Studie an 300 Kindern zwischen zwei und acht Jahren beweist, dass die Tonsillektomie (Mandelentfernung) im Vergleich zur konservativen (nichtoperativen) Behandlung einer Mandelentzündung keinerlei Vorteile bringt. Nachdem bei allen Kindern die Indikation zur Operation gestellt worden war, wurden sie nach dem Zufallsprinzip entweder operiert oder nicht und anschließend weitere 22 Monate beobachtet. In diesem Zeitraum untersuchte man vergleichend die Häufigkeit von Fieberepisoden, Halsentzündungen und Infekten der oberen Atemwege sowie die allgemeine Lebensqualität. Das Ergebnis war eine große Überraschung: Es existierte überhaupt kein Unterschied zwischen beiden Behandlungsgruppen! Demnach ist es vernünftiger, abzuwarten, als dem Kind eine unnötige Operation zuzumuten.[21]

Ein weiteres Dogma stellt die Reihenuntersuchung auf Brustkrebs bei Frauen dar, die ebenfalls als viel diskutierte und äußerst umstrittene Methode gilt. Sinn und Nutzen dieser Untersuchung müssen mit einem großen Fragezeichen versehen werden. Beschwerdefreie Patientinnen bestimmter Altersgruppen werden regelmäßig zu einer röntgenologischen Brustuntersuchung gebeten. Die Reihenuntersuchung (zehn Jahre lang alle zwei Jahre, also fünf Untersuchungen) soll bis zu 25 Prozent weniger Brustkrebstote zur Folge haben! Das klingt viel versprechend.

Untersucht man diese Zahlen jedoch genauer, so stellt sich heraus, dass trotz Reihenuntersuchung 3 von 1 000 untersuchten Frauen an Brustkrebs starben.

Interessanterweise starben aber laut der Studie ohne Reihenuntersuchungen lediglich 4 von 1 000 *nicht* untersuchten Frauen in zehn Jahren. Die Reduzierung von vier auf drei Brustkrebstote entspricht in der Tat den erwähnten 25 Prozent! Anders betrachtet liegt allerdings die Überlebenswahrscheinlichkeit ohne Reihenuntersuchung bei 99,6 Prozent – im Vergleich zu 99,7 Prozent mit Reihenuntersuchung.

Die Wahrscheinlichkeit, zwischen dem 50. und 70. Lebensjahr an Brustkrebs zu erkranken, liegt für eine Frau statistisch gesehen bei 0,8 Prozent. Von 1 000 untersuchten Frauen werden 992 Personen unnötig mit Strahlen belastet. Um die acht betroffenen Patientinnen aus diesen 1 000 herauszufiltern, werden in zehn Jahren insgesamt 5 000 Termine, 5 000 Strahlenbelastungen und 5 000 Untersuchungsgebühren notwendig sein. Von der möglichen Krebs erzeugenden Wirkung der Röntgenstrahlen einmal abgesehen.

Dazu kommt, dass leider falsch positive und falsch negative Ergebnisse nicht auszuschließen sind. So mancher Tumor bleibt also unerkannt (falsch negativ), während manchmal wiederum ein Krebs vermutet wird, wo es gar keinen gibt (falsch positiv). Von 1 000 Frauen wurde bei 200 eine falsche, Krebs vermutende Diagnose gestellt. Diese Fehldiagnosen führten dann zu weiteren Abklärungsmaßnahmen wie Entnahme von Gewebeproben, unnötigen Operationen, Strahlenbehandlungen und Chemotherapie. In der erwähnten Studie erlitten 60 von 200 Frauen seelische und körperliche Qualen.

Vergleichende Statistiken zeigen, dass trotz Reihenuntersuchung die Gesamtsterblichkeit und die Krebssterblichkeit gleich bleiben und von 1 000 Frauen höchstens zwei von der Reihenuntersuchung profitieren. Aber zu welchem Preis? Und: Wer profitiert hier wirklich? Die Patientinnen, die Untersucher oder die Gerätehersteller?[22, 23]

Übrigens: Nicht indiziertes, also unnötiges Röntgen stellt den Straftatbestand der Körperverletzung dar, so urteilte 1997 der Bundesgerichtshof.[24]

Krebs – Seuche des Jahrhunderts

Eine der wichtigsten Aufgaben eines Arztes ist der Umgang mit dem Kranken im Allgemeinen und dem Krebskranken im Besonderen. Zu den wirklich schwierigen Bereichen innerhalb der Arzt-Patienten-Kommunikation gehören die Mitteilung einer Krebsdiagnose sowie Aufklärung und Information über die Hintergründe der bösartigen Erkrankung. Leider begehen viele

Ärzte bei der Erläuterung des Ablaufs einer Krebserkrankung, des Therapieprogramms und vor allem der Prognose schwer wiegende Fehler, oft fehlt es außerdem an Aufrichtigkeit und verständlicher Erklärung. Die verbalen und nonverbalen Botschaften sind für den Patienten niederschmetternd, die Aussagen nicht selten von mangelndem Mitgefühl begleitet: „Sie haben Krebs. Sind alle Ihre Angelegenheiten geregelt?" Ärzte nehmen sich viel zu wenig Zeit für den von der Diagnose schockierten Krebspatienten. Dieser will nicht alleine gelassen werden und wünscht sich einen Arzt, der ihm zur Seite steht.[25]

Nach einer Statistik des bayerischen Landesamtes starb in Bayern 2003 jeder vierte Mensch an Krebs. Dieter Hölzel aus der Klinik Großhadern in München stellte fest: „Was das Überleben bei metastasierten Karzinomen in Darm, Brust, Lunge und Prostata angeht, hat es in den vergangenen 25 Jahren keinen Fortschritt gegeben."[26]

Dagegen haben sich die Preise für die Chemotherapie durch die Entwicklung neuer Substanzen beträchtlich erhöht, ja, sogar vervielfacht. 1996 betrug der weltweite Umsatz für Zytostatika (Krebszellen bekämpfende Stoffe) 5,93 Milliarden US-Dollar. Allein in den ersten drei Quartalen des Jahres 2004 wurden für diesen Zweck bereits 16,11 Milliarden US-Dollar ausgegeben.

Die Giftkur ist zu einem Dogma geworden, wie leider vieles in der universitären („Eisberg"-) Medizin. Sogar erfahrene Kliniker wie Gerhard Schaller, Gynäkologe am Universitätsklinikum Bochum, bestätigt: „Für das Überleben von Frauen mit fortgeschrittenem Brustkrebs hat die Chemotherapie bisher praktisch nichts gebracht – viel Lärm um nichts!"[27] Wolfram Jäger, Städtische Kliniken der Landeshauptstadt Düsseldorf: „Es gab und gibt keine Erfolge. Da werden riesige Mengen von Frauen behandelt, ohne dass ein Nutzen tatsächlich bewiesen wäre."[28]

Der Arzt glaubt, eine zumindest teilweise Erfolg versprechende Therapie anbieten zu können; die Patienten sind froh, dass sie überhaupt behandelt werden können – und die Industrie freut sich über den Gewinn.

Meines Erachtens liegt die Ursache für den mangelnden Fortschritt in der Krebsbekämpfung darin, dass der Tumor isoliert, aber nicht der ganze Patient behandelt wird. Eine systemische, intravenöse Chemotherapie bringt so viele Nebenwirkungen mit sich, dass wir getrost sagen können: „Operation gelungen, Patient tot." Eine lokale Chemotherapie hingegen bringt durch Injektion der Medikamente in eine Arterie, die dem Tumor das Blut direkt zuführt, vor einer Operation deutlich sichtbare und verständliche Erfolge.

Hier werden die Zytostatika in sechs- bis zehnfach höherer Konzentration an die bösartige Geschwulst herangebracht. Ziel dieser Therapie ist es, die Tumorzellen stärker zu schädigen als die gesunden Zellen des Patienten.[29]

Bei der Betreuung eines Krebskranken ist es unerlässlich, dass eine notwendige Operation gut vorbereitet wird, indem das Immunsystem anregende Stoffe und Vitamine verabreicht und klärende Gespräche geführt werden. Der Patient sollte sich nicht sofort nach der Diagnose operieren lassen, sondern sich ein wenig Zeit lassen. Statistisch ist nachgewiesen, dass die später (nach drei bis vier Wochen) operierten Patienten eine deutlich bessere Prognose haben, weil die Vorbereitungszeit optimal genutzt werden konnte.

Vor einem operativen Eingriff sollte das Immunsystem maximal entlastet und optimal vorbereitet werden, da eine Operation immer eine nicht einschätzbare Belastung darstellt.[30]

Bitte bedenken Sie: Es besteht keinerlei Eile, da der Tumor bereits mehrere Jahre (bis zu 10 oder 15 Jahre) wächst. Auf den Aufschub einer Operation von drei oder vier Wochen kommt es nicht an, im Gegenteil: Sie können mit einer guten Vorbereitung nur gewinnen!

Nach der Operation ist eine das Immunsystem stimulierende Nachbehandlung mit solchen Medikamenten unerlässlich, für die immunmodulierende Eigenschaften nachgewiesen sind, zum Beispiel Mistel, bestimmte Enzyme, Vitamine, antioxidative Stoffe wie Rotweintraubenextrakt, Rote-Bete, Selen, Beta-Glukane. Nur ein aufgebautes und angriffslustiges Immunsystem kann mit den verstreuten, im Blut schwimmenden Tumorzellen auch fertig werden.

Eine Biopsie oder eine Probenentnahme aus dem verdächtigen Gebiet sollte möglichst unterbleiben. Stattdessen sollte eine schonende Operation stattfinden, durch die der Tumor im Ganzen entfernt wird.

Zwischen Operation und postoperativer Bestrahlung sollten wiederum vier bis acht Wochen Zeit für die Regeneration bleiben. Auch dieser Zeitraum (bis zur Bestrahlung oder bis zur nächsten Chemotherapie) sollte von immunstimulierenden Maßnahmen, einer psychoonkologischen Betreuung und einer klassisch homöopathischen Behandlung begleitet werden.

Fallbeispiel S.

Kurz vor Weihnachten 2004 saß meine Patientin S. mir gegenüber. Ich stellte erfreut fest, dass sie putzmunter und voller Energie war, sie strahlte Zufriedenheit aus. Sie war und ist eine Kämpfernatur, sie hat es geschafft! Nach zwei Krebserkrankungen strotzt sie nun vor Lebensfreude. Hier ihre Geschichte:

S. stammt aus einer Familie, die stark mit verschiedenen Krebsleiden belastetet ist. Der Großvater starb an Darmkrebs, ein Onkel litt an Lymphdrüsenkrebs, eine Tante an Blasenkrebs, eine ältere Schwester starb bereits mit 40 Jahren an den Metastasen eines Brustkrebses. S. wuchs in einer Großfamilie mit fünf Geschwistern in der Nachkriegszeit auf und hatte schon immer eine empfindsame Seele. Sie erinnert sich an eine bewegte und belastete Kindheit, der Vater war sehr streng.

Im Laufe ihres Lebens entwickelte die Patientin diverse Nahrungsmittelallergien. Beim Bau der Schule, an der sie mehr als 20 Jahre als Lehrerin unterrichtet hatte, war ein Holzschutzmittel verwendet worden, das bei ihr im Laufe der Zeit zu massiven Unverträglichkeitsreaktionen führte. Sie klagte über schwere Verdauungsprobleme, magerte auf unter 40 kg ab, war energielos, litt an Schlafstörungen und Schwindelanfällen. Im Blut wurden erhöhte PCP- und Lindanwerte (giftige Holzschutzmittel) festgestellt.

1995 wurde schließlich ein Brustkrebs diagnostiziert, der brusterhaltend operiert wurde. Eine eingreifende Therapie (Bestrahlung und Chemotherapie) lehnte S. ab. Stattdessen nahm sie Vitamine und orthomolekulare* Medikamente. Die Patientin erhielt eine Misteltherapie, erlernte in der Habichtswaldklinik bei Kassel autogenes Training, Muskelentspannung nach Jakobsen und Heilmeditation, sie bekam Einzelgesprächstherapie, Fußreflexzonenbehandlungen und verschiedene unterstützende Behandlungen. In den darauf folgenden Jahren war sie weiterhin schwächlich, aber man konnte ihren Zustand eher als zufrieden stellend denn schlecht bezeichnen. Zwischenzeitlich ging sie in Frührente. Von einem Neurologen wurde ein Zustand langjähriger Vergiftung mit Nervenschädigung attestiert, der mit verschiedenen hoch dosierten Vitaminen und natürlichen Präparaten behandelt wurde.

Der zweite Schock kam im Laufe des Jahres 2001, als S. an Magen-Darm-Beschwerden, Durchfällen und Blähungen erkrankte. Sie magerte erneut stark ab, im Stuhl wurde Blut festgestellt. Ende 2001 wurde ein Enddarmkrebs diagnostiziert und im Januar 2002 schonend operiert. Bei der Operation wurde Tumormaterial entnommen und eine Autovakzine (ein Impfstoff gegen Tumorgewebe) hergestellt. Postoperativ wurde dieses Präparat als tumorspezifisches Immunstimulans in den Jahren 2002 und 2003 gespritzt. Diese Behandlung wurde durch homöopathische Medikamente unterstützt. Sie ließ sich aber nicht nur von mir, sondern auch noch von anderen Therapeuten begleiten. Sie stellte ihre Ernährung um und begann bei einer Familientherapeutin mit einer Gesprächstherapie. „Seitdem ich die Beziehung zu meinem Vater aufarbeite, geht es mir viel besser. Ich fühle mich nicht mehr als das kleine Kind, das den anderen immer alles recht machen muss. Dies war und ist der richtige Weg zu meiner Gesundung."

Aus dieser stark gekürzten Krankengeschichte können Patienten, aber auch Therapeuten viel lernen. Eine Nahrungsmittelallergie kann sich dann sehr schnell aufbauen, wenn bei einer empfindlichen Persönlichkeit weitere Komponenten, wie hier die familiäre Krebsbelastung und die strenge Erziehung des Vaters, hinzukommen. Alle naturheilkundlichen und homöopathischen Maßnahmen sowie die Gesprächstherapie führten zur Stabilisierung der Patientin und dazu, dass sie ihr Leben wieder im Griff hat und es genießen kann. Dieses Vorgehen darf man getrost als „patient-based" und gleichzeitig auch als „evidence-based" bezeichnen.

So aussichtslos die Lage mitunter zu sein scheint, Sie sollten dennoch nicht resignieren. Glauben Sie an sich und Ihre Selbstheilungskräfte, lassen Sie sich nicht nur immununterdrückend, sondern auch immunaufbauend und unterstützend behandeln!

Wenn Fehler nicht wieder gutzumachen sind

„Wo gehobelt wird, fallen Späne", sagt der Volksmund, eine Redewendung, die mitunter auch auf die Medizin zutrifft.

Natürlich ist die Medizin ein äußerst komplexes Gebiet. Auch Ärzte sind nur Menschen und es ist (leider) normal, dass bei dieser Arbeit Fehler passieren. Nur sind diese oft nicht wieder gutzumachen. Allerdings könnten einige durch eine intensive Kommunikation zwischen Arzt und Patient vermieden werden. Interessieren Sie sich für die vorgeschlagene Behandlung. Lassen Sie sich von Ihrem Arzt genau erklären, weshalb er diese oder jene Maßnahme wählt oder sogar zu einer Operation rät. Vielleicht hätten sich dadurch die folgenden Fälle vermeiden lassen:

Vor dem Landgericht Augsburg mussten sich zwei Mediziner wegen fahrlässiger Körperverletzung zum Nachteil einer 64-jährigen Patientin verantworten, die nach einer Schilddrüsenoperation zum Pflegefall geworden war. Sie hatten nicht beziehungsweise zu spät erkannt, dass die frisch Operierte eine massive Blutung am Abend des Eingriffs erlitt. Sie hatte vor ihrer Operation Blut verdünnende Medikamente eingenommen. Es folgte ein Herz-Kreislauf-Stillstand mit einer Sauerstoff-Unterversorgung des Gehirns von mehreren Minuten. Seit diesem Zwischenfall liegt die Patientin im Wach-Koma, ohne jegliche Aussicht auf Besserung.[31]

Noch schlimmer erging es der Patientin zweier anderer Ärzte, die wegen des Verdachts auf fahrlässige Tötung zur Rechenschaft gezogen wurden. Den beiden Ärzten wurde vorgeworfen, den Tod einer 29-jährigen Frau verursacht zu haben, die wegen leichter Blutungen gegen Ende ihrer Schwangerschaft stationär aufgenommen wurde. Nach einem Kaiserschnitt kam es zu starken inneren Blutungen, die unentdeckt blieben. Infolge des Sauerstoffmangels entstand eine zentrale Lähmung des Gehirns, die schließlich zum Tod der jungen Frau und Mutter führte.[32]

Arzt-Patienten-Kommunikation

Aufgrund der körper- und diagnosebezogenen Behandlungsformen von Krankheiten erfassen viele Ärzte oder Therapeuten den Menschen nicht als Gesamtlebewesen, sondern nehmen ihn nur in einzelnen Teilen wahr. Insbesondere die erwähnte mangelhafte Kommunikation zwischen Patient und Arzt ist der wichtigste Grund dafür, dass nur ein bestimmter Teil der Patientenproblematik bis zum Arzt durchdringt. Woran liegt das?

Ärzte erhalten an den Universitäten eine überaus vielseitige und gründliche Ausbildung, die meines Erachtens leider in vielen Bereichen zu detailliert und teilweise überflüssig ist. Wir lernen viel über Anatomie, Physiologie, Mikrobiologie, Embryologie, worauf später die klinische, praktische, fachorientierte Ausbildung aufbaut. Als junger Arzt verlassen wir die Universität in dem Glauben, vieles zu wissen und zu können.

Leider werden Ärzte aber nicht darin geschult, das Gespräch mit dem Patienten so zu gestalten, dass wir alle wichtigen Informationen über den Zustand des Patienten erhalten. Solche Vorlesungen und Kurse gab und gibt es nicht für Ärzte.

Verläuft das Erstgespräch aus Sicht des Patienten nicht zufrieden stellend, zum Beispiel weil er seine Beschwerden nicht ausreichend darlegen konnte oder sich nicht ernst genommen fühlte, wird er sich frustriert an jemand anderen wenden. Kurz gesagt, viele Ärzte sind zwar in ihrem Fachgebiet hoch spezialisiert, besitzen aber weder die Fähigkeit zur Kommunikation noch zum aktiven Zuhören. Sie stürzen sich auf die auffälligste momentane Klage (zum Beispiel Ausschlag, Schmerz oder Durchfall) und schon beginnt die alte diagnostische Abklärungs-Ausschluss-Leier. Weit reichende Untersuchungen und fachärztliche Konsilien werden anberaumt, ohne dass der Patient selbst nach seiner Ansicht über die Ursache der Krankheit jemals gefragt wird.

Ärzte scheinen alles besser zu wissen und binden den Patienten, den vermeintlichen medizinischen Laien, nicht in die Beratung mit ein. Hausärzte, die psychosomatische Störungen übersehen, räumen ihren Patienten im Durchschnitt 1,8 Minuten Redezeit ein und kontrollieren die Dialoge sehr stark. Hausärzte, die psychosomatische Störungen erkennen, lassen den Hilfe suchenden Patient immerhin 3,5 Minuten reden und überlassen ihm häufig auch die Gesprächsgestaltung.[33]

Psychosomatik

Nach meiner Einschätzung haben 75 bis 85 Prozent aller chronischen Krankheiten einen psychosomatischen Aspekt oder Ursprung. Die Forschungsgruppe um Prof. Dr. K. Orth-Gomér vom Karolinska-Institut in Stockholm stellte aufgrund einer Untersuchung von 600 Frauen im Alter von 30 bis 65 Jahren fest, dass Frauen in einer problematischen Ehe oder Partnerschaft im Vergleich zu glücklichen oder zumindest zufriedenen Ehefrauen ein vielfach höheres Risiko besitzen, eine koronare Herzkrankheit zu entwickeln. Das Risiko für Fettsucht und Zuckerkrankheit ist ebenfalls erhöht. Noch ungünstiger sieht die Prognose bei offensichtlich unglücklichen Beziehungen aus. Bei Frauen, die unter starkem Ehestress leiden, ist die eindeutige Zunahme einer Verengung der Herzkranzgefäße nachweisbar.[34]

An der Universitätsklinik Mainz wurde ermittelt, dass ein psychosomatischer Schmerzpatient in einem Zeitraum von sieben bis acht Jahren eine wahre Ärzteodyssee durchläuft und im Schnitt 11 verschiedene Behandler konsultiert. Der Spitzenreiter brachte es auf 83 verschiedene Arztbesuche. 38 Prozent der Schmerzpatienten suchten außerdem vergeblich Schmerzspezialisten auf.

Von 280 Patienten waren 85 Prozent mehr als 20 Wochen lang krankgeschrieben und acht Prozent wurden berentet.[34] Zwei Drittel hatten bereits aufgrund der Schmerzen einen stationären Aufenthalt in einer Klinik hinter sich. Prof. Dr. Ulrich Egle, Universität Mainz, resümiert: „Die Ursache für die somatogenen (körperbedingten) Schmerzstörungen sind häufig Stress oder Schmerzerfahrung in der Kindheit."[33]

Eine posttraumatische Belastungsstörung ist die mögliche Folgereaktion eines oder mehrerer traumatischer Ereignisse, die in Form von körperlicher oder sexueller Gewalt (auch in der Kindheit), von Missbrauch, körperlicher oder seelischer Vergewaltigung, Angriffen auf die eigene Person, Terroranschlag, Krieg, politischer oder KZ-Haft, Folterung, Unfällen usw. erlebt worden sind. Aber auch die Konfrontation mit der Diagnose einer lebensbedrohlichen Krankheit kann beim Patient oder seinen Angehörigen ein psychisches Trauma auslösen, das zu seelischer Erschütterung und dem Gefühl der Hilflosigkeit führen kann.

Nach Unfällen mit körperlichen Schäden treten häufig psychische Störungen auf. Die Behandlung dieser Menschen ist sehr komplex, sie brauchen nicht nur Chirurgen, sondern auch Psychotraumatologen. Die Bedeutung und Häufigkeit sexueller Traumatisierung wurde bisher sowohl im Erwachsenenalter als auch im Kindes- und Jugendalter stark unterschätzt. Infolge solcher Traumata finden sich häufig Störungen in der Beziehungsgestaltung und anhaltende Persönlichkeitsveränderungen. Diese Störungen sind oft auch mit aggressiven oder autistischen Tendenzen vergesellschaftet.

80 Prozent der posttraumatischen Belastungsstörungen äußern sich in Form von Ängsten, Depressionen und Suchtkrankheiten oder in einer zentrierten Somatisierung auf ein Organ oder ein Körperteil, zum Beispiel Unterleibsschmerzen nach Vergewaltigungen, chronischen Kopfschmerzen und Migräne. Diese psychischen Wunden benötigen auch einen „Verband". Deswegen *muss* die Funktion des Hausarztes besonders betont werden, da er meist die erste Anlaufstelle für Menschen mit posttraumatischen Belastungsstörungen darstellt. Er kennt den Patienten und dessen Familie am besten und steht ihnen somit auch am nächsten.

Prinzipiell wichtig:

- Bedürfnisse beachten
- bei Angst beruhigen
- Selbsthilfe anregen
- Frustrationen mildern
- berechenbar sein
- Hilfe anbieten und leisten

Traumatisierte Menschen ertragen das Gefühl, die Kontrolle zu verlieren, nur sehr schlecht. Man muss ihnen deshalb ein Mitbestimmungsrecht über die Deutung des Beschwerdebilds und die Behandlung einräumen. Es empfiehlt sich, den Patienten mit einzubeziehen, möglichst viele offene Fragen zu stellen und die Antworten, ohne sofortige Interpretation, einfach anzunehmen. Dies bedeutet auch, nicht nur das *Symptom*, sondern den *gesamten Menschen* zu behandeln.[35]

Sehr erfreulich ist die Einführung der praxisbezogenen Unterrichtseinheit „Ärztliche Basisfähigkeiten" an der Universität Göttingen. Dort lernen Medizinstudenten des ersten klinischen Semesters unter der Leitung von Prof. Christoph Hermann-Lingen, das Gespräch mit den Patienten zu führen. Die Studenten erlernen im Rahmen des Kurses praktische Grundfertigkeiten und eignen sich wichtige soziale und kommunikative Fähigkeiten an. Dieser Versuch ist wirklich bahnbrechend!

Die Ausbildung in der Abteilung Psychosomatik und Psychotherapie der genannten Universität muss ausdrücklich gelobt werden. Hier werden angehende Mediziner auf die praktische Gesprächsführung vorbereitet. Das Gespräch wird auf Video aufgenommen und später in den Kursgruppen besprochen. Zuerst üben die Studenten untereinander, später schlüpfen auskunftswillige Laien in die Rolle, sodass die Studenten auch mit realen Fällen konfrontiert werden.[36] Die Wichtigkeit des ärztlichen Gesprächs, besonders des Erstgesprächs (Anamnese), kann nicht genügend betont werden. Speziell ältere Ärzte, die nicht über die technisierten Untersuchungsmöglichkeiten verfügen, betonen: „Eine gute Anamnese ist die halbe Therapie!"

Da die Fakten, die gegen den so genannten „medizinischen Fortschritt" sprechen, mehr als nur ernüchternd sind, liegt es nahe, sich mit Alternativen auseinander zu setzen. Die folgenden Seiten zeigen Ihnen, dass – und wie – es auch anders geht.

Wenn Sie bereit sind, „mitzuarbeiten" (und möglicherweise das eine oder andere in Ihrem Leben verändern), wenn Sie sich auf die sanfte, energetische Medizin und ihre Methoden und Prinzipien einlassen, wird dies zu Ihrer Gesundung und Gesunderhaltung beitragen.[37, 38]

Pflanzenheilkunde im Mittelalter

Es ist bewiesen, dass bereits die Ärzte im Altertum mithilfe von Pflanzen viele Krankheiten heilen konnten. Zur Zeit Karls des Großen wurde das Pulver der Herbstzeitlosen gegen „fressende Geschwüre" angewandt. Seit Beginn des 20. Jahrhunderts machten sich Pharmakologen und Mediziner über diese Weisheit lustig. Vor einigen Jahren hat man jedoch herausgefunden, dass das Pulver ein Zellgift namens *Colchizin* enthält, das für die heilsame Wirkung des Pulvers verantwortlich ist.

1999 gründete die Universität Würzburg in Zusammenarbeit mit einer Abtei und dem Arzneimittelhersteller GlaxoSmithKline eine Forschergruppe für Klostermedizin. Diese konnte in den vergangenen Jahren zeigen, dass unter dem Stichwort Klostermedizin „interessante und wissenschaftlich seriöse Arbeit geleistet werden kann", so Prof. Gundolf Keil, Leiter der Gruppe.[39] Rezepte aus dem Mittelalter und aus der früheren Neuzeit werden analysiert und mit dem modernen Wissen über Pflanzen verglichen. Anschließend werden die historischen Pflanzenmonografien in Datenbanken gespeichert, wovon auch die moderne Phytotherapie profitieren kann.

Akupunktur

Als ich 1976 begann, mich mit der Akupunktur zu beschäftigen, wusste ich noch nicht, dass diese jahrtausendealte Behandlungsweise chinesischen Ursprungs einen solchen Siegeszug antreten und eine so hohe Wertschätzung erfahren würde, wie es heute der Fall ist. Sie wird im 21. Jahrhundert im Westen mehr und mehr akzeptiert und geschätzt.

Mein erster Patient, von Beruf OP-Pfleger, wollte das Rauchen aufgeben und bat mich um Hilfe. Er hatte gehört, Akupunktur sei „gut" dafür. Soeben aus meinem ersten Akupunkturseminar zurückgekehrt, besorgte ich mir einige Nadeln und stach zu. Mit dem Ergebnis, dass er sich am nächsten Tag wegen eines heftigen Brechdurchfalls krankschreiben lassen musste. Ich hatte wohl einen falschen Punkt erwischt! Nach weiteren drei Sitzungen, bei denen ich eine glücklichere Hand hatte, gab er das Rauchen auf. Er war glücklich und ich beeindruckt und stolz.

Im Lauf der Jahre lernte ich viel dazu und gleichzeitig die Wirkung der Akupunktur mehr und mehr schätzen. Es war mein Glück, dass ich während der

Zeit als Assistenzarzt immer einen toleranten und aufgeschlossenen Chef hatte, der mich zu weiterem Lernen ermutigte und mir die Anwendung des erlernten Akupunkturwissens im Krankenhaus erlaubte.

In den 70er-Jahren trat die Akupunktur ihren Siegeszug in der westlichen Welt an. Mehrere Studien belegten deutlich die Wirksamkeit des Nadelns. Am umfangreichsten und sehr beeindruckend ist die Studie der Charité in Berlin. Sie zeigt, dass mit dem kleinen Nadelstich viel mehr zu erreichen ist, als Hochschulprofessoren je zugegeben hätten. Verschiedene Krankenkassen starteten Modellversuche (allen voran die Techniker Krankenkasse), wobei die Ergebnisse schließlich überzeugten. Es wurden Patienten mit Hals- und Lendenwirbelsäulenschmerzen, Kopf- und Arthroseschmerzen sowie Patienten mit Heuschnupfen und Asthma behandelt. Sie erhielten eine Serie von Sitzungen. Je nach Indikation nahmen die Schmerzen beziehungsweise Symptome bei 73 bis 90 Prozent der Patienten nachweislich ab. Dieser Effekt hielt auch noch nach sechs Monaten an. Aus diesem Grund ist die Forderung der Techniker Krankenkasse, Akupunktur für bestimmte Indikationen als Regelleistung einzuführen, verständlich. Akupunktur ist eine wirkungsvolle, sichere und vor allem dauerhafte Alternative zu konventionellen Behandlungsmöglichkeiten.[40-42] Akupunktur ist Teil der Traditionellen Chinesischen Medizin (TCM) und gehört zu den energetischen Behandlungsmethoden, die immer mehr an Raum und Aufmerksamkeit gewinnen. Positive und negative Energie (Yin und Yang) werden ausgeglichen, wodurch eine Harmonisierung oder ein Ausgleich erfolgt. Die beklagten Beschwerden bessern sich deutlich, sie können sogar ganz verschwinden.

Zu den energetischen – und meines Erachtens wichtigsten – Behandlungsmethoden gehören außerdem die Gesprächstherapie und die Klassische Homöopathie. Wie wichtig das ärztliche Gespräch ist, ein kleiner Teil der Gesprächstherapie, wurde bereits mehrfach dargelegt. Der gesamte Komplex der Gesprächs- oder auch Psychotherapie kann im Rahmen dieses Buches nicht zufrieden stellend behandelt werden. Der Hinweis auf die schier unendliche Auswahl an weiterführender Literatur muss daher genügen.

Homöopathie – Klassische Homöopathie

Keine mir bekannte Methode wird mit so viel Vehemenz diskutiert und von der beherrschenden Schule mit so viel Misstrauen beäugt und abgelehnt wie die Homöopathie.

Gegner und Befürworter prallen aufeinander. Argumente für die Homöopathie werden ignoriert oder als nicht sachlich abgetan. Wenn man Homöopathie allerdings wirklich verstehen *will*, so lassen sich die Tatsachen nicht von der Hand weisen. Und bemüht man seinen gesunden Menschenverstand, kann man die Homöopathie auch sehr leicht begreifen.

Dass zum Pflanzenwachstum nicht nur Erde, sondern auch Energie, Wärme und Licht notwendig ist, ist jedem von uns bekannt. Materie allein reicht nicht aus, um Wachstum und Leben hervorzubringen, die Energie ist entscheidend.

Wenn Sie in Ihrem Wohnzimmer auf der Couch sitzen und sich einer Fernsehsendung widmen, so gelangen – vereinfacht ausgedrückt – die einzelnen Bilder durch eine komplizierte, elektromagnetische Bildumwandlung vom jeweiligen Ausstrahlungsort auf energetischem Wege in Ihr Wohnzimmer. Eine Kamera nimmt die Bilder auf, wandelt sie in energetische Informationen um, die vom Fernsehsender ausgestrahlt, von Ihrer Antenne (oder Satellitenschüssel) empfangen und durch die Bildwandlerröhre in Ihrem Fernsehgerät wieder in Bilder zurückverwandelt werden. Die Bilder entstehen also nicht in ihrem Fernseher, sondern sind das Ergebnis einer energetischen Informationsübertragung. Niemand wundert sich mehr über diesen alltäglichen Vorgang, obwohl nur wenige ihn wirklich verstehen.

Ähnlich ist es bei Ihrem Computer. Damit dieser funktioniert, werden drei Dinge benötigt: Hardware, Energie und Programme. Fehlt eine dieser drei Komponenten, läuft der Rechner nicht. Kommt es zu einem Programmfehler, einer Störung, zum Beispiel durch einen „Virus“, benötigen Sie sicherlich keine neue Festplatte. Auch die Sicherung muss nicht ausgewechselt, geschweige denn der Bildschirm ersetzt werden, sondern es genügt, das Programm neu zu installieren oder zu korrigieren. Es sind also nur *neue* Informationen notwendig, ein „intaktes“ Programm.

Unsere Krankheitssymptome, wie Kopfschmerzen, Durchfall, Ausschlag oder Asthma, aber auch Depressionen und Verhaltensstörungen von Kindern oder Erwachsenen sind oft nur Fehlermeldungen auf unserem „Bildschirm“ (zum Beispiel ein Ausschlag auf der Haut) und erfordern anstelle einer Reparatur der „Hardware“ lediglich die Behebung des Programmfehlers mithilfe einer neuen Information! Hierfür sollten nur *energetische* Behandlungsmethoden in Frage kommen. In der Homöopathie wird auf Ihre „Festplatte“ sozusagen ein „Update“ aufgespielt und Ihr „System“ funktioniert anschließend wieder wie gewohnt. Durch die homöopathische Mittelgabe erreichen wir also nichts anderes als eine Informationsübertragung, eine Programmkorrektur.

Homöopathische Medikamente werden aus Ausgangssubstanzen hergestellt, die pflanzlich, tierisch oder mineralisch sein können. Durch intensives Verreiben und Verschütteln gelang es Samuel Hahnemann, dem Begründer der Homöopathie, den Substanzen die spezifische Energie und Information ihrer Materie zu entlocken. Diese Information speicherte er auf Trägersubstanzen und übertrug sie damit auf den lebenden Organismus (Mensch, Tier, Pflanze).

Wasser als Gedächtnisträger

Unser Organismus besteht zu 70 Prozent aus Wasser, das Gehirn und das Rückenmark sogar zu 99 Prozent. Wasser ist ein bemerkenswerter Stoff: Er kann in drei Formen existieren: gasförmig als Wasserdampf, flüssig als Wasser oder in festem Zustand als Eis. Wasser besteht aus zwei Atomen Wasserstoff (H) und einem Atom Sauerstoff (O). Wasser ist aber mehr als nur die chemische Formel H_2O, es ist außerdem in der Lage, verschiedene Formationen anzunehmen (Klumpenbildung, Clusterbildung) und sich dadurch neu zu formieren. Demnach ist Wasser Energie- und Informationsträger zugleich. Untersucht man Wasserkristalle aus unterschiedlichsten Quellen, so nehmen sie ganz unterschiedliche Formen an.[43, 44] Durch die Umgebung oder andere energetische Einflüsse findet eine strukturelle Wasserveränderung statt. Dieses Verhalten ist derzeit mit wissenschaftlichen Methoden noch nicht zu erklären.

Dass das Ganze kein Märchen ist, demonstriert der japanische Forscher Masaru Emoto.[45, 46] Er untersuchte diverse Wasserproben, indem er sie einfror und die entstandenen Eiskristalle im Dunkelfeldmikroskop fotografierte. Die Bilder lieferten erstaunliche Ergebnisse, denn die Form der Kristalle war abhängig davon, wie das Wasser vor dem Gefrieren behandelt worden war. Auch Musik und gesprochene Worte hinterließen eine höchst bemerkenswerte, bestimmte Veränderung und Klumpenbildung. Diese Fotografien zeigen sehr schön, dass Wasser ein „Gedächtnis" besitzt.[47]

Wasser, die elementarste Voraussetzung für Leben, ist noch immer gänzlich unerforscht und steckt voller Geheimnisse. Wie wollen wir unseren Körper verstehen, wenn 70 Prozent seiner Masse uns Rätsel aufgibt? Das Wunder „Mensch" ist noch lange nicht erforscht, noch unendlich vieles gilt es zu ergründen – auch oder gerade für die Ärzte.

Eine belegbare Tatsache ist jedoch, dass ein nach den Regeln der Klassischen Homöopathie korrekt verordnetes homöopathisches Medikament beim Menschen, aber auch bei allen anderen Lebewesen, schnell und nachhaltig wirkt.

Wie Arsenicum album *mein Leben veränderte*

Die persönliche Erfahrung mit einem schnell wirkenden und tief greifenden homöopathischen Mittel, *Arsenicum album,* hat mein Leben verändert und mich überzeugt. 1982 nahm ich an einem Akupunkturseminar teil. Am zweiten Tag des Seminars bekam ich so starken Brechdurchfall, dass ich die Vorlesung wegen des Flüssigkeitsverlustes nicht mehr besuchen konnte. Ich war so kraftlos, dass ich nur liegen konnte. Eine Teilnehmerin des Seminars drückte mir ein paar weiße Kügelchen in die Hand und sagte: „Löse sie in Wasser auf und nimm danach alle 10 bis 15 Minuten einen Teelöffel dieser Flüssigkeit zu dir.“ Was ich nie zu hoffen gewagt hätte, geschah: Nach der vierten Einnahme hörten Durchfall und Erbrechen auf, nach weiteren 30 Minuten konnte ich wieder in den Vortragssaal zurückkehren.

Diese völlig neue Erfahrung, nach – oder sollte ich sagen trotz? – langjähriger profunder medizinischer Ausbildung (Universität, Gynäkologie, Sportmedizin, Pulmonologie, Kardiologie, Radiologie, Gastroenterologie, Onkologie und Schmerzambulanz), beeindruckte mich in solchem Maße, dass die faszinierende Welt der Homöopathie mich seither nicht mehr losgelassen hat. Immer wieder von Neuem die dauerhafte Gesundung von leichten wie auch schweren Krankheiten zu erleben, überrascht und begeistert mich auch noch nach so vielen Jahren. Noch immer bin ich jedes Mal überwältigt von den Veränderungen, welche bei den Patienten nach einer passenden Verordnung innerhalb von Stunden, Tagen oder Wochen möglich sind. Diese dokumentiere ich auf Dias oder Video. Wenn ich die Bilder und Filme vor und nach der Behandlung vergleiche, frage ich mich selbst häufig: „Ist das wirklich dieselbe Person?“

Die Homöopathie

Der Begründer der Homöopathie, Christian Friedrich Samuel Hahnemann (1755-1843), war eine der herausragendsten Persönlichkeiten seiner Zeit. Er war ein auf vielen Gebieten bewanderter Gelehrter und sprach mehrere Sprachen. Als Arzt und Apotheker frustrierten ihn seine nur bescheidenen therapeutischen Erfolge. Um die Nebenwirkungen der anfangs von ihm verabreichten Medikamente zu minimieren, entwickelte er eine neue Behandlungsmethode. Der Erfolg stellte sich ein, als er die Dosis immer weiter verringerte und dabei feststellte, dass die Wirkung des Medikamentes zwar bestehen blieb, die Nebenwirkungen aber nach und nach verschwanden. Er experimentierte, unternahm Selbstversuche, testete Medikamente an seiner Familie, beobachtete und führte genauestens Buch, bis er 1796 das „Simile-Prinzip"* in seinem Artikel „Versuch eines neuen Prinzips zur Auffindung der Heilkräfte der Arzneisubstanzen, nebst einigen Blicken auf die bisherigen" veröffentlichte.[48] Hier taucht zum ersten Mal seine viel zitierte Aussage auf, womit er den Grundstein der Homöopathie legte: „Similia similibus curantur", zu Deutsch: „Ähnliches mit Ähnlichem heilen".

Die Ärzteschaft reagierte gespalten, er wurde genauso bewundert wie verteufelt. Aufgrund seiner fortwährenden Behandlungserfolge drang sein Ruf bis ins Ausland vor, sogar bis nach Frankreich, wo er die letzten Jahre seines Lebens verbrachte. Er lehrte dort und führte sehr erfolgreich eine stark frequentierte Praxis.

Als er 1843 in Paris starb, hinterließ er eine ausgefeilte, nicht auf die Krankheit, aber auf die erkrankte Person abgestimmte Behandlungsmethode. Diese Therapie wurde in ihrer Tragweite weder von ihm selbst oder von seinen Nachfolgern, noch von der modernen Gesellschaft und Medizin richtig eingeschätzt. Diese bahnbrechende Methode wird in Zukunft mehr und mehr an Bedeutung gewinnen.

George Vithoulkas, Alternativ-Nobelpreisträger von 1996 und zeitgenössischer Nachfolger, bezeichnete die Medizin Hahnemanns als „Medizin der Zukunft".[49]

Als *erstes* und wichtigstes *Grundprinzip* gilt, dass Ähnliches mit Ähnlichem geheilt wird. Ein Beispiel soll das verdeutlichen:

Sicherlich verwenden Sie beim Kochen auch hin und wieder eine Zwiebel. Dazu muss sie geschält und klein geschnitten werden, eine Tätigkeit, die in unangenehmer Weise von Augenbrennen, Tränenfluss und wässriger Nasenabsonderung begleitet wird. Dieselben Symptome zeigt auch ein Patient, der an Heuschnupfen leidet. Daher ist es durchaus möglich, dass die homöopathische Zwiebel *(Allium cepa)* dem an Schnupfen oder Heuschnupfen Erkrankten Linderung bringen kann.

Das *zweite Prinzip* der Homöopathie erklärt, woher wir das wissen: Es ist die Arzneimittelprüfung an Gesunden. Freiwillige Probanden nehmen das homöopathische Mittel ein und die Symptome, die sich daraufhin einstellen, werden sehr genau aufgezeichnet. Die eingenommenen Arzneien produzieren beim Gesunden körperliche, aber auch geistige und seelische Symptome, die in den Büchern für Homöopathie als „Arzneimittelbilder"* beschrieben werden. Nach einer peinlich genauen Erhebung aller Umstände der Erkrankung, wobei auf jede Kleinigkeit geachtet und insbesondere auch ungewöhnlichen Äußerungen des Patienten große Beachtung geschenkt wird, suchen wir nach demjenigen homöopathischen Mittel, dessen Arzneimittelbild dem Beschwerdebild am ähnlichsten ist.

Das *dritte Prinzip* der Homöopathie ist die Verdünnung, Verarbeitung und Dynamisierung (Potenzierung) nach den Vorschriften des homöopathischen Arzneibuches, wodurch die einzelnen Potenzstufen (C, D, Q-Potenzen) entstehen. Ab einer bestimmten Verdünnungsstufe enthalten diese dynamisierten (potenzierten) Arzneien kein einziges Molekül der Ausgangssubstanz mehr, sondern nur noch deren Energie – sie sind Informationsträger. Diese Information kann dem erkrankten Organismus den Impuls zur Heilung geben. Aufgrund langjähriger Beobachtung durch zahlreiche homöopathische Ärztegenerationen wissen wir, dass dieser Prozess sich in einer bestimmten Abfolge vollzieht und mit der Wiederherstellung der Gesundheit endet. Hierzu im Folgenden einige Beispiele:

Aconitum – Sturmhut oder Blauer Eisenhut

Wie der Name der Pflanze bereits andeutet, treten die Beschwerden plötzlich und heftig, fast sturmartig auf. Es kann sich um eine plötzliche Schmerzattacke oder auch um plötzliches Fieber handeln. Homöopathen denken oft an diese Pflanze, wenn die Entstehung der Symptome durch kalte Zugluft oder trockene Kälte vermutet wird. Aber auch ein plötzliches Ereignis, ein physischer oder psychischer Schock kann den Einsatz von *Aconitum* indizieren. Genauso rasch wie die Symptome auftreten, verschwinden sie nach Einnahme einer Gabe von *Aconitum* auch wieder.

Heilmittel Aconitum

Ich erinnere mich noch genau an meine ersten „homöopathischen Gehversuche" vor gut 23 Jahren, als wir mit Freunden in der Schweiz zum Skifahren waren. Es war ein kalter Wintertag. Der einjährige Sohn der befreundeten

Familie zahnte und schrie im Schlaf vor Schmerzen immer wieder auf. Eine Gabe *Aconitum C30* beendete sein Leiden schlagartig und so konnten das Kind, die Eltern und auch wir die Nacht ungestört schlafend verbringen.

Bambus

In Asien ist ein Leben ohne *Bambus* nicht denkbar. Er dient als Baumaterial, als Wasserleitung, die Bambussprosse sogar als Nahrung. *Bambus* wächst sehr schnell - 20 bis 25 cm pro Tag. Die Bambusfasern haben eine Länge von etwa einem Zentimeter. Das in unseren Breitengraden verwendete Baumholz hat hingegen eine Faserlänge von nur einem Millimeter. *Bambus* ist also biegsam, hält hohen Gewichtsbelastungen Stand und bricht daher nur selten.

Diese Eigenschaften spiegeln sich auch in der Arzneimittelprüfung wieder. Das Mittel ist hauptsächlich für Personen geeignet, die einer extrem hohen, fast übernatürlichen Belastung ausgesetzt sind.

Heilmittel Bambus

Nehmen wir an, es handelt sich um eine mehrfache Mutter, die in Haushalt und Kindererziehung gleichermaßen perfekt sein möchte. Außerdem hat sie die im Haus lebenden Eltern oder Schwiegereltern zu versorgen. Der Ehemann ist selbstständig, er findet kaum Zeit, sich um die Familie zu kümmern. Die Patientin kümmert sich auch um die Organisation sowie das Rechnungswesen des Unternehmens ihres Mannes. Der tägliche 17- bis 18-Stundenjob kann bei dieser Frau zu einem massiven Erschöpfungszustand führen, der diverse körperliche und psychische Beschwerden auslöst. Solche Menschen erkranken und kränkeln vielleicht, aber sie brechen nicht zusammen. Hauptbeschwerden sind Rückenschmerzen, Verspannungszustände der Rückenmuskulatur, Kopfschmerzen, Steifheit oder Schwächegefühl.

Wirbelsäule und Bambusstange sehen sich verblüffend ähnlich. Ich erinnere mich an einige Mütter, denen *Bambus* hervorragend half. Die Schmerzzustände, oft Kopfschmerzen von drückendem Charakter, aber auch Schlaflosigkeit oder körperliche Unruhe, besserten sich in kürzester Zeit.

Lycopodium - Bärlapp

Lycopodium ist eine der ältesten Pflanzen der Erde und existiert seit etwa 400 Millionen Jahren. Die Pflanze hat sich mit enormer Widerstandskraft über diesen langen Zeitraum erhalten und ihre Zähigkeit spiegelt sich auch im Verhalten der *Lycopodium*-Menschen wieder. Sie sind zähe und ehrgeizige, auch sehr bestimmende Zeitgenossen mit viel Ausdauer und großer Anpassungsfähigkeit, genauso wie die Pflanze. Diese Menschen treten in der Öffentlichkeit als liebenswerte Personen in Erscheinung, können sich aber zu Hause unter Umständen als echte Tyrannen gebärden. Das Medikament wird in der heutigen Gesellschaft häufig benötigt und ist besonders geeignet für Beschwerden der rechten Körperhälfte. Im Gegensatz zu *Aconitum* entwickeln sich die Krankheiten eher langsam, auch die Heilung braucht länger.

Heilmittel Lycopodium

Als Liselotte vor dreieinhalb Jahren in meine Praxis kam, hatte sie bereits eine lange Leidensgeschichte hinter sich. Sie wuchs als Kriegskind im Bombenhagel auf, musste viel Zeit in Bunkern verbringen und auf vieles verzichten. Schon als Kind hatte sie die Aufgabe, ihre schwache Mutter zu unterstützen. Die Ängste, das Herzrasen und der hohe Blutdruck der Patientin haben ihren Ursprung demnach weit in der Vergangenheit. Nach der Einnahme von *Lycopodium* fühlte sie sich besser, der Schlaf regelte sich, das Herzrasen hörte auf und der Blutdruck senkte sich auf Normalwerte. Ihre letzte telefonische Aussage im Januar 2005 lautet: „Ich bin stabil, habe sogar die Herzoperation meines Mannes gut verkraftet, mich kann kaum etwas aus dem Gleichgewicht bringen."

Ozon

Ozon ist als dreiwertiger Sauerstoff Bestandteil der Stratosphäre in 10 bis 50 km Höhe und schützt uns vor übermäßig starken Sonnenstrahlen. In hoher Konzentration schadet *Ozon*, belastet die Atmungsorgane und führt zu Krankheitssymptomen, die hauptsächlich im Nasen-Nebenhöhlen-Bereich und im Bereich der Lunge auftreten. *Ozon*, homöopathisch verabreicht, kann also chronische Nasen-Nebenhöhlen-Entzündungen, Verstopfung der Nase und Kopfschmerzen, aber auch Husten, Reizhusten und Trockenheitsgefühl in den Atemwegen lindern, ja, sogar heilen. Zu den Beschwerden müssen allerdings noch einige andere, persönliche Merkmale passen.

Heilmittel Ozon

Ozon wirkte auch bei U., einer Patientin, die ich 2001 nur für kurze Zeit betreute, da sie meine Unterstützung bald nicht mehr benötigte. Sie suchte mich wegen ihrer häufigen Nasen-Nebenhöhlen-Entzündungen und den jährlich fünf bis sechs Erkältungen auf, die immer mit Halsweh begannen. Diese Symptome wurden jedes Mal von einem lästigen Herpes an der Oberlippe begleitet. Der Blutdruck war niedrig. Nach der Einnahme von *Ozon* in homöopathischer Form verschwand die gesamte Symptomatik. Sie war seither nicht mehr krank.

Arsen

Arsen, normalerweise ein sehr starkes Gift, gilt in der Homöopathie als eines der wichtigsten Heilmittel. Die Wirkung ist tief greifend und schnell. Es gibt keinen Bereich im Organismus, den *Arsen* nicht beeinflussen könnte. Es wirkt auf die Psyche und das Gemüt, aber auch auf den Körper. Aus diesem Grund wird es selbst bei den schwierigsten Krankheiten erfolgreich angewendet. Der *Arsen*-Mensch ängstigt sich fast ständig und häufig sind Verlustängste, zum Beispiel Verlust der Arbeitsstelle oder von Hab und Gut, ein typisches Begleitsymptom. Er will alles möglichst genau, ja, perfekt bewältigen. Da dies nicht immer gelingt, wird er ruhelos und auch in Bezug auf Kleinigkeiten unentschlossen.

Heilmittel Arsen

Als Eva im Frühjahr 2001 mit einem Unterschenkelgeschwür in meine Praxis kam, beschwerte sie sich zusätzlich über wiederkehrende Durchfälle. Sie war sehr verzweifelt. Sie litt seit 1996 an einem Unterschenkelgeschwür, das trotz verschiedener ärztlicher Bemühungen bis 2001 offen blieb und ständig nässte. Das Bein bereitete ihr nicht nur große Sorgen, sondern sie entwickelte ein regelrechtes Angstgefühl und quälte sich mit der Frage, ob ihr eine Beinamputation bevorstehe. Nach der Gabe von *Arsenicum album* war die Wunde innerhalb weniger Wochen geschlossen, die beklagten Durchfälle hörten noch früher auf. Bis zum heutigen Tag, fast vier Jahre nach der Behandlung, geht es Eva sehr gut.

Lac felinum – Katzenmilch

Als Melanie im April 1995 zu mir kam, war sie gerade neun Jahre alt.

Heilmittel Lac felinum

Sie litt an einer Tierhaarallergie, besonders stark plagten sie Katzenhaare. Melanie klagte weiterhin über chronischen Husten und Durchfälle mit Blähungen. Die Haut in ihren Ellenbeugen war rau, wund, entzündet und voller lästiger Dellwarzen.

Beim Gespräch stellte sich heraus, dass Melanie häufig von Tieren träumte, drei- bis viermal in der Woche von Katzen. Sie liebte die Natur, beobachtete oft Frösche und Vögel und spielte gerne mit Stofftieren. Besonders gerne aß sie Fleisch, am liebsten Gulasch und Schnitzel, aber auch Fisch. Mit Gemüse, Obst und Salat konnte sie gar nichts anfangen. Sie sorgte sich sehr liebevoll um ihre jüngere Schwester. Lac felinum in homöopathischer Form half ihr rasch, die Warzen und auch der Ausschlag verschwanden. Die Familie konnte sich später sogar eine Katze anschaffen, denn Melanie wurde von ihrer Allergie vollkommen befreit.

Scorpio

Der Skorpion ist eines der Lebewesen, das seit vielen Millionen Jahren unverändert auf der Erde existiert. Skorpione sind Einzelgänger, kräftige Tiere und außerordentliche Kämpfer. Ihr Gift kann für Mensch und Tier tödlich sein. Wenn sich zwei Skorpione treffen, bekämpfen sie sich bis zum Tod. Nach der Paarung frisst das Weibchen das Männchen auf. Die Tiere können sich an ihre Umgebung gut anpassen, mögen die Bedingungen auch noch so extrem sein. Sie graben sich selbst in einen harten Untergrund bis zu einem Meter tief ein und vermögen das Hundertfache ihres eigenen Gewichts zu stemmen. Skorpione können lange Zeit ohne Nahrung und Flüssigkeit überleben.

Heilmittel Scorpio

Als B. zu mir kam, hatte sie Rückenschmerzen und schäumte vor Wut. Besonders auffällig waren ihre giftigen Bemerkungen, als sie sich über den unliebsamen, viel beschäftigten Ehemann und über die ungehörigen, unzuverlässigen Kinder beschwerte; sie kam sich sehr alleine und verlassen vor. Sie erzählte: „Ich fühle mich eingeschlossen, so, als ob ich nicht mehr herauskäme. Wenn man mich zum Beispiel im Kosmetikstudio zudeckt oder mir eine Gesichtsmaske aufträgt, habe ich das Gefühl, als ob jemand den Deckel über mir schließen und Erde darauf schütten würde. Ich bekomme dann Herzklopfen, muss mich hinsetzen und reiße mir alles vom Körper."

Wie ein Skorpion, der unterirdisch lebt, besteht die Angst, unter der Erde verschüttet zu bleiben. Die homöopathische Gabe von Scorpio linderte bei B. nicht nur die beklagten Rückenschmerzen, sondern auch das Gefühl des Alleinseins verschwand und sie konnte die familiären Ereignisse aus einer anderen Perspektive betrachten, was eine erhebliche Erleichterung für alle beteiligten Personen bedeutete.

Diese Krankengeschichten sind wahr, so unglaublich sie auch klingen mögen! Dass die Effektivität der homöopathischen Behandlungsmethode wirklich vorhanden ist, bezeugen seit 1796 Generationen von Ärzten. Auch die Grundlagenforschung liefert klare Ergebnisse, die nicht von der Hand zu weisen sind und sowohl von den Anhängern als auch vor allem von den Skeptikern der Homöopathie akzeptiert werden müssen.

Die häufigsten Vorwürfe sind:

- Es handele sich lediglich um einen Plazeboeffekt.

  Diese Behauptung ist unhaltbar, da Tiere, Babys und sogar Pflanzen auf homöopathische Arzneimittel eindeutige Reaktionen zeigen. Diese Lebewesen sind nicht durch die Persönlichkeit des verordnenden Therapeuten zu beeindrucken. Die Wirkung kann daher nicht auf einem Plazeboeffekt beruhen.

- Es ist, als gebe man einen Tropfen in den Bodensee, das könne nicht wirken.

  Sogar größere Verdünnungen können durch Übertragung der Clusterbildung eine Wirkung entfalten. In der Praxis wird mit homöopathischen Mitteln gearbeitet, bei denen definitiv kein Wirkstoff mehr chemisch nachgewiesen werden kann. Dennoch belegt die Praxis, dass auch mit solchen Zubereitungen nachhaltige Wirkungen erzielt werden können.

  Interessant in diesem Zusammenhang sind die bereits erwähnten Untersuchungen von Masaru Emoto. Wasser reagiert auf seine Umgebung und kleinste energetische Einflüsse. Und der Mensch besteht zu 70 Prozent aus Wasser.[45, 46]

- Der Wirkungsnachweis sei wissenschaftlich nicht erbracht worden.

Die Grundlagenforschung der letzten Jahre zeigt an zahlreichen, unwiderlegbaren Studien, dass homöopathische Verdünnungen (Potenzen) in der Tat eine reproduzierbare Wirkung haben. Österreichische Wissenschaftler wiesen nach, dass das Schilddrüsenhormon Thyroxin in der Potenz D30 das Wachstum von Hochlandkaulquappen beeinflusst.[50] Schweizer Kollegen aus Bern stellten fest, dass man mit potenzierten, verdünnten homöopathischen Mitteln das Wachstum von Erbsenstöcken beeinflussen kann.[51]

Prof. K. Nieber aus Leipzig erbrachte den Nachweis, dass *Belladonna* (Tollkirsche) in potenzierter und sogar hoch potenzierter Form Muskelkontraktionen beeinflusst.[52]

Dies sind lediglich drei Arbeiten aus dem Bereich der Grundlagenforschung, die aus den vielen vorhandenen Berichten ausgewählt wurden. Die Liste könnte noch weiter fortgesetzt werden, interessierte Leser finden im Anhang entsprechende Literaturangaben.[53, 54]

Es ist folglich nur noch eine Frage der Zeit, bis die Klassische Homöopathie, die heute auf einen ärztlichen Erfahrungsschatz von mehr als 200 Jahren zurückblickt, endgültig die Wertschätzung erfährt, die sie auch verdient.

Eine Zusammenarbeit zwischen Hochschule und Homöopathie kommt meist aus finanziellen Gründen nicht zustande, da man mit Globuli (Zucker- oder Saccharosekügelchen, die eine mehr oder weniger stark verdünnte und zugleich potenzierte Arznei enthalten) leider nicht viel Geld verdienen kann. Es gibt in Europa nur noch wenige Hersteller von homöopathischen Heilmitteln.

In Indien dagegen ist die homöopathische Methode sehr anerkannt. Die Ausbildung der Ärzte erfolgt dort in entsprechenden Hochschul-Institutionen und an rund 800 homöopathisch arbeitenden Krankenhäusern.

Einen hoffnungsvollen Ansatz für die Etablierung der Homöopathie ist am Haunerschen Kinderspital in München zu finden, wo seit 1996 Ärzte, Homöopathen und Schulmediziner Hand in Hand arbeiten, sehr zur Zufriedenheit der kleinen Patienten und deren Eltern. Das könnte zumindest ein Anfang sein.

An der Universität Bern existiert eine so genannte *Kollegiale Instanz für Komplementärmedizin* (KIKOM), die es sich zur Aufgabe gemacht hat, noch nicht integrierte, dafür aber populäre, von Patienten erwünschte Behandlungsmethoden, unter anderem die Homöopathie, zu erforschen. Die Abteilung trägt den Namen „Grundlagenforschung Homöopathie und Anthroposophische Medizin“. Ein nachahmenswerter eidgenössischer Ansatz.

Innerhalb der Medizin gibt es glücklicherweise verschiedene Methoden mit unterschiedlichen Ansatzpunkten. Wir müssen uns bemühen, für jeden Patienten den effektivsten Weg, der zu seiner Gesundung führt, auszuwählen. Auf der einen Seite verfügen wir über die stoffliche, apparative Intensivmedizin für den akut Erkrankten, dessen Regulationssysteme versagt haben; demgegenüber steht ein regulatives, energetisches Verfahren für diejenigen Kranken, die an einer chronischen Funktionsstörung mit oder ohne Organveränderungen leiden.

Jede der beschriebenen Methoden hat zu gegebener Zeit ihre Berechtigung und es wird wohl nur mit einer Kombination aus beiden gelingen, dem gemeinsamen Ziel näher zu kommen.

> „Das höchste Ideal der Heilung ist schnelle, sanfte, dauerhafte Wiederherstellung der Gesundheit (...).“[55]
>
> *Samuel Hahnemann*

Anhang

(M)eine Vision

Es ist spät am Abend, ein Samstagabend Anfang Mai 2005. Den ganzen Tag war ich mit der Textprüfung des Buches beschäftigt. Das letzte Kapitel ist beendet und ich bin ein bisschen stolz, mich nach mehr als 21 Monaten auf der Zielgeraden zu sehen – bald ist alles geschafft! Ich bin nicht mehr frisch und am liebsten würde ich für heute aufhören, aber irgendwie kann ich noch nicht ...

Wenn ich in Gedanken das Buch durchblättere, dann glaube ich, etwas geschrieben zu haben, das hoffentlich eine lang anhaltende Diskussion auslösen wird. Es wird seine Leser polarisieren: Sie werden entweder aufgerüttelt oder zum Nachdenken angeregt. Es wird unter Ihnen Kopfschüttler, Skeptiker, aber vermutlich auch Anhänger geben, die dieses Werk unterschiedlich bewerten.

Meine Hoffnung ist, dass diejenigen Leser überwiegen werden, die aus dem Buch etwas „mitnehmen“ können, die für ihren Lebensweg eine Entscheidungshilfe finden und vielleicht auch neuen Mut schöpfen können. Es ist nie zu spät, einen anderen Weg zu wählen, auch wenn er erst ansatzweise bekannt ist und von der „Eisbergmedizin“ noch abgelehnt wird, wie dies bei den energetischen Behandlungsmethoden der Fall ist. Sie können mithilfe der Klassischen Homöopathie Ihre Gesundheit wiederherstellen oder sie vorbeugend nutzen, um gesund zu bleiben.

Die Homöopathie wird noch lange genauso bekämpft werden, wie seinerzeit die Theorien des Galileo Galilei ... Wir sollten jedoch endlich akzeptieren, dass unser Wissen *noch* sehr begrenzt ist, und dass *noch* ungeklärte Phänomene existieren, die wir zwar beobachten, aber nicht oder nur teilweise erklären können.

Meine Überzeugung ist, dass auch in der Medizin nun die Zeit gekommen ist, in der Materie und Chemie nicht mehr die höchste Priorität eingeräumt wird. Der Grund: Es passt nicht mehr in eine *zeitgemäße* Weltanschauung.

Wir sollten be- und erkennen, dass auch in unserem Organismus energetische Vorgänge die Steuerungskraft bewirken. Diese Steuerungskräfte zu lenken, ist nur mit *energetischen Methoden* möglich, zum Beispiel mit der Klassischen Homöopathie. Wenn wir unser Augenmerk auf das wichtigste Ziel richten, nämlich vor allem nicht zu schaden, sondern sanft, schnell und dauerhaft das Ungleichgewicht im Dasein wieder herzustellen, bleiben vor allem die sanften, energetischen Methoden als zum Ziel führend übrig.

Meine Vision und auch Hoffnung ist, dass Ärzte verschiedenster Weltanschauung, Ausbildung und Einstellung in toleranter Weise zusammenarbeiten, um zum Wohl des erkrankten Menschen die beste und schnellste Lösung für seine Genesung zu finden. Wenn wir dies verwirklichen können, haben wir unser Ziel fast erreicht!

Mit den besten Wünschen für Sie und Ihre Gesundheit verbleibt

Ihr Dr. Jenö Ebert

Danke

Das Wort *Danke* ist im täglichen Sprachgebrauch fast schon zu einer Gewohnheit geworden, oft wird es nur noch als Höflichkeitsfloskel verwendet. Es scheint mir kaum auszureichen, um all denen meine aufrichtige Dankbarkeit auszudrücken, die mir bei der Entstehung dieses Buches mit Rat und Tat zur Seite standen, mich gelenkt und manchmal auch meinen Sturkopf zum Innehalten und Nachdenken brachten.

Vor allem aber sage ich *Danke* meinem engsten Kreis – meiner Familie und meinem Praxisteam. Es war nicht immer einfach, meine „Schreibphasen" neben dem normalen Praxisbetrieb durchzustehen. Ihre Geduld und ihre Ermunterungen brachten mich jedoch immer wieder voran. Ganz besonders möchte ich auch meinen Töchtern Semira und Noémi danken, die aufgrund meiner Autorentätigkeit so lange und oft auf meine Anwesenheit verzichten mussten.

Danken möchte ich meiner Frau Yvonne, die fortwährend mit konstruktiver Kritik bemüht war, mich weiterzubringen, aber auch Verständlichkeit und Stil des Buches permanent zu verbessern – ganz zu schweigen von dem enormen Aufwand, der mit dem Tippen all dieser Seiten verbunden war.

Frau Marliese Wiegand war mir unersetzlich, wenn es um treffende Formulierungen meiner Aussagen ging. Durch unsere langjährige Zusammenarbeit wusste sie, was ich ausdrücken wollte und es gelang ihr, aus komplizierten Sätzen, die Aussagen herauszuschälen, die dahinter verborgen waren.

Bei den Recherchen standen mir viele Personen zur Seite und stellten mir Material schnell und uneigennützig zur Verfügung, wie PD. Dr. J. Roth von der Justus-Liebig-Universität in Gießen, Prof. Dr. med. K. F. Kölmel von der Georg-August-Universität in Göttingen, Herr Oberarzt Dr. med. R. S. Stange von der Klinik für Naturheilkunde des Universitätsklinikums Steglitz in Berlin, Frau Prof. Dr. med. I. Gerhard von der Ruprecht-Karls-Universität Heidelberg, Frau Dr. Asha Jain vom Kingfisher-Medical-Centre in London (GB), Frau PH. D. Christin Cole Johnson vom Henry-Ford-Health-System in Detroit (USA).

Das Buch wäre ohne die wertvollen Korrekturen von Claudia Romani, Frank Bartholmess und meiner treuen, aber kritischen Freunde, wie Cornelia Knackfuss, Hans Klingelstein, Angelika Trojahn, Richard Keberle, aber auch meiner Patienten, wie M. Hahn, B. Hauptner und G. Kaminski, in der gegenwärtigen Form nicht möglich gewesen.

Fachliche Anregungen erhielt ich von Frau Dr. Ulrike Dreher-Eiswirth und von Dr. Ulf-Gerd Brillinger. Bei der Korrektur des Kapitels über Impfung standen mir meine Kollegen Dr. Martin Hirte, Andreas Diemer, Dr. Stefan Rabe und Dr. Rolf Kron zur Seite. Auch aus dem „Impf-Report" von Frau Angelika Kögel-Schautz und von Herrn Hans Tolzin erhielt ich wertvolle Informationen und Hinweise.

Den letzten Schliff des Textes verdanke ich meiner Kollegin Frau Evelyn Weith, die in mühsamer Kleinarbeit sprachlich und fachlich korrigierte, sowie meinem langjährigen Aikido-Freund Stefan Walter, der mir Geduld und Zeit opferte, um fachliche Aussagen in für Laien verständliche Form umzuformulieren. Insbesondere Stefans Einsatz, seinen Ideen und Computerkünsten ist es zu verdanken, dass das Buch in eine akzeptable Form gebracht und dem Verlag präsentiert werden konnte.

Bei der Covergestaltung brachten die Idee meiner Tochter Noémi und die erste Umsetzung durch meine Patentochter Christine Knackfuss den Durchbruch.

Dem VAK-Verlag gebührt Dank, der einem unbekannten Erstlingsautor die Möglichkeit bietet, mit einem „ketzerischen" Titel an die Öffentlichkeit zu treten und seine Ansichten zu publizieren. Auch meiner Lektorin, Nadine Weber, die das Manuskript interessant fand, aufgriff und weitertrug, kann ich nur Anerkennung zollen. Das Ergebnis halten Sie jetzt in Ihren Händen. Wir sind stolz darauf!

Das Vorwort schrieben mein langjähriger homöopathischer Mitstreiter Dr. Hansjörg Heé aus St.Gallen in der Schweiz und meine verehrte Tutorin und Lehrerin der letzten Jahre Henny Heudens-Mast aus Löwen in Belgien. Ich fühle mich geehrt, dass sie diese Aufgabe übernommen haben.

Ohne meine ehemaligen Lehrer hätte ich es sicherlich auch nicht geschafft, ein Buch zu schreiben. Daher sollen auch sie nicht unerwähnt bleiben:

Prof. Dr. med. Matthias Dorcsi, Wien / München, Dr. med. Hugbald Müller, Köln, sowie ganz besonders Dr. med. Jost Künzli von Fimmelsberg St.Gallen / Zürich, den ich als Vaterfigur verehrte. Für seine Art und für sein Können bewunderte ich ihn genau so, wie viele andere aus seiner Supervisionsgruppe in Zürich. Nach ihm fand ich bei Rajan Sankaran und bei seiner Arbeitsgruppe (Divya Chhabra, Jajesh Shah, Sujit Chatterjee, Sunil Anand, Nandita Shah, Sudir Baldota in Mumbai in Indien) eine Erweiterung meines Horizonts.

Vor allem aber wäre dieses Buch ohne meine Patienten nicht möglich gewesen. Sie waren es, die mir die Treue hielten und die Genehmigung für die

Veröffentlichung ihrer Krankengeschichten gaben, ja, sogar zustimmten, ihre Bilder zu veröffentlichen, um Ihnen nicht nur trockene Aussagen, sondern auch lebendige Beispiele vorstellen zu dürfen.

Ihnen allen herzlichen Dank!

Wichtiges und Wissenswertes – Die fünf wichtigsten Fragen zur Homöopathie

Wie finde ich meine(n) Homöopathin oder Homöopathen?

Wichtig ist: Homöopathie ist nicht gleich Homöopathie und Homöopath ist nicht gleich Homöopath.

Einen Therapeuten zu finden, ist leider gar nicht so einfach. Der sicherste Weg ist, wenn Sie ihn oder sie von einem Freund, Familienmitglied oder einer zuverlässigen Person empfohlen bekommen. Sollte diese Möglichkeit ausscheiden, bleibt Ihnen die Suche über das Telefonbuch oder das Internet (vgl. *Nützliche Adressen*) nicht erspart.

Viele Ärzte führen die Zusatzbezeichnung „Homöopathie" auf dem Praxisschild. Diese Bezeichnung ist leider keine Gewähr, dass Sie dort auch eine klassisch homöopathische Behandlung erhalten werden. Manche Kollegen arbeiten weiterhin wie Schulmediziner: eine Diagnose wird gestellt und sie wird mit *mehreren* homöopathischen Mitteln oder sogar mit Komplexmitteln (mehrere Substanzen in einem Medikament) gleichzeitig behandelt. Dieses Vorgehen kann durchaus lindernde Effekte haben – und Sie freuen sich, dass es Ihnen so schnell wieder besser geht! Das häufigste Beispiel hierfür finden wir in der Einnahme eines quecksilberhaltigen Komplex-Präparates bei Halsschmerzen. Die Schmerzen lassen rasch nach und man glaubt, die Angelegenheit sei erledigt. Meistens ist dies aber nicht der Fall; die Halsschmerzen kehren nach ein bis zwei Wochen wieder zurück und greift erneut zu den „bewährten" Tropfen. Dieses Vorgehen ist nichts anderes als die Unterdrückung einer Krankheit.

Woran Sie einen Klassischen Homöopathen erkennen? Bereits das Wartezimmer fällt deutlich kleiner aus, als Sie es vielleicht gewöhnt sind. Meistens sitzt dort lediglich ein Patient oder eine Familie, die gemeinsam zum Arzt gehen möchte. Ohne einen festen, vorher vereinbarten Termin ist es sinnlos, „diesen" Arzt aufzusuchen. Die meist länger dauernden Gespräche müssen in gegenseitigem Interesse geplant werden. Leichte Terminverschiebungen sind natürlich trotzdem möglich, da das vor Ihrem Termin stattfindende Gespräch auch einmal länger dauern kann. Sind Sie schließlich an der Reihe, dürfen Sie Ihre Beschwerden meist ohne Unterbrechung ausgiebig schildern, auch dann, wenn Sie gegebenenfalls in einem Fragebogen bereits die gesamte Problematik beschrieben haben. Anschließend werden Sie mit vielen Detailfragen „bombardiert“. Sie werden staunen, was Ihr Homöopath alles von Ihnen wissen will.

Zum Beispiel bei Schmerzen: Wann und an welchem Körperteil tritt der Schmerz auf? Was sind mögliche auslösende Ursachen (Wetter, Schlafmangel, Menstruation)? Wie wird der Schmerz erlebt? Ist er ziehend, klopfend, drückend, stechend, brennend? Wohin strahlt er eventuell aus? Welche Faktoren lindern die Intensität des Schmerzes? Verschlimmert er sich, wenn ja, wodurch?

Zum Beispiel bei Verstopfung: Seit wann leiden Sie bereits unter Verstopfung? Beeinflusst die Nahrungsaufnahme die Verstopfung? Treten Begleiterscheinungen wie Bauchsymptome, Hautausschlag oder Müdigkeit auf? Löst die Verstopfung vielleicht Wohlbefinden aus? Ist der abgesetzte Stuhl zusammenhängend oder bröckelig? Welche Farbe hat er? Sind Beimengungen wie Essensreste, Schleim oder Blut zu sehen?

Zum Beispiel bei der Menstruation: Wann trat sie zum ersten, wann zum letzten Mal auf? In welchen Abständen? Wie lange dauert sie? Ist sie schmerzhaft, falls ja, vor, während oder nach der Blutung? Was lindert? Zusammenkrümmen, Wärme oder das Gegenteil? Sich ausstrecken und kühle Umschläge? Ist die Farbe des Blutes hell oder dunkel? Ist die Blutung tagsüber oder eher nachts stärker? Ist das Blut aus der Wäsche leicht zu entfernen? Wechselt Ihre Laune? Haben Sie vor der Periode „Putzwut“? Mögen Sie in dieser Zeit besonders gerne Süßigkeiten?

Es wird nach Ihren Vorlieben für oder auch Abneigungen gegen Nahrungsmittel sowie eventuellen Unverträglichkeiten gefragt. Alle Antworten werden genauestens notiert, es könnte sogar sein, dass man Sie fragt, ob Sie mit einer Tonband- oder Videoaufnahme einverstanden sind. Ihr Homöopath möchte keine Ihrer Äußerungen unbeachtet lassen beziehungsweise verpassen. Er bewertet und überprüft Ihre Aussagen nicht, Sie werden keine Benotung erfahren! Was und wie Sie Ihre Beschwerden schildern, mit welchen Worten oder Gesten Sie Ihre Aussagen untermalen, all das sind wertvolle Informationen und liefern Hinweise für die Suche nach dem „ähnlichsten“, auf Sie zutreffenden Arzneimittel.

Auch eine gründliche körperliche Untersuchung darf nicht fehlen. Dabei werden die Beschaffenheit der Haut, Farbe und Durchblutungsverhältnisse, Form und Anzahl der Muttermale sowie Warzen genauso registriert wie die Augenstellung, Augenfarbe, Zustand der Zähne, Aussehen der Zunge. Die Beschaffenheit von Hals und Brustkorb mit Herztätigkeit und Atmung sowie die Beschaffenheit des Bauches, Auffälligkeiten der Beine und Zustand der Venen, Schweißneigung der Hände und Füße, Besonderheiten von Haaren und Nägeln.

Für die meisten Patienten sind solch ein Gespräch und diese Form der Untersuchung das Gründlichste, was sie je bei einem Arztbesuch erlebt haben. Es zeigt aber auch die Absicht des Therapeuten, der Sie mit *allen* Ihren Eigenarten und Besonderheiten als Individuum erfassen und begreifen möchte.

Es sind die Puzzlestücke in dem Gesamtbild, nach dem er oder sie sucht: das passende und ähnlichste Arzneimittelbild. Nach solch einer ausführlichen Anamnese kann es vorkommen, dass Sie sich ein wenig in Geduld üben müssen, da Ihr Homöopath das Erzählte zusammenfassen und gewichten will. Er wird unter Umständen verschiedene Bücher oder ein spezielles Computer-Programm zu Rate ziehen, um Ihr Heilmittel, also das ähnlichste, auf Sie zutreffende Medikament zu ermitteln, das zu Ihrer Genesung führen wird.

Werden alle diese Kriterien erfüllt, dann haben Sie Ihren Homöopathen gefunden. Haben Sie ein bisschen Geduld mit ihm, aber auch mit sich selbst: eine Krankheit, die jahrelang Bestand hatte, kann nicht - oder nur selten - über Nacht verschwinden. Für jedes Krankheitsjahr rechnet man mindestens einen Monat homöopathische Behandlungszeit.

Bei welchen Krankheiten und Personen hilft Homöopathie besonders gut?

Generell kann bei Kindern und Kinderkrankheiten mit schneller Heilung gerechnet werden. Dies bedeutet natürlich nicht, dass bei Erwachsenen keine Genesung möglich ist. Allerdings zeigt die Erfahrung, dass dieser Prozess dann deutlich länger dauert. Je kürzer ein Leiden bestanden hat, desto schneller wird es auch wieder weichen. Akute Entzündungen, Verletzungen, fiebrige Zustände der Ohren, des Halses, auch Durchfallerkrankungen, Bronchitis und sogar Lungenentzündungen sprechen ebenfalls gut auf die Behandlung an, sofern eine korrekte Mittelwahl erfolgte.

Bitte behandeln Sie sich nicht eigenverantwortlich, fragen Sie immer Ihren *Homöopathen*! Allergien, Unruhezustände, Konzentrationsstörungen, persönliche Verhaltensstörungen, Bewältigung von traumatischen Ereignissen, sogar depressive Krankheitsbilder lassen sich mit homöopathischen Mitteln gut behandeln.

Wann kann Homöopathie nicht helfen?

Bei Mangelzuständen (zum Beispiel Vitamin- und Mineralien) sollten andere Methoden den Vorzug bekommen. Außerdem in Krankheitsstadien, bei denen die Organveränderungen weit fortgeschritten sind oder die Selbstregulationsfähigkeit des Organismus nicht mehr vorhanden ist. Das ist die Domäne der Akut- und Intensivmedizin, der substituierenden Maßnahmen oder der Operation. Beispiele hierfür sind Schockzustände, zum Beispiel infolge einer allergischen Reaktion, oder ein gravierender Flüssigkeitsverlust, beides ist immer ein Fall für die Intensivstation. Patienten mit Leberzirrhose oder im Endstadium einer Nieren- oder Herzschwäche gehören in die Transplantations-Chirurgie. Wo ein Hüftgelenk oder ein anderes Gelenk völlig abgenutzt oder zerstört ist, hilft nur ein künstliches Gelenk – und so weiter.

Gibt es Nebenwirkungen?

Keine Wirkung ohne Nebenwirkung. Die erste, aber hoffnungsvollste Nebenwirkung ist die homöopathische Erstverschlimmerung*. Das heißt, die beklagten Beschwerden verschlimmern sich vorübergehend, sind aber keineswegs lebensbedrohlich. Es zeigt dem Homöopathen, dass der Patient auf das verabreichte Mittel gut anspricht. Nur bei unsachgemäßer Handhabung, zum Beispiel bei zu häufigen Gaben von Hochpotenzen, kann es zu einer gravierenden Verschlechterung des Zustandes kommen. Insbesondere ist bei Hautkrankheiten Vorsicht mit *Sulfur* geboten.

Wie hoch sind die Kosten?

Eine homöopathische Behandlung wird von allen privaten Krankenkassen und Beihilfestellen bezahlt (Abrechnung nach GOÄ oder GbüH für Heilpraktiker).

Ab Juni 2005 übernimmt die Deutsche BKK (eine gesetzliche Krankenkasse) die Kosten für eine klassisch homöopathische Behandlung: eine einstündige Anamnese und auch die Folgekonsultationen werden honoriert. Andere gesetzlich Versicherte haben die Möglichkeit, eine Zusatzversicherung abzuschließen, die bis zu einem bestimmten Jahresbetrag, der von Versicherung zu Versicherung variiert, bei einer prozentualen Selbstbeteiligung, die Kosten erstattet. Eine solche Versicherung ist in der Regel nicht teuer und Ihre Gesundheit sollte es Ihnen wert sein.

Nützliche Adressen

Deutschland

Deutscher Zentralverein homöopathischer Ärzte
Am Hofgarten 5
53113 Bonn
Tel.: +49 (0) 228 / 24 25 33-0
Fax: +49 (0) 228 / 24 25 33-1
Internet: www.homoeopathy.de

Hahnemann-Gesellschaft Arbeitsgemeinschaft klassisch homöopathisch behandelnder Ärzte e.V.
Frau Renate Kamke
Sacrower Allee 65a
14476 Groß-Glienicke
Tel.: +49 (0) 33 201 / 43 04 50
Fax: +49 (0) 33 201 / 44 670
Internet: www.hahnemann-gesellschaft.de

Gute Auskünfte über Adressen von Klassischen Homöopathen erhalten Sie hier:

Bundesverband Patienten für Homöopathie e.V. (BPH)
Langestraße 47
37181 Hardegsen
Tel.: +49 (0) 55 05 / 10 70
Fax: +49 (0) 55 05 / 20 31
Internet: www.bph-online.de

Deutsche Gesellschaft für Klassische Homöopathie (DGKH e.V.)
Saubsdorfer Str. 9
86807 Buchloe
Tel.: +49 (0) 82 41 / 91 16 80
Fax: +49 (0) 82 41 / 91 17 02
Internet: www.dgkh-homoeopathie.de

Verband Klassischer Homöopathen Deutschland (VKHD)
Thränestraße 29
89077 Ulm
Tel.: +49 (0) 731 / 93 14 04-0
Fax: +49 (0) 731 / 93 14 04-1
Internet: www.vkhd.de

Homöopathie Forum
Grubmühlerfeldstraße 14a / Postfach 1460
82119 Gauting bei München
Tel.: +49 (0) 89 / 89 35 57 65
Fax: +49 (0) 89 / 89 99 96 10
Internet: www.homoeopathieforum.de

Clemens von Bönninghausen-Gesellschaft
Ahornstraße 1
37445 Walkenried
Tel.: +49 (0) 55 25 / 358
Internet: www.cvb-gesellschaft.de

Literaturrecherche:

Institut der Medizin
Straussweg 17
70184 Stuttgart
Tel.: +49 (0) 711 / 46 08 41 71, 72
Fax.: +49 (0) 711 / 46 08 41 81
Internet: www.igm-bosch.de

Schweiz

Schweizerischer Verein Homöopathischer Ärztinnen und Ärzte (SVHA)
Sekretariat SVHA
Frau V. Greising
Dorfhaldenstraße 5
6052 Hergiswil
Tel.: +41 (0) 41 / 630 07 60
Fax: +41 (0) 41 / 280 30 36
E-Mail: sekretariat@svha.ch
Internet: www.svha.ch

Schweizerische Ärztegesellschaft für Homöopathie (SAHP)
Dorfhaldenstraße 5
6052 Hergiswil
Tel.: +41 (0) 41 / 61 09 686
Fax: +41 (0) 41 / 2803036
E-Mail: info@sahp.ch
Internet: www.homoeopathie-aerzte.ch

Schweiz

Homöopathie Verband Schweiz (HVS)
Postfach
8708 Männedorf
Tel.: +41 (0) 1 / 79 02 849
Fax: +41 (0) 1 / 79 02 879
E-Mail: info@hvs.ch
Internet: www.hvs.ch

Schweizerische Homöopathie Gesellschaft (SHG / SGKH)
Postfach 1050
8134 Adliswil
Tel.: +41 (0) 1 / 71 09 07-0
Fax: +41 (0) 1 / 71 09 09-1
Internet: www.homoeopathie.org

Verein Klassischer Homöopathen (VKH)
Moosgasse 6
2562 Port
Tel.: +41 (0) 32 / 331 60 51
Fax: +41 (0) 32 / 331 13 79
Internet: www.vkh.ch

Österreich

Ärztegesellschaft für Klassische Homöopathie
Kirchengasse 21
5020 Salzburg
Tel.: +43 (0) 662 / 43 78 41
Fax: +43 (0) 662 / 43 78 41-15
Internet: www.aekh.at

Österreichische Gesellschaft für Homöopathische Medizin (ÖGHM)
Mariahilferstraße 110
1070 Wien
Tel.: +43 (0) 1 / 52 67 575
Fax: +43 (0) 1 / 52 67 575-4
Internet: www.homoeopathie.at

Österreichische Gesellschaft für Veterinäre Homöopathie (ÖGVH)
Sekretariat
Frau Gudrun Böckmann
Mariahilferstraße 110
1070 Wien
Tel.: +43 (0) 1 / 526 75 75
Fax: +43 (0) 1 / 526 75 75-4
Internet: www.oegvh.at

Kosten

Alle Werte basieren auf den gültigen Gebührenordnungen für Ärzte (EBM und GOÄ) von 2004.

Augenarzt [1]	**EBM (Kasse)**			**GOÄ (Privat)**		
Untersuchung/Maßnahmen	*Ziffer*	*Punkte*	*multipl.*	*Ziffer*	*einfach*	*multipl.*
Grundvergütung Beratung	1	340	13,80	1	4,66	10,72
Subj. Refraktionsbestimmung	-	-	-	1200	3,44	7,91
Obj. Refraktionsbestimmung	-	-	-	1202	4,31	9,91
Akkommodationsbreite	-	-	-	1203	3,50	8,05
Stellung und Beweglichkeit	1216	90	3,65	1216	5,30	12,19
Perimetrie / Gesichtsfeldpr.	1227	400	16,24	1227	14,46	33,26
Augenhintergrund	1242	160	6,50	1242	8,86	20,37
Augendruckmessung	1256	70	2,84	1256	5,83	10,49 [2]
Elektroophthalm. Unters.	1260	560	22,74	828	35,26	81,10
Sehhilfenbestimmung	1215	400	16,24	1207	7,05	16,22
Befundbericht	-	-	-	75	7,58	10,42
Summe in Euro			**68,21**			**220,64**

1) Der Punktwert für den Augenarzt beträgt 4,06 Cent EBM; Multiplikator GOÄ ist 2,3.
2) Multiplikator 1,8 für technische Leistungen

HNO-Arzt [1]	**EBM (Kasse)**			**GOÄ (Privat)**		
Untersuchung / Maßnahmen	*Ziffer*	*Punkte*	*multipl.*	*Ziffer*	*einfach*	*multipl.*
Grundvergütung Beratung	1	420	16,88	1	4,66	10,72
Ohrmikroskopie	1560 (x 2)	400 (2 x 200)	16,08	1415	5,30	12,19
Hörtest	1591	200	8,04	1403	9,21	21,18
Tympanometrie	1597	210	8,40	1404	9,21	21,18
Sprachaudiometrie	1593	100	4,02	1407	10,61	24,40
Labyrinthprüfung	1585	350	14,07	1412	5,30	12,19
Elektronystagmographie	1588	500	20,10	1413	15,45	35,54
Evozierte Potenziale	805	560	22,51	828	35,26	81,10
Sonographie	375	200	8,04	410	11,66	26,82
Befundbericht	-	-	-	75	7,58	10,42
Summe in Euro			**118,14**			**255,74**

1) Der Punktwert für den HNO beträgt 4,02 Cent EBM; Multiplikator GOÄ ist 2,3.

Orthopädie [1]	EBM (Kasse)			GOÄ (Privat)		
Untersuchung/Maßnahmen	*Ziffer*	*Punkte*	*multipl.*	*Ziffer*	*einfach*	*multipl.*
Grundvergütung Beratung	1	315	12,29	1	4,66	10,72
Röntgen Halswirbelsäule	5030	400	15,60	5100	17,49	31,48
Neurologische Untersuchung	801	170	6,63	800	11,37	26,15
Beratung chron. Erkrankung	17	300	11,70	3	8,74	20,10
Chirotherapie (2 x)	3210	400	15,60	3306	8,63	19,85
Neuraltherapie (3 x)	415	750	29,25	268	22,74	52,30
Bewegungsübungen	505	50	1,95	510	4,08	7,34
Akupunktur (6 x)	–	–	150,00	269a	20,40	281,52
Befundbericht	–	–	–	75	7,58	10,42
Summe in Euro			243,02			459,88

1) Der Punktwert für Orthopädie beträgt 3,9 Cent EBM, Multiplikator GOÄ ist 2,3.

Physiotherapie	EBM (Kasse)		GOÄ (Privat)	
Maßnahmen [1]	*1 x*	*6 x*	*1 x*	*6 x*
Heißluft	3,–	18,–	5,70	34,20
Massage	13,–	78,–	13,80	82,80
Extension	7,–	42,–	6,70	40,20
Manuelle Therapie	15,–	90,–	22,50	135,–
Krankengymnastik	15,–	90,–	19,50	117,–
Fango	8,–	48,–	11,80	70,80

1) alle Angaben in Euro

Diese Tabelle dient lediglich der Information, da nicht alle genannten Maßnahmen zum Einsatz kommen. Diese sind von der jeweiligen Verordnung abhängig, die von Arzt zu Arzt variiert. Bei einer Verordnung von sechs Fango-Packungen, sechs Massagen und sechsmal Krankengymnastik, ergeben sich folgende Summen:

Für einen Krankenkassenpatient werden Leistungen in Höhe von 216,– Euro, für einen Privatpatienten in Höhe von 270,60 Euro abgerechnet. Ganz abgesehen davon, dass Sie als Kassenpatient bei jeder Verordnung noch zur Zuzahlung gebeten werden.

Neurologie [1]	EBM (Kasse)			GOÄ (Privat)		
Untersuchung/Maßnahmen	*Ziffer*	*Punkte*	*multipl.*	*Ziffer*	*einfach*	*multipl.*
Grundvergütung Beratung	1	135	4,68	1	4,66	10,72
Neurologische Untersuchung	800	400	13,88	800	11,37	26,15
Duplex Sonographie	686	800	27,76	423	29,14	67,00
Duplex Zuschlag	689	300	10,41	-	-	-
CW-Doppler	681	600	20,82	645	37,89	68,202)
PW-Doppler	682	850	29,50	649	37,89	87,12
EEG	802	560	19,43	827	35,26	81,10
Evozierte Potenziale	805	560	19,43	828	35,26	81,10
Befundbericht	–	–	–	75	7,58	10,42
Summe in Euro			145,91			327,94

1) Der Punktwert für den Neurologen beträgt 3,47 Cent EBM; Multiplikator GOÄ ist 2,3.
2) Multiplikator 1,8 für technische Leistungen

Röntgen CT [1]	EBM (Kasse)			GOÄ (Privat)		
Untersuchung/Maßnahmen	*Ziffer*	*Punkte*	*multipl.*	*Ziffer*	*einfach*	*multipl.*
CT Schädel	5210	80	4,–	5370	116,58	209,83
CT Schädel, erg. Schichten	2000 (25 x 80)		100,– (25 x 4)	5376	29,14	52,46
Kontrastmittel Hochdruckinj.	6001	250	12,50	346	17,49	40,43
Weitere Hochdruckinjektion	–	–	–	347	8,74	20,10
Kontrastmittel	–	–	28,58	–	–	28,58
Material	–	–	–	–	–	17,38
Befundbericht	–	–	–	75	7,58	17,43 [2]
Beratung	F4	180	9,–	1	4,66	10,72 [2]
Summe in Euro			150,08			396,93

1) Der Punktwert für Röntgen beträgt 5,0 Cent; Multiplikator GOÄ ist 1,8.
2) Multiplikator 2,3 für persönliche Leistungen

Röntgen MRT-Kernspin. [1]	EBM (Kasse)			GOÄ (Privat)		
Untersuchung / Maßnahmen	*Ziffer*	*Punkte*	*multipl.*	*Ziffer*	*einfach*	*multipl.*
MRT Schädel	5520	1150	57,50	5700	256,46	461,64
MRT, erg. Schichten	4600 (4 x 1150)		230,- (4 x 57,50)	5731	58,29	104,92
MRT, Zuschlag	–	–	–	5732	58,29	104,92
Computergesteuerte Analyse	–	–	–	5733	46,63	107,25
Kontrastmittel Hochdruckinj.	6001	250	12,50	346	17,49	40,23
Material für Spritzen	–	–	–	–	–	13,26
Infusion Kontrastmittel	–	–	–	344	5,83	13,41
Kontrastmittel	5520a	–	83,14	–	–	83,14
Befundbericht	–	–	–	75	7,58	17,43 [2]
Beratung	F4	180	9,-	1	4,66	10,72 [2]
Summe in Euro			**334,64**			**956,92**

1) Der Punktwert für Röntgen beträgt 5,0 Cent; Multiplikator GOÄ ist 1,8.
2) Multiplikator 2,3 für persönliche Leistungen

Allgemeinarzt [1]	EBM (Kasse)			GOÄ (Privat)		
Untersuchung/Maßnahmen	*Ziffer*	*Punkte*	*multipl.*	*Ziffer*	*einfach*	*multipl.*
Grundvergütung EBM / Beratung GOÄ	1	265	12,38	1	4,66	10,72
Hausärztliche Beratung / Untersuchung	10	300	14,01	7	9,33	21,46
2. Konsultation	2	50	2,34	1	4,66	10,72
Krankmeldung	–	–	–	70	2,33	5,36
3. Konsultation	2	50	2,34	1	4,66	10,72
Hausärztliche Beratung / Untersuchung	10	300	14,01	5	4,66	10,72
4. Konsultation	2	50	2,34	1	4,66	10,72
5. Konsultation	2	50	2,34	1	4,66	10,72
Neurol. Basisdiagnostik	801	170	7,94	800	800	26,15
Krankmeldung	–	–	–	70	2,33	5,36
6. Konsultation	2	50	2,34	1	4,66	10,72
Summe in Euro			**65,66**			**133,37**

1) Der Punktwert für den Allgemeinarzt beträgt 4,67 Cent; Multiplikator GOÄ ist 2,3.

Glossar

Angioneurotisches Ödem (auch Quincke-Ödem): stellt eine Schwellung der Unterhaut dar, die sehr groß werden kann. Die Haut über dem Ödem ist gerötet, die Schwellungen sind prall gespannt, manchmal schmerzhaft. Das A. Ödem juckt in der Regel nicht. Meist sind Gesicht und Genitalregion betroffen, insbesondere kommt es oft zu starken Schwellungen von Lippen und Augenlidern. Die Gesichter der Betroffenen können regelrecht entstellt aussehen. Bilden sich starke Schwellungen im Bereich des Kehlkopfes, besteht Erstickungsgefahr. Bildet sich normalerweise innerhalb von ein bis drei Tagen zurück.

Antigene: Eiweißstoffe, die eine Immunreaktion in Gang setzen. Es gibt körperfremde Antigene wie Krankheitserreger (Viren, Bakterien, Pilze), Medikamente, Impfstoffe oder natürliche Stoffe (Pollen, Nahrungsmittel), aber auch körpereigene Antigene, wie die Antigene des AB0-Blutgruppensystems.

Antikörper: Eiweißkörper im Blut, die aufgrund einer Immunreaktion speziell für ein bestimmtes Antigen produziert werden. A. (auch Immunglobuline) werden von weiterentwickelten B-Lymphozyten (Plasmazellen) produziert. A. heften sich an Antigene, markieren sie und machen die Fremdlinge für andere Zellen des Immunsystems erkennbar und damit angreifbar.

Arzneimittelbild: Merkmale eines Arzneimittels. Es entsteht aus der Sammlung von Symptomen, die bei einer Arzneimittelprüfung aufgetreten sind.

Arzneimittelprüfung: Gesunde Männer, Frauen und Kinder erhalten homöopathische Medikamente, worauf die Prüflinge körperliche, geistige oder seelische Symptome entwickeln, die genauestens notiert, analysiert und später zusammengestellt werden. Diese Symptome sind Teile eines Puzzles, aus ihnen besteht das Arzneimittelbild.

B-Lymphozyten: Gehören zum spezifischen Immunsystem, werden durch Botenstoffe aktiviert und beginnen dann mit der Antikörperbildung.

Botenstoffe: Stoffe, die Informationen zwischen unterschiedlichen Zellarten vermitteln. Sie werden in sehr geringen Mengen hergestellt und „hinausgeschickt", z.B. Zytokine, Interleukine, Interferone.

Biological Response Modifier (BRM): Überbegriff für Substanzen, die die Immun-Anwort verändern und das Immunsystem unterstützen. Sie kommen auch in der biologischen Krebstherapie zur Anwendung.

Cholera: Meldepflichtige Infektionskrankheit, hervorgerufen durch Vibrio cholerae. Symptome: schwerer Durchfall, Erbrechen, Austrocknung. Hohe Sterberate wenn unbehandelt und ohne Flüssigkeitszufuhr. Schnelles Handeln und Infusionen sind entscheidend.

Defensine: Auch körpereigenes Antibiotikum genannt. Kleine Proteine, die rasch gebildet werden können. Sie gehören zur unspezifischen Abwehr des Organismus. Der größte Anteil kommt in der Darmschleimhaut vor.

Dendritische Zellen: Zellen, die Antigene auf ihrer Oberfläche tragen, damit sie für die immunkompetenten Bestandteile des Immunsystems gut erkennbar sind. Dadurch werden T-Lymphozyten aktiviert und entwickeln sich zu T-Helferzellen.

Doppelblindstudie: Methode zur Durchführung klinischer Studien, die eine unbewusste Verfälschung der Ergebnisse vermeiden soll. Dabei werden Patienten und / oder Freiwillige in zwei Gruppen eingeteilt. Eine Gruppe erhält das wirksame Medikament, das getestet werden soll, die andere ein wirkungsloses Plazebo. Weder Studienteilnehmer noch Versuchsleiter oder Arzt wissen, zu welcher Gruppe die Patienten gehören.

Eisbergmedizin: Bildhafte Darstellung des Begriffs Schulmedizin. Letztere sieht nur „die Spitze des Eisberges", also Symptom bzw. Diagnose, wobei die Entstehungsgründe der Symptomatik, wie bei einem Eisberg, unsichtbar bleiben (90 % des Eisberges befindet sich unter Wasser) und somit nicht in die Behandlung mit einbezogen werden.

Erstverschlimmerung: Bekanntes Phänomen in der Homöopathie. Nach Einnahme eines passenden Heilmittels kann es zu vorübergehender Verschlimmerung bereits bestehender Beschwerden kommen. Dauer variiert zwischen einigen Minuten und einigen Tagen, selten auch länger.

Freie Radikale: Sehr reaktionsfreudige Verbindungen, die vielfältige, irreversible Reaktionen auslösen; gewebeschädigend.

Fresszellen: Zwei Typen sind bekannt: Phagozyten (klein), Makrophagen (auch Riesenfresszellen, groß). Aufgabe: Fremdkörper und Zellreste aufnehmen und vernichten. Sichtbares Resultat ihrer Aktivität ist Eiter, der aus zerstörten Krankheitserregern, Zellbestandteilen und Leukozyten (weißen Blutkörperchen) besteht.

Grundallergen: Allergen aus dem täglichen Umfeld, meist in der Nahrung zu finden, z.B. Milch, Weizen, Eiweiß. Diese sind meist die ersten Allergene, die versteckt, getarnt und lange Zeit (auch Jahre) unerkannt bleiben können. Kommen andere Antigene (z.B. Pollen) hinzu, verursacht das die bemerkbaren und sichtbaren Beschwerden.

Guillain-Barré-Syndrom (GBS): Entzündliche Erkrankung der peripheren Nerven, außerhalb von Gehirn und Wirbelsäule. GBS beginnt mit allgemeiner Schwäche, gefolgt von Lähmungen und Empfindungsstörungen in Beinen und Armen; gelegentlich sind auch Atem- und Gesichtsmuskeln betroffen. Viele Betroffene werden bereits im frühen Stadium auf der Intensivstation behandelt, besonders wenn aufgrund gelähmter Atmungsorgane künstliche Beatmung notwendig wird.

Gedächtniszellen (Memory-Zellen): Ein kleiner Teil der B-Lymphozyten entwickelt sich zu Memory-Zellen, die im Körper lange Zeit überleben. Bei erneutem Kontakt mit dem Antigen werden sie sofort aktiviert, sodass die Antikörperproduktion sehr schnell in Gang gesetzt werden kann.

Granulozyten: Granulozyten (auch Fresszellen) machen bis zu 75 % der weißen Blutkörperchen (Leukozyten) aus.

Hypotone-Hyporesponsive Episode: Kurzzeitiger, schockähnlicher Zustand mit reduziertem Muskeltonus und Bewusstlosigkeit, klingt meist schnell und folgenlos ab.

Helferzellen: Gehören zu den T-Lymphozyten und unterstützen bei der Immunantwort. T-Helfer-1- und T-Helfer-2-Zellen sorgen für unterschiedliche Abläufe bei der Immunantwort.

Histamin: Kommt in den Mastzellen vor, wird auf einen bestimmten Reiz hin freigesetzt. Auswirkungen: Zusammenziehen der glatten Muskulatur im Darm, in den Bronchien und großen Gefäßen, Erweiterung kleinerer Gefäße (Hautrötung und Quaddelbildung). Führt zu Adrenalinausschüttung, wodurch Schmerz und Juckreiz entsteht.

Homöopathie: Methode, die nicht mit der Klassischen Homöopathie zu verwechseln ist. Sie ist nur an die Klassische H. angelehnt; wird von vielen Ärzten, Heilpraktikern und Laien ausgeübt. Ähnlichkeitsprinzip wird meist nur oberflächlich und symptombezogen, auch diagnosebezogen angewandt. Medikamente werden nicht einzeln, sondern häufig in Kombination oder im Wechsel verabreicht. Arzneien werden meist in Niedrigpotenzen, häufig als Komplexmittel gegeben.

IgE: Abkürzung für Immunglobuline der Klasse E. Kommen im Blut von Allergikern häufig stark erhöht vor. IgE-Antikörper werden auf der Membranoberfläche der weißen Blutkörperchen und Mastzellen von IgE-Rezeptoren gebunden. Dadurch wird Histamin freigesetzt, führt zum Ablauf der Allergiereaktion vom Soforttyp.

IgG: Abkürzung für Immunglobuline der Klasse G. Diese spielen bei der langsamen Immunantwort eine Rolle. Wichtig für die Abwehr mikrobieller Infekte, aber auch bei Allergien vom Spättyp. Durch Auflösung und Markierung des Antigens werden Immunkomplexe gebildet, die dann durch natürliche Killerzellen zerstört werden.

Immunglobulin (Antikörper): Immunglobulin-A wird auch als Schleimhautschutz-Immunglobulin bezeichnet (sIgA).

Interferone: Hemmstoffe der Virussynthese; spezifische Eiweißkörper (je nach Spezies), die von vielen menschlichen und tierischen Zellen im Rahmen der Immun-Antwort gebildet werden; schützen u.a. vor Virusinfektion.

Kaposi-Sarkom: Krankheit der Haut und des Unterhautgewebes. Bösartiges Zellwachstum, hauptsächlich an unteren Extremitäten.

Klassische Homöopathie: Geht zurück auf Samuel Hahnemann, der seine revolutionären Kenntnisse 1796 veröffentlichte. Nach Ansicht der Klassischen H. erkrankt nicht nur der Körper, sondern der gesamte Mensch als Einheit von Körper, Geist und Seele. Der Klassische Homöopath sucht das Medikament aufgrund sämtlicher Patienten-Aussagen aus; nicht nur das akut beklagte Symptom, auch die Wesenszüge, Eigenarten, persönlichen Charaktereigenschaften sowie Vorlieben und Abneigungen werden berücksichtigt. Nicht der Name der Krankheit, sondern der erkrankte Mensch wird behandelt.

Komplement, Komplementsystem: Serumproteine mit Zuckeranteil, die bei Säugern nacheinander aktiviert werden, um eingedrungene Fremdstoffe zu inaktivieren.

Lymphozyten: Gehören, wie Granulozyten, zu den weißen Blutkörperchen, werden im Knochenmark gebildet. Während der Reifungsphase werden sie zu B- oder T-Lymphozyten. Sie sind Teil des spezifischen Immunsystems.

Makrophagen: Große Fresszellen; erkennen fremde Eiweißstrukturen, umschließen in den Körper eingedrungene Erreger, bauen sie im Zellinneren ab. Können auch lebende Tumorzellen zerstören.

Mastzelle: Gehört zu den weißen Blutkörperchen, kommt im Blut oder auch im Bindegewebe vor. M. setzen z.B. Histamine frei.

Natürliche Killerzellen: Gehören zum unspezifischen Immunsystem, erkennen Veränderungen an der Zelloberfläche. Befällt ein Virus eine Zelle, dringen sie in die Zelle ein und töten sie ab. Entzieht dem Virus die Vermehrungsgrundlage. Greifen auch Tumorzellen an.

Neurose: Psychische oder psychosoziale Störung ohne nachweisbare organische Grundlage. Oberbegriff für Persönlichkeitsstörungen und für auffällige, von der Norm abweichende Verhaltensweisen (Herzneurose, Angstneurose usw.).

Nosode: Homöopathisches Medikament, hergestellt z.B. aus herkömmlichem Medikament, wie Impfstoff oder Kortison, oder aus Zellkulturen, Krankheitsgewebe, Absonderungen, Sekreten eines Kranken.

Orthomolekulare Medizin: Nach Auffassung des zweifachen Nobelpreisträgers Linus Pauling versteht man unter o. M. die Erhaltung guter Gesundheit und Behandlung von Krankheiten durch die Veränderung der Konzentrationen von Substanzen im menschlichen Körper, die normalerweise im Körper vorhanden und für die Gesundheit erforderlich sind: Vitamine, Mineralstoffe, Spurenelemente und essenzielle Aminosäuren. Der Begriff leitet sich vom griechischen orthos (= richtig, gut) und molekular (Molekül, Baustein) ab.

Peyersche Plaques: Anhäufung von Lymphfollikeln im unteren Dünndarm, die ganz wesentlich am Immungeschehen im Körper beteiligt sind.

Plasmazelle: Große Zelle des Immunsystems, kommt bei schweren und chronischen viralen Infektionen vermehrt vor, produziert Immunglobuline.

Prostaglandine (in männl. Prostata entdeckt, daher der Name): Familie hormonähnlicher Substanzen, besitzen wichtige regulatorische Aktivitäten im Körper, kommen in fast allen Geweben und Organen in geringen Konzentrationen vor. P. beeinflussen z.B. Blutdruck und Muskelkontraktion, Knochenstoffwechsel, Nierenfunktion, Herzfrequenz, Entstehung von Entzündungen, Schmerzempfinden. Sie hemmen auch Blutplättchenverklumpung, wichtig bei der Blutgerinnung. Ist die Funktion von P. stark gehemmt, kommt es schneller zur Blutgerinnselbildung. P.-Hemmer unterdrücken die Aktivitäten der P. und bewirken dadurch z.B. Entzündungshemmung oder Schmerzlinderung. Eine ausgewogene Funktion ist sehr wichtig.

Randomisiert: Bei Untersuchungen zur Wirksamkeit von Arzneimitteln werden einzelne Versuchspersonen randomisiert, d.h. per Zufall zwei alternativen Behandlungsmethoden zugeteilt. Vermeidung von Fehlern, die sich bei nicht zufälliger Verteilung ergeben könnten.

Simile-Prinzip: S. Hahnemann postulierte den Satz: „Ähnliches mit Ähnlichem heilen." Die Arznei wird genau die Krankheitssymptome am schnellsten und auf Dauer beseitigen, die bei einer Arzneimittelprüfung am Gesunden die ähnlichsten Symptome hervorgerufen hat.

Spezifische Abwehr: Auch erworbene Abwehr; bildet sich erst im Laufe des Lebens aus. Gedächtniszellen speichern den Erstkontakt mit dem Antigen ab, Reaktion des Immunsystems kann beim Zweitkontakt dann unverzüglich anlaufen.

Suppressorzellen: Gehören zu den T-Lymphozyten, kontrollieren die Immunantwort und verhindern eine überschießende, zu starke Reaktion.

T-Lymphozyten: Reifen im Thymus (daher T), gehören auch zum spezifischen Immunsystem. Sitzen sie in lymphatischen Organen (Milz, Lymphknoten), werden durch Botenstoffe aktiviert. Verschiedene Typen sind bekannt: Helferzellen (TH-1 und TH-2) und Suppressorzellen.

Tuberkulose: Bakterielle Infektionskrankheit mit chronischem Verlauf. Meldepflichtig. Befällt meist Atmungsorgane (Lunge), aber auch andere Organe können befallen sein. Übertragung durch Tröpfcheninfektion eines erkrankten Menschen oder Tieres.

Unspezifische Abwehr: Auch angeborene Abwehr. Haut, Schleimhäute, bakterielle Besiedelung der Schleimhäute, manche Enzyme (z.B. Lysozyme), aber auch neu entdeckte Defensine gehören dazu. Auf zellulärer Ebene stellen Fresszellen und natürliche Killerzellen das unspezifische Abwehrsystem dar. System fungiert als schnelle Eingrifftruppe, keine Gedächtnisfunktion. Zellen greifen jeden Eindringling an, beseitigen abgestorbene Körperzellen, Zellreste und -trümmer.

Zytokine: Von vielen Zellarten gebildete und Zellen ausgesandte Eiweißkörper, die Verhalten oder Eigenschaften anderer Zellen ändern.

Zytostatika: Substanzen, die Zellwachstum, besonders Zellteilung, verhindern oder verzögern. Werden in Tumor-Krebstherapie eingesetzt.

Literaturverzeichnis

Kapitel 1: Von Krankheiten und kranken Menschen

1. Pukkala, E., Auvinen, A. and Wahlberg, G.: „Incidence of cancer among Finnish airline cabin attendants 1967-1992“, in: *Bmj* 311, 1995, S. 649-652
2. Mawson AR.: „Breast cancer in female flight attendants“, in: *The Lancet* 352, 1998, S. 626
3. Tynes, T., Hannevik, M., Andersen, A., Vistnes, A., Haldorsen, T.: „Incidence of breast cancer in Norwegian female radio and telegraph operators“, in: *Cancer Causes Control* 7, 1996, S. 197-204
4. Hansen, J.: „Increased breast cancer risk among women who work predominantly at night“, in: *Epidemiology* 12, 2001, S. 74-77
5. o. A.: „Ist Berufs-Stress harmlos?“ sowie „Privater Ärger ist schlimmer als Hetze, Aufregung und Überstunden im Job“, in: *Gesundheitszeitung*, 5.5.2003
6. Eisenberger N., Liebermann M.: „Does Rejection Hurt? An FMRI Study“, in: *Science* 302, 2003, S. 290-292
7. Kropuinigg, U., Stacher, A.: *Ganzheitsmedizin und Psychoneuroimmunologie*, Wien: Facultas, 1997
8. Damasio, R. A.: *Ich fühle, also bin ich*, München: List, 2000
9. Damasio, R. A.: *Der Spinoza-Effekt*, München: List, 2003
10. o. A.: „Die Macht der Gefühle“, in: *Der Stern*, 19.8.2003, oder: www.stern.de/wissenschaft/körper/index.html?id=511794 (Stand: 2.1.2004)
11. Dethlefsen, Th., Dahlke, R.: *Krankheit als Weg*, München: Mosaik bei Goldmann, 1998, S. 20
12. o. A.: „Jeder vierte Schmerzkranke leidet seit mehr als 20 Jahren“ sowie „In der Europäischen Schmerzstudie wurden mehr als 46000 Patienten interviewt“, in: *Ärztliche Praxis* Nr. 93, 21.11.2003, S. 12
13. o. A.: „Nicht nur organbezogen behandeln!“ sowie „Die Seele als Motor des Schmerzerlebens“, in: *Der Hausarzt*, November 2003, S. 53-54
14. o. A.: „Nicht den Blutzucker behandeln, sondern den Diabetiker“, in: *Ärztliche Praxis* Nr. 25, 28.3 2003, S. 11
15. Ebert, J.: „Discusprolaps, computertomographisch kontrolliert-Causticum“, in: *Allgemeine Homöopathische Zeitung*, Februar 1991, S. 65-68
16. Hahnemann, S.: *Organon der Heilkunst*, Heidelberg: Haug Verlag, 1996, S. 89

Kapitel 2: Etagenwechsel – Unterdrückung – Symptomverschiebung

1. o. A.: „Bed-wetters could breathe easier“, in: *New Scientist*, 30.7.2003, oder: www.newscientist.com/news/news.jsp?id=ns99994001 (Stand: 17.5.2005)
2. o. A.: „Abnormaler Atemtest verbindet Fibromyalgie und Reizdarm“, in: *Annals of the Rheumatic Disease* 63, 2004, S. 450-452
3. Hasenlöcher, E. et al: „Blast Injury. Akute Erblindung durch ein thoracoabdominales Quetschtrauma“, in: *Unfallchirurg* 107, Springer/Heidelberg, 2004, S. 521-524
4. o. A.: „Zwei Krankheiten – eine allergene Ursache“, in: *Ärztliche Praxis*, 2.9.2003
5. o. A.: „Allergische Rhinitis und Asthma – zwei Formen einer Krankheit“ in: *Ärzte Zeitung* Nr. 4, 13.1.2004
6. von Bönninghausen, C.: *Die Aphorismen des Hippokrates nebst den Glossen eines Homöopathen*, Göttingen: Burgdorf Verlag, Buch 6/25
7. von Bönninghausen, C.: a.a.O., Buch 5/70
8. von Bönninghausen, C.: a.a.O., Buch 6/21
9. von Weizsäcker, V.: *Gesammelte Schriften* Bd. 6, Frankfurt/Main: Suhrkamp, 1986, S. 122
10. ebd., S. 200

11. o. A.: „Krebs als Nebenwirkung“, Februar 2003, oder: www.dkfz.de/ein2003/2_2003/5_03_2.html (Stand: 15.5.2005)
12. ebd.
13. o. A.: „Organtransplantation: Immunsuppression erhöht das Krebsrisiko“, in: *Deutsches Ärzteblatt* 100, Ausgabe 27, 4.7.2003 S. A-1080
14. o. A.: „Tacrolimus-Salbe (Protopic) bei atopischem Ekzem“, in: *arznei-telegramm* 2002, Jg. 33, Nr. 5, S. 50-51
15. o. A.: „Pimecrolimus (Elidel-Creme)“, in: *arznei-telegramm* 2002, Jg. 33, Nr. 11, S. 117
16. o. A.: „Tacrolimus-Salbe (Protopic) bei atopischer Dermatitis: Längere Behandlungspausen gesichert?“, in: *arznei-telegramm* 2003, Jg. 34, Nr. 7, S. 69
17. o. A.: „Atopische Dermatitis: Stellenwert von Pimecrolimus (Douglan, Elidel)“, in: *arznei-telegramm* 2004, Jg. 35, Nr.4, S. 42-43
18. o. A.: „Unter Krebsverdacht: Neurodermitis-Mittel Pimecrolinus (Douglan, Elidel) und Tacrolimus (Protopic)“, in: *Blitz-a-t*, 16.2.2005

Kapitel 3: Das Immunsystem, ein Teil des Psycho-Neuro-Immunsystems (PNI)

1. Marsland, L. A., Bachen, E. E., Cohen, S., Rabin, B., Manuck, B. S.: „Stress, Immun reactivity and susceptibility to infectious disease“, in: *Physiology and Behavior* 77, 2002, S. 711-716
2. o. A.: „Das Immunsystem im Netzwerk von Körper und Seele“, in: *Fachgespräch*, 29.10.2002, München (vgl. auch: www.immunschutz.de)
3. Bosch, A., De Geus, J. C., Kelder, A., Veermann, E. C. I., Hoogstraten, J. et al: „Differential effects of active versus passive coping on secretory immunity“, in: *Psychophysiology* 38, 2001, S. 836-846
4. o. A.: „Pendelei zum Arbeitsplatz macht viele Menschen krank“, in: *Ärztliche Praxis* Nr. 46, 11.03.2004
5. Schedlowski, M., Tewes, U.: *Psychoneuroimmunologie*, Heidelberg: Spektrum Akad. Verlag, 1996
6. o. A.: „Witz als Droge: Humor macht high“, in: *Gesundheitszeitung*, 3/2004, S. 7
7. Takahashi, K., Iwase, M., Yamashita, K. et al: „The evaluation of natural killer cells activity induced by laughter in a crossover designed study“, in: *Intern. Journal of Molecular Medicine* No. 8, 2001, S. 645-650
8. www.jmfworld.com
9. ImmunDefektCentrum der Charité, Leiter: Prof. Dr. V. Wahn, Tel.: +49 (0) 33 22 / 53 25 06, E-Mail: v.wahn@klinikum-uckermark.de
10. Küchler, T.: „Der onkologische Patient – Lebensqualität und psychosoziale Versorgung“, in: *Med. Welt* 3/2002, S. 87/21-92/26
11. Persönliche Mitteilung von H. Katzenmeier vom 3.4.2004
12. Küchler, T. et al.: „Impact of psychotherapeutic support on gastrointestinal cancer patients undergoing surgery: Survival results of a trial“, in: *Hepato-Gastroenterology* 46, 1999, S. 322-335
13. Goldmann-Posch, U.: *Der Knoten über meinem Herzen*, München: Karl Blessing Verlag, 2000
14. www.mamazone.de
15. Persönliche Mitteilung von U. Goldmann-Posch vom 10.7.2004

Kapitel 4: Fiebersenkung, der erste Eingriff ins Immunsystem

1. Kluger, M., Vaughin, L. K.: „Fever and Survival in Rabbits infected with Paseurella multocida“, in: *J. Physiologie*, 1978, S. 243-251
2. Schmitt, B. D.: „Fever in Childhood“, in: *Pediatrics* 74, 1984, S. 929-936
3. Bühring, M.: „Fever and Hyperthermie“, in: *Therapeuticon*, 3.3.1988, S. 82-88
4. Busch, V. I.: „Verhandlungen ärztlicher Gesellschaften“, in: *Berliner Klinische Wochenschrift* 3, 1866, S. 245-246

5. Kempin, S. et al: „Combined Modality Therapy of Advanced Nodular Lymphomas (NL): The Role of Nonspecific Immuntherapy (MBV) as an Important Determinant of Response and Survival", in: *Proceeding of ASCO* (American Society of Clinical Oncology) 2=19, 56 (1983) C 218
6. Kölmel, K. F.: „Treatment of advanced malignant melanoma by apyrogenic bacterial lysate. A pilot study", in: *Oncology* 14, 1991, S. 411-417
7. Kölmel, K. F.: „Febrile infection and malignant melenoma: Results of a case controlled study", in: *Melanoma Research* Vol. 2, 1992, S. 207-211
8. Kluger, M. J.: „Fever in acute disease - beneficial or harmful?", in: *Wiener Klinische Wochenschrift* 114/3, 2002, S. 73-75
9. Roth, J.: „Fieber bei Akuterkrankung: Vorteilhaft oder maladaptiv?", in: *Wiener Klinische Wochenschrift* 114/3, 2002, S. 82-88
10. Zellner, M., Hergovics, N., Roth, E., Jilma, B. et al.: „Human monocyte stimulation by Experimental whole body hyperthermia", in: *Wiener Klinische Wochenschrift* 114/3, 2002, S. 102-107
11. Green, M.H.,Vermeulen, C. W.: „Fever and control of gram-negativ bacteria", in: *Res. Microbiol.* 145, 1994, S. 269-272
12. Roberts, N. J.: „The immunological consequences of fever", in: Mackowiak, P. (Hrsg.): *Fever: basic mechanism and management*, New York: Raven Press Ltd., 1991, S. 125-142
13. Assimondi, G. et al.: „Fever in acute stroke worsens prognosis: a prospective study", in: *Stroke* 26, S. 2040-2043
14. Fischler, M. P., Reinhard, W. H.: „Fieber: Freund oder Feind?", in: *Schweiz Med. Wochenschrift* 127, 1997, S. 864-870
15. Mackowiak, Ph. A.: „Concepts of fever", in: *Archives of Internal Medicine* Sept. 28, Vol. 158, 1998, S. 1870-1881
16. Göhring, E.: „Die aktive Fiebertherapie - ein immunologisches Instrument bei onkologischen und bei chronischen Erkrankungen", in: *Ärztezeitschr. Naturheilverf.* 27, 1986, S. 390-394
17. Stange, R.: „Aktueller Stand in der Therapie mit aktivem Fieber", in: *Therapeutikon* 4(12), 1990, S. 664
18. Christopher, M. et al.: „Long-Term Intellectual and Behavioral Outcomes of Children with febrile Convulsions", in: *N. Engl. J. Med* 338, 1998, S. 1723-1728

Kapitel 5: Antibiose, der zweite Eingriff ins Immunsystem

1. Kisskalt, K.: *Max von Pettenkofer*, Stuttgart: Wissensch. Verlagsgesellschaft, 1948, S. 109
2. Kisskalt, K.: a.a.O., S.116-118
3. Breyer, H.: *Max von Pettenkofer*, Leipzig: Hirzel, 1980, S. 186
4. Porter, R.: *The Greatest Benefit to Mankind*, Fontana Press, 1999
5. Kisskalt, K.: a.a.O., S.116-118
6. Porter, R.: a.a.O., S. 454-461
7. Fleming, A.: „On the Antibacterial Action of Cultures of a Penicillinum, With Special Reference to Their Use in the Isolation of B. Influenzae", in: *British Journal of Experimental Pathology*, Vol 10, 1929, S. 226-236
8. Chain, E., Florey, H. W.: „Penicillin as a Chemotherapeutic Agent", in: *The Lancet*, 24.8.1940, S. 226-228
9. www.almaz.com/nobel/medicine/1945a.html (Stand: 15.5.2005)
10. o. A.: „Häufigkeit von Antibiotika-Resistenz nimmt zu", in: *Ärztezeitung* 44, 7/8.3.2003
11. o. A.: „Mit Aufklärung gegen Antibiotika-Resistenzen", in: *Ärztl. Praxis* 42, 27.5.2003, S. 14
12. o. A.: „Penicillinresistenz durch ß-lactam Antibiotika", in: *Praxis Depesche*, 22/2003, S. 8
13. Lazaron, J., Pommeranz, B., Corey, P.: „Incidence of adverse drug reactions in hospitalized patients", in: *JAMA* 279, 1998, S. 1200-1205
14. o. A.: „Resistente Keime machen Kliniken immer mehr zu schaffen", in: *Ärztezeitung* 35, 25.2.2004, S. 9

15. Miller, L. G.: „Necrotizing Fasciitis Caused by Community-Associated Methicillin-Resistant Staphylococcus aureus in Los Angeles", in: *New England Journal of Medicine* Vol 352, 7.4.2005, S. 1445-1453
16. o. A.: „Weniger ist mehr", in: *Der Stern* Nr. 12, 2004, S. 175
17. o. A.: „Malaria-Resistenz-Zonen ... gemäß der WHO", unter: *www.netdoktor.de* (Stand: 24.4.2005)
18. o. A.: „Aktuelle Studie zum Antibiotikaresistenz in Deutschland", in: *Verbraucher-Newsletters des Bürger-Forums*, 10.2.2003
www.verbrauchernews.de/article10000013893.html (Stand: 18.5.2005)
www.wido.de/aktuelles/PI_antib022003.pdf (Stand: 18.5.2003)
19. o. A.: „Risiko für Kinder: Antibiotika fördern Asthma und Allergien", in: *Spiegel online*, (Stand: 1.10.2003)
20. o. A.: „Erst Husten, dann Leberversagen", in: *Medical Tribune* 39/12, 19.3.2004, S. 14
21. o. A.: „Was verscheucht Helicobacter?", in: *Medical Tribune* 39/11, 12.3.2004, S. 27
22. o. A.: „Wir leisten uns hier einen erheblichen Dilettantismus" sowie „Experte beklagt, dass jedes zweite Antibiotikum falsch verordnet wird", in: *Ärztliche Praxis* Nr. 42, 27.5.2003, S. 14
23. Meißner, T.: „Initiative will ausgewogenen Umgang mit Antibiotika fördern", in: *Ärztezeitung online*,11.12. 2003, vgl.:
www.aerztezeitung.de/docs/2003/12/11/226a0301.asp?cat=/medizin/infekt (Stand: 26.7.2005)
24. o. A.: „Otitis media bei Kindern - Antibiose ist kein Muss!", in: *Ärztezeitung*, 12.01.2004
25. o. A.: „Konventionelle versus naturheilkundliche Therapiestrategien bei der unkomplizierten akuten Otitis media im Kindesalter", in: *Pressegespräch München*, 27.11.03
26. o. A.: „Aus der DEGAM-Leitlinien-Werkstatt: Bei Halsschmerzen immer Antibiotika?", in: *Der Hausarzt* 3, 2004, S. 45-49
27. Eichler, Els: *Wickel und Auflagen*, o. O.: Verein für erweitertes Heilwesen e. V. (Hrsg.), 3. Aufl. 1985
28. Thüler, Maya: *Wohltuende Wickel*, 3076 Worb (Schweiz), 2. Aufl. 1984
29. o. A.: „Umckaloabo auf Herz und Nieren geprüft", in: *Ärztl. Praxis* Nr. 89, 7.11.2003
30. o. A.: „Akute Bronchitis-Phytotherapie versus Antibiotika", in: *Ärztezeitschrift für Naturheilverfahren* 45, 01/2004, S.73
31. Heger M: „Wirksamkeit und Verträglichkeit eines Extraktes aus Pelargonium sidoides (ESs 7630) bei akuter Bronchitis. Ergebnisse einer multizentrischen doppelblinden, placebokontrollierten Studie", unter: www.phytotherapy.org/kongress2002-e.htm (Stand: 15.5.2005)
32. o. A.: „Klinik machtlos, Hausarzt erfolgreich: Teebaumöl vertrieb multiresistente Streptokokken", in: *Medical Tribune* Nr. 14, 2.4.2004
33. o. A.: „Darmflora wieder ins Lot bringen (Kongressbericht)", in: *Medical Tribune* 39/Nr.5, 30.1. 2004, S. 45
34. Groenewald, M.: „Probiotika", in: *Lebensmittel zwischen Markt und Apotheke*, o. O.: Phoenix, S. 12-13
35. Guandalini, S., Pensabene, L., Zikri, M.A. et al: „Lactobacillus GG administred in oral rehydratation solution to children with acute diarrhea: A multicenter european trial", in: *Journal of Pediatric Gastroenterology and Nutrition* 30, 2000
36. van Niel, C.W., Feudtner, C. et al.: „Lactobacillus Therapy for acute infectious diarrhea in children: a Meta-Analysis", in: *Pediatrics* 109, 2002, S. 678-684
37. Kalliomäki, M., Salminen, S., Arvilommi, H. et al.: „Probiotics in primary prevention of atopic desease: a randomized placebo-controlled trial", in: *The Lancet* 357, 2001, S. 1076-1077
38. Kalliomäki, M. et al: „Probiotics and prevention of atopic disease: 4-year follow-up of a randomised placebo-controlled trial", in: *The Lancet* 361, 2003, S. 1869-1871
39. Barreto, R., Marottsa, F., Naito, Y., Rezakovic, I., Kato, Y.: „Erhöhter Widerstand gegen mikrobielle Infektionen durch ein neues probiotisches Präparat", in: *Der freie Arzt* 2, 2004, S. 54-57
40. o. A.: „Hinweise für verringertes Darmkrebs-Risiko durch Probiotika", in: *Ärztezeitung* Nr. 232, 19/20.12.2003, S. 9

Kapitel 6: Impfungen, der dritte Eingriff ins Immunsystem

1. Robert-Koch-Institut (Hrsg.): *Epidemiologisches Bulletin*, Nr. 32, 8. August 2003, S. 11
2. Kreth, H.W.: *Impfkompendium*, Stuttgart: Thieme, 4. Aufl. 1994, S. 53, Zitat: (Viele) „Erreger können das Immunsystem beeinflussen (...). Es ist daher nicht ratsam, in die unmittelbaren Rekonvaleszenz hineinzuimpfen; man lasse vielmehr ein Intervall von ca. 3 Monaten post infectum verstreichen."
3. Keller-Stanislawski, B., Hartmann, K.: „Auswertung der Meldungen von Verdachtsfällen auf Impfkomplikationen nach dem Infektionsschutzgesetz", in: *Bundesgesundheitsblatt* Heft 45/Nr.4, 04/2002, S. 344-355
4. www.impf-report.de/jahrgang/2004/33.htm#01 (Stand: 15.5.2005)
5. Buchwald, G.: *Impfen. Das Geschäft mit der Angst*, München: Knaur, 1997, S. 21
6. Buchwald, G.: a.a.O., S. 27
7. Buchwald, G.: a.a.O., S.22
8. www.netzeitung.de/servlets/page?section=984&item=233133 (Stand: 10.7.2005)
9. www.impf-report.de/pocken/ (Stand: 10.7.2005)
10. www.usatoday.com/usatonline/20030121/4794957s.htm (Stand: 10.7.2005)
11. Dubos, R.: *Pasteur und die moderne Wissenschaft*, München: Desch, 1960
12. Geison, G.: *The privat science of Louis Pasteur*, o.O.: Princeton Univ. Press, 1995
13. Persönliche Mitteilung von Andreas Diemer, Arzt für Allgemeinmedizin / Naturheilverfahren aus 76571 Gaggenau, vom 18.9.2004
14. Albonico, H., Bräker, H., Hüsler, J.: „Febrile infectious childhood diseases in the history of cancer patients and matched controls", in: *Medical Hypothesis* 51, 1998, S. 315-320
15. Abel, U.: „Infektanfälligkeit und Krebsrisiko", in: *Deutsch. Med. Wochenschrift*, 1986, S.1978-1981
16. „Markowitz, L., Katz, S.: „Measels Vaccine", in: Plotkin, S., Markowitz, E.: *Vaccines*, o.O.: Saunders, 1994 S. 243
17. Robert-Koch-Institut (Hrsg.): *Epidemiol. Bulletin* (EB) Nr. 34, 2001
18. Rütler, R.: „Epidemie 1992/1993 in Altstätten, SG., CH", in: *Pediatrica* Vol. 5, Nr. 3, 1994, S. 30
19. Buchwald, G.: „Impfen schützt nicht, Impfen nützt nicht - Impfen schadet!", in: *Der Gesundheitsberater* 08/1988, S. 5-21
20. o. A.: „Kein Schutz gegen gefährliches Fujian-Virus", unter: www.gdc-team.de/index.php?page=news&%20rubr=all&start=125%20-%2028k (Stand: 1.8.2005)
21. Schmitt et al.: *Schutzimpfungen*, Berlin: Infomed Medizinische Verlagsgesellschaft, 2003
22. Statist. Bundesamt (Hrsg.): *Todesursachenstatistik*, Wiesbaden-Bonn, o. J.
23. Robert-Koch-Institut (Hrsg.): *Infektionsepidemiologisches Jahrbuch meldepflichtiger Krankheiten für 2002*, Berlin, 2003
24. Kuss Impfconsulting (Hrsg.): *Impfauswertung (Impfstoffverbraucherzahlen) 2002*, Bad Soden, o. J.
25. Robert-Koch-Institut (Hrsg.): *Epidemiologisches Bulletin* (EB), Berlin, 25.4.2003
26. Wort & Bild Verlag (Hrsg.): *Gesundheit - das Magazin aus Ihrer Apotheke*, Ausgabe 11/2003
27. o. A.: „FSME-Prophylaxe hinterfragt" in: *Arznei-Telegramm* 5, 1995, S. 5
28. o. A.: „Trotz Impfung: In England mehren sich HiB-Fälle" in: *Praxis Aktuell*, 13.6.2003
29. Urwin, G., Krohn, J. A., Deaver-Robinson, K., Wenger, J. D, Farley, M. M.: „Invasive disease due to Haemophilus influenzae serotype f: clinical and epidemiologic characteristic in the H. influenzae serotype b vaccine era. (The Haemophilus influenzae Study Group)", in: *Clin. Infect. Dis.* 1996 Jun; 22(6): 1069-76 14; 142(11): 586-9
30. Breukels, M. A., Sanders, E. A., Geelen, S., Roord, J. J., Zegers, B. J., Rijkers, G.T.: „Invasive infection with Haemophilus influenzae type b in spite of complete vaccination", in: *Ned. Tijdschr. Geneeskd.*, 3/1998, 14; 142(11), S. 586-589
31. www.impfschaden.info/haemophilus.htm (Stand: Juli 2005)
32. www.muhammadfarms.com/News-Jan11-17-2004.htm (Stand: 22.7.2005)

33. Girard, M.: „Autoimmune hazards of hepatitis B vaccine", in: *Autoimmunity Reviews* 4, 2005, S. 96-100
34. www.mercola.com/1999/archive/hepatitis_b_vaccine_testimony_by_belkin.htm (Stand: Juli 2005)
35. www.whale.to/vaccines/belkin.html (Stand: Juli 2005)
36. Geier, D. A., Geier, M. D.: „A one year follow up of chronic arthritis following rubella and hepatitis B vaccination based upon analysis of the Vaccine Advers Reporting System (VAERS) database", in: *Clin. Exp Rheumatologie* 20(6), 2002, S. 767 771
37. Hirte, M.: *Impfen - Pro & Contra*, München: Knaur, 2001, S. 32
38. Paul-Ehrlich-Institut (Hrsg.): *Information für Ärzte und Apotheker*, 28.4.2003, vgl.: www.pei.de/professionals/hexavalente.htm (Stand: 15.5.2005)
39. Gaublomme, Kris: *Impfungen, Autoimmunkrankheiten und Autismus*, Vortrag vom 3.10.2003, Gersthofen bei Augsburg
40. Kristensen, I., Aaby, P., Jensen, H.: „Routine vaccinations and child survival: an unexpected finding, that needs confirmation or rejection", in: *BMJ* 321, 12/2000, S. 1435
41. Aaby, P., Jensen, H.: „Routine vaccination and child survival in Guinea-Bissau", in: *BMJ* 322, 2/2001, S. 360
42. www.vaccinationnews.com/Scandals/Nov_15.02/Scandal42.htm, Nachricht vom 15.11.2002
43. Schmitt, Heinz-J.: „Impfen: Noch immer gibt es Defizite", in: *Deutsches Ärzteblatt* 100, Ausg. 3, 17.1.2003, S.: A-92, B-83, C-81
44. Contra Costa Times online, Artikel vom 7.5.2002 http://www.impf-report.de/jahrgang/2002/10.htm#2 (Stand: März 2004)
45. Wakefield, A. J.: „Illeal-lymphoid-nodular hyperplasia, non-specific colitis, and pervasive development disorder in children", in: *The Lancet*, Vol 351, 28.2.1998, S.: 637-641
46. www.mercola.com/2001/jan/28/mmr_autism.htm, Artikel vom 21.1.2001 (Stand: 20.05.05)
47. o. A.: „Affen-Virus aus Impfstoffen hängt mit Krebs zusammen", in: *Ärztliche Praxis* Nr. 31, 16.4.2004
48. Schutzverband der Impfgeschädigten e.V., Pf. 5228, D-58829 Plettenberg, vgl.: www.impf-schutzverband.de
49. Davidoff, F. et al: „Sponsorship, Authorship and Accountability", in: *JAMA* 286, 2001, S. 1232-1233
50. Hilts, P. J.: „Company tried to bar report that HIV-vaccine failed", in: *The New York Times*, 1.11.2000
51. Deutsches Grünes Kreuz, vgl.: www.dgk.de, www.nationale-impfwoche.de
52. Das gesunde Kind, vgl.: www.gesundes-kind.de
53. o. A.: „Wie Ihre Helferin den Impfumsatz steigert", in: *Medical Tribune* 38, Nr.31, 1.8.2003
54. Koskiniemi, M.: „Effect of Measels-Mumps-Rubella-Vaccinations on Pattern of Encephalitis in children", in: *The Lancet* 345, 1988, S. 31-34
55. Shakeen, S.O., et al: „Measels and Atopie in Guinea-Bissau" in: *The Lancet* 347, 1996, S. 1792-1796
56. Newhouse, M. et al: „A case control study of carcinoma of the ovary", in: *British J. Prev. Soc. Med.* 31, 1977, S. 148-153
57. o. A.: „Measles Prevention", in: *Morbidity and Mortality Weekly Report* Vol.36, Nr.26, 10.7.1987
58. Beipackzettel zu Varivax (Stand: 09/2003) sowie Varilix (Stand: 07/2001)
59. Alvord, E. et al: „The multiple causes of Multiple Sclerosis - The Importance of age of Infections in Childhood", in: *J. Child Neurol.* 1, 1987, S. 313-321
60. Masernepidemie in Coburg 2001-2002, vgl.: www.individuelle-impfentscheide.de, unter: Stimmen / Erfahrungsbericht eines behandelnden Kinderarztes
61. Arenz, S. et al: „Der Masernausbruch in Coburg", in: *Deutsches Ärzteblatt* Jg. 100, Heft 49, 5.12.2003, S. 3245-3249

62. o. A.: „Diskussion zum Beitrag: Der Masernausbruch in Coburg“, in: *Deutsches Ärzteblatt* Jg. 101, Heft 26, 25.6.2004, S.1894-1896

Kapitel 7: Allergie, das (traurige) Ergebnis all dieser Eingriffe

1. o. A.: „Weißbuch Allergie in Deutschland“, in: *Pressegespräch*, Berlin, 11.2.2004
2. Liccardi et al: „Anaphylaxis caused by skin prick testing with aero allergens: case report and evaluation of the risk in italian allergy services“, in: *J. Allergy clin. Immunology* 111, 2003, S. 1410-1412
3. o. A.: „Atopikers Karriere beginnt schon vor der Geburt“, in: *Ärztliche Praxis* Nr. 35, 30.4.1999, S. 5
4. o. A.: „Kuhmilch ist überall und macht Babys allergisch“, in: *Ärztliche Praxis* Nr. 92, 17.11.2000, S. 4
5. o. A.: „Allergie-Prävention bei Kindern: Die Weichen werden früh gestellt“ (Tagung im Dr. von Haunerschem Kinderspital, München), in: *Naturamed* 15, Nr. 8, 2000, S. 17-18
6. o. A.: „Wenn Babys keine Kuhmilch vertragen“, in: *Augsburger Allgemeine Zeitung*, 4.3.2003, S. 8
7. o. A.: „Das Märchen von der ‚gesunden‘ Kuhmilch“, in: *Curanos Gesundheitsbrief* 3. Jahrg., S. 3
8. Clyne, P. S., Kulczycki, A.: „Human brest milk contains bovine IgG. Relation to infant colic?“, in: *Pediatrics* 87 (4), 1991, S. 439-444
9. Iacono, G., Cavataio, F., Montalto, G. et al: „Intolerance of cow's milk and chronic constipation in children“, in: *N. Engl. J. Med.* 339, 1998, S. 110-114
10. Scott, F. W.: „Cow milk and insulin-dependent diabetes mellitus: Is there a relationship?“, in: *Am. J. Clin. Nutr.* 51, 1990, S. 489-491
11. Karjalainen, J., Martin, J. M., Knip, M. et al: „A bovine albumin peptide as a possible trigger of insulin-dependent diabetes mellitus“, in: *N. Engl. J. Med.* 327, 1992, S. 302-307
12. Pennington, J. A. T.: *Bowes and Churches Food Values of Portions Commonly Used*, New York: Lippincott, 17. Aufl. 1998
13. Cohen, R.: Milk, the deathly poison, Englewood: *Argus Publishing Inc.*, 1997
14. Outwater, J. L., Nicholson, A., Barnard et al: „Diary products and breast cancer: the IGF-1 estrogen and bGH hypothesis“, in: *Med. Hypothesis* 48, 1997, S. 453-461
15. Chan, J. M., Stampfer, M. J. et al: „Plasma insulin-like growth factor-1 and prostate cancer risk: a prospectiv study“, in: *Science* 279, 1998, S. 563-565
16. World Cancer Research Fund, Food Nutrition and the Prevention of Cancer (Hrsg.): „A global Perspective“, in: *Amer. Intitute of cancer Research*, Washington, D.C., 1997
17. Feskanich, D., Willet, W.C. et al: „Milk, dietary calcium, and bone fractures in women: a 12 year prospective study“, in: *Am. J. Public Health* 87, 1997, S. 992-997
18. Cumming, R. G., Klineberg, R. J.: „Case-control study of risk factors for hip fractures in the elderly“, in: *Am. J. Epdemiol.* 139, 1994 S. 493-505
19. Huang, Z., Himes, J. H., McGoven, P.G.: „Nutrition and subsequent hip fracture risk among a national cohort of white women“, in: *Am. J. Epidemiol.* 144, 1996, S. 124-134
20. www.milch-den-kuehen.de (Stand: 15.5.2005)
21. o. A.: „Erdnuß-Allergiker leben selbst beim Küssen gefährlich“, in: *Ärztezeitung*, 7.8.2002, Originalbericht in: *N. Engl. J. Med.* 346, 2002, S. 1833
22. o. A.: „Das Kreuz mit der Kreuzallergie“, in: *Ärztezeitung*, 25.10 2001
23. „Kreuzreaktion zwischen Birkenpollen und Chicorée“, in: *Praxis Depesche* 16, 2003, Originalbericht in: Cadot, P. et al: „Oral allergy syndrome to chicory associated with birch pollen allergy“, in: *Int. Arch. Allergy Immunol* 131, 2003, S. 19-24
24. Deutsche Gesellschaft für Psycho-Allergologie e.V., vgl: www.psycho-allergologie.de (Stand: 15.5.2005)
25. Schneider, G.,Gieler, U.: „Psychosomatic dermatology-state of the art“, in: *Zeitsch. Psychosom. Med. Psychother.* 47 (4), 2001, S. 307-331

26. Schmidt-Traub, S., Bamker, K. J.: „Psychoimmunologic correlation between allergies, panic and agarophobia“, in: *Z. Klin. Psychol. Psychopat. Psychother.* 40, 1992, S. 325-345
27. Zacharie, R., Jorgensen, M. M. et al: „Skin reactions to histamin of healty subjects after Hypnotically induced emotions“, in: *Allergy* 56 (8), 8/2001, S. 734-740
28. o. A.: „Effekte mentaler Allergiebehandlung“, Evaluation des Hildesheimer Gesundheitstrainings zur mentalen Beeinflussung der allergischen Immunantwort auf Birkenpollen
29. o. A.: „Allergie – reine Nervensache“ sowie „ Die Forschung rollt auf, was unsere Altvorderen längst wussten“, beim Symposium Atopie bei Kindern, Potsdam, in: *Ärztezeitung* Nr. 96, 1.12 2000
30. Schedlowski, M., Tewes, U.: *Psychoneuroimmunologie*, Heidelberg: Spektrum Akad. Verlag, 1996
31. Schedlowski, M.: „Wie die Seele die Funktionen des Immunsystems beeinflusst“, in: *Fachpressegespräch: Das Immunsystem im Netzwerk von Körper und Seele*, München, 29.10.2002
32. Damasio, R. A.: *Der Spinoza-Effekt*, München: List, 2003
33. o. A.: „Allergien, ein Ratgeber für Eltern“, in: *Eltern* (Beiheft), 05/2000
34. Majamaa, H., Isoluari, E.: „A novel approach in the management of food allergy“, in: *J. Allergy Clin. Immunology* Vol. 99, Nr. 2, 1997, S. 179-185
35. Isoluari, E., Arvola, T., Sütas et al: „Probiotics in the management of atopic eczema“, in: *Clinical and Experimental Allergy* Vol. 30, 2000, S. 1604-1610
36. Rautawa, S. et al: „Probiotics during pregnancy and breastfeeding might confer immunomodulatory protection against atopic disease in the infant“, in: *J. Clin. Immunol.* Vol. 109, 01/2002, S. 119-121
37. Johnson, Ch.: „Antibiotic exposure in early infancy and risk for childhood atopy“, Artikel im Druck, in: *Journal of Allergy and Clinical Immunology;* Kontakt über den Autor möglich

Kapitel 8: Die Kostenlawine

1. o. A.: „Das Defizit hätte noch höher sein können ...“, in: *Augsburger Allgemeine Zeitung* Nr. 143, 24.6.2004
2. Bundesministerium für Gesundheit und Soziales (Hrsg.): *Gesetzliche Krankenversicherung (Statistik)*, (Stand: April 2004)
3. o. A.: „Entschädigungen für KBV-Fürsten“ sowie „Verwirrspiel mit gezinkten Karten“, in: *Medical Tribune* Jg. 39, Nr. 14, 2.4.2004
4. o. A.: „Da wird getrickst, dass sich die Balken biegen“, in: *Augsburger Allgemeine Zeitung*, 27.3.2004
5. o. A.: „Bis zu 260000 Euro für KV-Spitzen“, in: *Ärztezeitung* Nr. 30, 18/19.2.2004, S. 7
6. www.bundesregierung.de/Politikthemen/Gesundheit-und-Soziales/Nachrichten, 1100.796026/artikel/4-Milliarden-Euro-Ueberschuss-.htm, Artikel vom 2.3.05 (Stand: 13.7.05)
7. o. A.: „Pfründchensicherung in Unis und Phantom-Professoren – der Steuerzahlerbund nimmt auch Mediziner aufs Korn“, in: *Ärztezeitung* Nr. 176, 30.9.2004, S. 2
8. o. A.: „Ärzte nur Sozial-Schmarotzer?“, in: *Medical Tribune*, Jg. 39, Nr. 41, 8.10.2004, S. 19
9. o. A.: „Korruptionsjäger machen mit Horror-Zahlen Druck“, in: *Medical Tribune* Jg. 47, 19.11.2004, S. 17
10. o. A.: „Schwarzgeld für den Klinikchef“ sowie „Studie: Korruption im Gesundheitswesen kostet Milliarden“, in: *Augsburger Allgemeine Zeitung* Nr. 264, 13.11.2004
11. o. A.: „Als Dank gab's teure Reisen für die Ärzte“, in: *Augsburger Allgemeine Zeitung*, 6.10.2004
12. o. A.: „Arzt vor Gericht 20,8 Mio. € ergaunert?“, in: *Medical Tribune* Jg. 39, Nr. 45, 5.11.2004, S. 34
13. Persönliche Mitteilung der Patientin vom 20.10.2004
14. Bundesministerium für Gesundheit und Soziale Sicherung (Hrsg.): Daten aus der Statistik KV45, vgl.: www.bmgs.bund.de
15. o. A.: „Krise der Kassen wird zum Kollaps“, in: *Medical Tribune* Jg. 38, Nr. 11, 14.3.2003, S. 17
16. Glaeske: „Masse statt Klasse bei Heil- und Hilfsmitteln“, in: *Ärztliche Praxis* Nr. 60/61, 27.7.2004, S. 9

17. ALLHAT Collaborative Research Group (Hrsg.): „Major cardiovascular events in hypertensive patients randomized to doxazosin vs. chlorthalidone: The antihypertensive and lipid-lowering treatment to prevent heart attack trial (ALLHAT)“, in: *JAMA* 283, 2000, S. 1967-1975
18. ALLHAT Collaborative Research Group (Hrsg.): „Major Outcomes in High-Risk Hypertensive Patients Randomized to Angiotensin-Converting Enzyme Inhibitor or Calcium Channel Blocker vs. Diuretic: The Antihypertensive and Lipid-Lowering Treatment to Prevent Heart Attack Trial (ALLHAT)“, in: *JAMA* 288, 12/2002, S.2981-2997
19. www.mdr.de/exakt/archiv/704577.html (Stand: August 2004)
20. Bundesministerium für Gesundheit und Soziale Sicherung (Hrsg.): „Arzneimittelkosten in den Griff bekommen“, Interview mit Prof. G. Glaeske, vgl.: www.bmgs.bund.de/deu/gra/spi/3627.cfm (Stand: 19.5.2005)
21. *Rote Liste 2004*, Aulendorf: Editio Cantor, 2004
22. o. A.: „Johanniskraut für heile Haut?“, in: *Der Hausarzt* 5, 2002 S. 316-320
23. Chrubasik, S., et al: „Treatment of low back pain with a herbal or synthetic anti-rheumatic: a randomized controlled study. Willow bark extract for low back pain.“ in: *Rheumatology* 40, 2001, S. 1388-1393
24. Chrubasik, S. et al: „Potential economic impact of using a proprietary willow bark extract in outpatient treatment of low back pain: An open non randomized study“, in: *Phytomedicine*, Vol 8 (4), S. 241-251
25. o. A.: „Bestechendes Rezept: Firmen honorieren Ärzte, wenn sie ihre Arznei verschreiben“, in: *Süddeutsche Zeitung*, 11.9.2004
26. o. A.: „Provision vom Pillendreher“, in: *Der Spiegel*, 13.9.2004, S. 18
27. o. A.: „Pharmariese Sandoz zieht die Notbremse“ sowie „Provisionsverträge mit Ärzten“, in: *Frankfurter Rundschau*,16.9.2004, S. 1
28. o. A.: „Gesundheit ist teurer geworden - die Versorgung aber nicht besser“, in: *Ärztezeitung* Jg. 23, 14/15.5.2004, S. 1
29. o. A.: „Die Deutschen setzten stark auf die Heilkräfte der Natur“, in: *Augsburger Allgemeine Zeitung*, 28.12.2004
30. Eusana (Hrsg.): *Das Konzept für den Internisten*, vgl. www.eusana.de
31. o. A.: „Die IGeL sind los“, in: *Medical Tribune* Nr. 35 (Wirtschaftsjournal), 27.8.2004
32. o. A.: „IGeL bei Infektanfälligkeit bringt 110 € pro Patient“, in: *Medical Tribune* Nr. 39, 3.12.2004, S. 47
33. Gerhard, I. et al: „Weibliche Fertilitätsstörungen. Homöopathie versus Hormontherapie“, in: *Therapiewoche* 43, 48, 1993, S. 2582-2588
34. Schüppel, R., Meinhold, M.: „Homöopathie - Ein Beitrag zur Kostendämpfung?“, in: *Der Kassenarzt* 26, 1994, S.37-39
35. Bauraind, H., Tulkens, P. M. et al.: „Association Between Antibiotic Sales and Public Campaigns for Their Appropriate Use“, in: *JAMA* 292 2004 S. 2469-2470
36. Jain, A.: „Does homeopathy reduce the cost of conventional drug prescribing? A study of comparative prescribing costs in General Practice“, in: *Homeopathy* Vol. 92, 2.4.2003, S. 71-76, vgl.: www.sciencedirect.com (Stand: 15.5.2005)

Kapitel 9: Die Behandler: Medizin und energetische, homöopathische Medizin

1. o. A.: „Doctors may have killed Napoleon“, in: *New Scientist* Nr. 2457, 23.7.2004, S. 16
2. www.aerztezeitung.de/docs/2003/09/03/156a0601.asp?cat=/medizin/naturheilkunde (Stand: 22.7.2005)
3. Kohn, L.T., Morrigan, J., Donaldson, M. S.: *To Err is Human: Building a Safer Health System. Committee on Quality of Health Care in America, Institute of Medicine*, Washington D.C.: National Acad. Press, 1999
4. Schnurrer, J. U., Frölich, J. C.: „Zur Häufigkeit und Vermeidbarkeit von tödlichen unerwünschten Arzneimittelwirkungen“, in: *Der Internist* Nr. 44, 12.6.2003, S. 889-895
5. o. A.: „Der vermeidbare Pillentod“, in: *Ärztliche Praxis* Nr. 71, 5.9.2003, S. 7

6. Ebbersen, J. et al: „Drug-Related Deaths in a Department of Internal Medicine“, in: *Arch. Intern. Med.* 161, 2001, S. 2317-2323
7. Urteil des Oberlandesgerichts Hamburg, AZ: 1 U 24/00
8. Arndt, M. et al: „Kognitive Störungen nach akzidenteller hoch dosierter Kortisontherapie“, in: *Nervenarzt* Vol. 75, Nr. 9, 10/2004, S. 904-907
9. www.cbgnetwork.org/Ubersicht/Zeitschrift_SWB/SWB_2002/SWB_03_2002/Lipobay_03_02/lipobay_03_02.html (Stand: 15.5.2005)
10. Hartenbach, W.: *Die Cholesterinlüge*, München: Herbig, 2003, S. 140
11. Newman, T. B.: „Der Nutzen einer Cholesterinsenkung“, in: *Jatros Kardiologie* 3, Supplement, S. 13-15
12. www.heute.de/ZDFheute/inhalt/19/0,3672,2202323,00.html (Stand: 15.5.2005)
13. o. A.: „Cox-2-Hemmer setzen neue Maßstäbe“, in: *Ärztliche Praxis* Nr. 32, 20.4.2004, S. 12
14. o. A.: „Rofecoxib überzeugt in der Akutschmerztherapie“ sowie „Stark wirksam-anhaltend schmerzlindernd“, in: *Medical Tribune* 39. Jg., 14.5.2004, S. 24
15. o. A.: „Vioxx: Kritik an der Zulassung“, in: *Augsburger Allgemeine Zeitung*, 13.10.2004
16. o. A.: „Kassen stellen Ärzte als Pharma-Trottel hin“, in: *Ärztliche Praxis* Nr. 82/83, 12.10.2004, S. 3
17. Writing Group for the Women's Health Initiative Investigators (Risks and Benefits of Estrogen Plus Progestin in Healthy Postmenopausal Women): „Principal Results From the Women's Health Initiative Randomized Controlled Trial“, in: *JAMA* 288, 07/2002, S. 321-333
18. The Women's Health Initiative Steering Committee (Effects of Conjugated Equine Estrogen in Postmenopausal Women With Hysterectomy): „The Women's Health Initiative Randomized Controlled Trial“, in: *JAMA* 291, 14.4.2004, S. 1701-1712
19. Million Women Study Collaborators (Hrsg.): „Breast cancer and hormon replacement therapy in the Million Women Study“, in: The Lancet 362, 2003, S. 419-427
20. Berger, M.: „Dr. med. Dogma“ in: *Die Zeit*, 09/1995
21. van Staaij, B. K.: „Effectiveness of adenotonsillectomy in children with mild symptoms of throat infections or adenotonsillar hypertrophy: open, randomised controlled trial“, in: *BMJ* 329, 09/2004, S. 651-654
22. Mühlhauser, I. (Universität Hamburg): „Wem nützt Mammographie-Screening?“, vgl.: http://aekb.arzt.de/10_Aktuelles/bae/18_BERLINER_AERZTE/BAEthemen/ThemaArtikel2004_08/Muehlhauser_Screening.html (Stand: 15.5.2005)
23. o. A.: „Kommunikation mit optischer Täuschung“, in: *Ärzte Zeitung* Nr. 14, 27.1.2005, S. 6
24. Urteil des Bundesgerichtshofes, AZ: 2 StR 397/97
25. Kik, P. et al: „What do patients receiving palliative care for cancer and their families want to be told? A Canadian and Australian qualitative study“, in: *British Medical Journal* 328, 2004, S.1343-1347
26. o. A.: „Giftkur ohne Nutzen“, in: *Der Spiegel* 41, 2004, S. 160
27. ebd., S. 161
28. ebd., S. 161
29. www.prof-aigner.de (Stand: 15.5.2005)
30. Sainsbury, R. et al: „Effect on survival of delays in referral os patients with breast-cancer symptoms: a retrospective analysis.“ in: *The Lancet* 353, 1999, S. 1132-1135
31. o. A.: „Pflegefall nach Kropfoperation“, in: *Augsburger Allgemeine Zeitung*, 29.9.2004
32. o. A.: „Tod nach Kaiserschnitt“, in: *Augsburger Allgemeine Zeitung*, 20.10.2004
33. o. A.: „Bessere Diagnostik durch mehr Redezeit“, in: *Deutsches Ärzteblatt* Jg. 101, Heft 33, 13.8.2004, S. 2226
34. ebd., S. 2224
35. o. A.: „Auch seelische Wunden brauchen einen Verband“, in: *MMW* Jg. 145, Nr. 49, 2003, S. 984/35-986/37
36. o. A.: „Erstsemester lernen in Göttingen das Gespräch mit den Patienten“, in: *Ärzte Zeitung* Nr. 67, 13.4.2004, S. 4

37. Grönemeyer, D.: *Mein Rückenbuch*, München: Zabert Sandmann, 2004
38. Strunz, U.: *forever young*, München: Gräfe & Unzer,1999
39. o. A.: „Analyse mittelalterlicher Rezepte kann vergessene Indikationen aufdecken", in: *Ärzte Zeitung* Nr. 104, 7.6.2004, S. 19
40. o. A.: „Schmerztherapie: Stichhaltige Argumente für die Akupunktur", in: *Ärztliche Praxis* Nr. 5, 16.1.2004, S. 2
41. Meissner, W. et al: „Acupuncture Decreases Somatosensory Evoked Potential Amplitudes to Noxious Stimuli in Anesthetized Volunteers", in: *Anestesia & Analgesia* 98, 2004, S. 141-147
42. o. A.: „Volltreffer per Nadelstich: Akupunktur hilft gegen viele Volksleiden", in: *Ärztliche Praxis* Nr. 10, 3.2.2004
43. Schiff, M.: *The Memory of Water*, San Francisco: Thorsons HarperCollins, 1995
44. http://abenteuer.hpfsc.de/wasser_einl.html#eig (Stand: 15.5.2005)
45. Emoto, M.: *Die Botschaft des Wassers*, Burgrain: Koha, 2002
46. Emoto, M.: *Die Heilkraft des Wassers*, Burgrain: Koha, 2002
47. www.wellnessgoods.com/messages.asp (Stand: 15.5.2005)
48. Hahnemann, S.: „Versuch eines neuen Prinzips zur Auffindung der Heilkräfte der Arzneisubstanzen, nebst einigen Blicken auf die bisherigen", in: Hufeland, C. W. (Hrsg.): *Journal der practischen Arzneykunde und Wundarzneykunst*, Bd. 2, Stück 3+4, 1796. Nachdruck: Haug, Heidelberg 1988, 391-439, S. 466-561
49. Vithoulkas, G.: *Medizin der Zukunft*, Kassel: Georg Wenderoth Verlag, 1991
50. Zausner, C. et al: „Die Wirkung von ‚homöopathisch' zubereitetem Thyroxin auf die Metamorphose von Hochlandamphibien – Ergebnisse einer multizentrischen Kontrollstudie", in: *Perfusion* Vol. 15, 2002, S. 268-276
51. Baumgartner, S. et al.: „Growth Stimulation of Dwarf peas (Pisum sativum L) through homoeopathic potencies of plant growth substances", in: *Forschende Komplementärmedizin und klassische Naturheilkunde* Vol. 11, 2004
52. Nieber, K. et al: „In vitro Testung von homöopathischen Verdünnungen", in: *Biologische Medizin* Vol. 1, 02/2004, S. 32-37
53. Geckeler, K. E., Shashadar, S.: „Unexpected solute aggregation in water dilution", in: *Chem. Commun.*, 2001, S. 2224-2225
54. Rey, L.: „Thermoluminescence of ultra high dilutions of lithium chloride and sodium chloride", in: *Elsevier Science B.V. Science direct*, vgl.: www.sciencedirect.com (Stand: 15.5.2005)
55. Hahnemann, S.: *Organon der Heilkunst*, Heidelberg: Haug, 1996, S. 89

Weiterführende Literatur zum Thema Impfungen:

AG für differenzierte Impfungen (Hrsg.): *Impfen. Routine oder Individualisation?*, Bern, September 2002

Buchwald, Gerhard: *Impfen. Das Geschäft mit der Angst*, München: Droemer Knaur, 2000

Delarue, F. und Delarue, S.: *Impfungen, der unglaubliche Irrtum*, München: Hirthammer Verlag, 1995

Ehrengut, Wolfgang: *Erfahrungen eines Gutachters über Impfschäden in der Bundesrepublik Deutschland 1955-2004*, Norderstedt: BoD GmbH, 2004

Grätz, Joachim-F.: *Sind Impfungen sinnvoll?*, München: Hirthammer Verlag, 1994

Kneiß, Georg: *Impfratgeber aus ganzheitlicher Sicht*, München: Hirthammer Verlag, 2000

Schreibner, Vieira: *Impfungen, Immunschwäche und plötzlicher Kindstod*, München: Hirthammer Verlag, 2000

Splittstoeßer, Wulf: *Goldrausch. Oder die Frage: Sind Impfungen notwendig, geeignet und zumutbar?*, Kelkheim: Splittstoeßer Verlag, 2002

Internet-Adressen:

(Stand: Juli 2005)

www.impf-report.de
(Unabhängiger Nachrichtendienst rund um das Impfen, kritisch und aktuell)

www.impfaufklaerung.de
(Impfkritische Webseite, informiert über Impfentscheidung und Sorgerecht, Umgang mit Behörden, Impfbescheinigungen usw.)

www.efi-online.de
(Internetseite von Eltern für Impfaufklärung, zahlreiche nützliche Links)

www.impfschutzverband.de
(Der Schutzverband unterstützt vorrangig Impfgeschädigte und ihre Angehörigen. Bietet Aktuelles und Wissenswertes über Impfungen und Informationen darüber, was bei einem Impfschaden-Verdachtsfall zu tun ist.)

www.aegis-deutschland.de
(Webseite einer impfkritischen Organisation in 84066 Eichstätt mit Impfsorgetelefon. AEGIS = Aktives Eigenes Gesundes Immunsystem)

www.impfschaden.de
(Gesundheitsseite der Firma GlaxoSmithKline, einer der bekanntesten Impfstoffhersteller)

www.rki.de
(Website des Robert-Koch-Instituts)

www.pei.de
(Website des Paul-Ehrlich-Instituts, zuständig für Impfstoffzulassungen, gemeldete Nebenwirkungen und deren Veröffentlichung)

www.impfkritik.de
(Überzeugende impfkritische Website mit fundierten Beschreibungen von Krankheiten sowie Aufklärung über Impfstoffe und Impfungen)

www.impfirrtum.de
(Internetseite des Heilpraktikers Marko Rindfleisch und Peter-Segler-Verlags mit Informationen rund um das Thema Impfen – leider nicht mehr ganz aktuell.)

www.impf-info.de
(Sehr gute, informative Seite des Kinderarztes Dr. med. Steffen Rabe aus München)

www.individuelle-impfentscheide.de
(Netzwerk impfkritischer Ärzte, die für eine Einzelentscheidung bei Impfungen eintreten)

www.impfstoffsicherheit.de
(Website des Impfexperten Dr. med. Klaus Hartmann, Privatärztliche Praxis für Fragen der Impfstoffsicherheit und Impfschadenforschung. Der ehemalige leitende Mitarbeiter des Paul-Ehrlich-Instituts erstellt Gutachten bei Impfschäden oder bei Verdacht auf Impfschäden.)

www.aegis.ch
(Internetseite der Organisation Aktives Eigenes Gesundes Immunsystem in der Schweiz, Zielsetzung: Aufklärung und dadurch Verhütung von Impfschäden, Vorträge, Hrsg. diverser Publikationen, Impfsorgen- und Beratungstelefon usw.)

www.groma.ch/news/news.htm
(Klassische Homöopathie wird hier großgeschrieben; Literaturempfehlungen und Informationen zum Thema Impfen)

www.aegis.at
(Website von AEGIS in Österreich)

www.thelancet.com
(Renommierte englischsprachige Zeitschrift, häufige Veröffentlichung von Artikeln zum Thema Impfungen. Klicken sie auf Search (Suche), geben sie Vaccination (Impfung) ein, die Suche erzielt mehr als 1300 Treffer. Wollen Sie eine Zusammenfassung lesen, müssen Sie sich zuerst registrieren lassen.)

Über den Autor

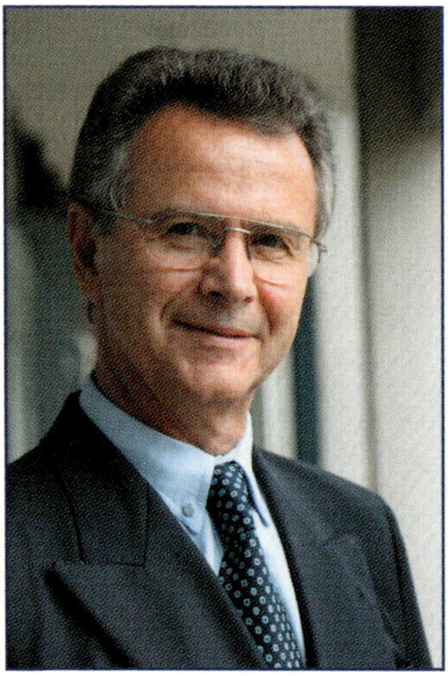

Jenö Ebert wurde 1946 in Ungarn geboren. Bereits als Kind fand er Gefallen am Eiskunstlauf und nahm 1964 und 1968 für Ungarn an den Olympischen Spielen teil. Im Alter von 24 Jahren legte er an der Semmelweis-Universität in Budapest sein medizinisches Staatsexamen ab. Als aktiver Eiskunstläufer und Sportarzt kam er 1971 nach Deutschland.

Dr. Ebert war 15 Jahre als Facharzt für innere Medizin in zahlreichen leitenden Positionen tätig. 1982 verlagerte er seinen Schwerpunkt auf die Homöopathie und seit 1990 führt er eine Privatpraxis in der Nähe von Augsburg.

Seit vielen Jahren setzt er sich für ein Umdenken in der Medizin und für alternative Heilmethoden ein. Er engagiert sich in der Ärztefortbildung und hält regelmäßig Vorträge und Seminare im In- und Ausland.

Dr. Ebert lebt mit seiner Frau in Neusäß bei Augsburg. Er hat zwei Töchter.

Haben auch Sie positive Erfahrungen mit alternativen Behandlungsmethoden, insbesondere Homöopathie, gemacht? Dr. Ebert interessiert sich für Ihren Erfahrungsbericht! Schreiben Sie an:

Praxis Dr. Jenö Ebert
Stichwort: *Gefahr Arzt!*
Hauptsraße 1b
86356 Neusäß bei Augsburg
Deutschland